心と体にスッと効く、
ゆる漢方アドバイス

七十二候の食薬《SYOKUYAKU》レシピ

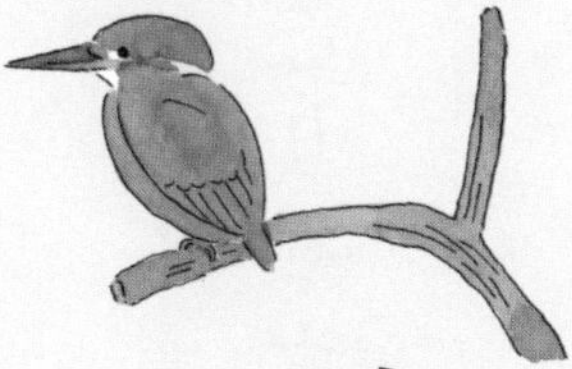

大友育美

Gakken

季節ごとに起こりやすい、
心と体の不調やトラブルにスッと効く、
ゆる漢方アドバイス&食薬レシピで
快適な毎日を手に入れましょう。

「薬食同源」という考え方があり、体質や体調、季節に合わせた食材をとり、余分なものは出し、必要な栄養を吸収することで、体と心を整えることができるとされています。

「食薬」とは、聞き慣れない言葉かもしれませんが、スーパーなどでよく見かける野菜や果物、肉、魚、お茶や調味料が、薬のように不調に働きかける効能を持っている、という意味です。薬膳や漢方の考え方は難しいと思われがちですが、詳しく知らなくても大丈夫。今、感じている不調や、季節ごとに起こりやすいトラブルに効く、シンプル&簡単でおいしい食薬レシピを選んで食べるだけでよいのです。

特に気になる不調がない方も、季節の変化に備える食薬レシピを取り入れることで、より快適に毎日を過ごしていただけます。

この本では、日本の気候風土に合わせ、旧暦にもとづいて1年を24等分した二十四節気と、72等分した七十二候の季節ごとに、不調に働きかける「食薬」を紹介しています。季節の移ろいに合わせ、普段の食事に活用することで、少しずつ体の中を整えていくことができるのです。西洋医学の薬とは違い、すぐに症状がなくなるわけではありませんが、続けていくことで体は、ゆっくりと確実に変わります。楽しく前向きな気分で、毎日すっきりと目覚められるような、心も体も元気な日々を手に入れてください。

大友育美

目次

Part 1 春

二十四節気

七十二候

Part 2 夏

二十四節気

七十二候

Part 3
秋

二十四節気

七十二候

Part 4
冬

二十四節気

七十二候

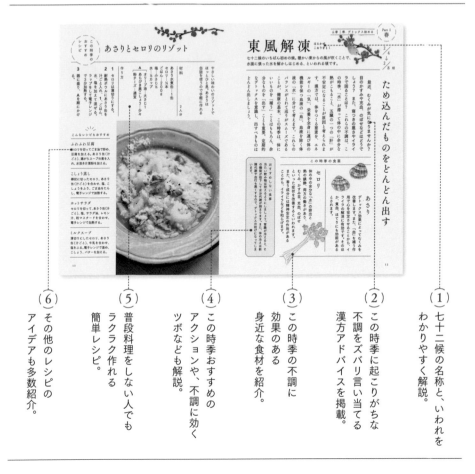

この本の使い方

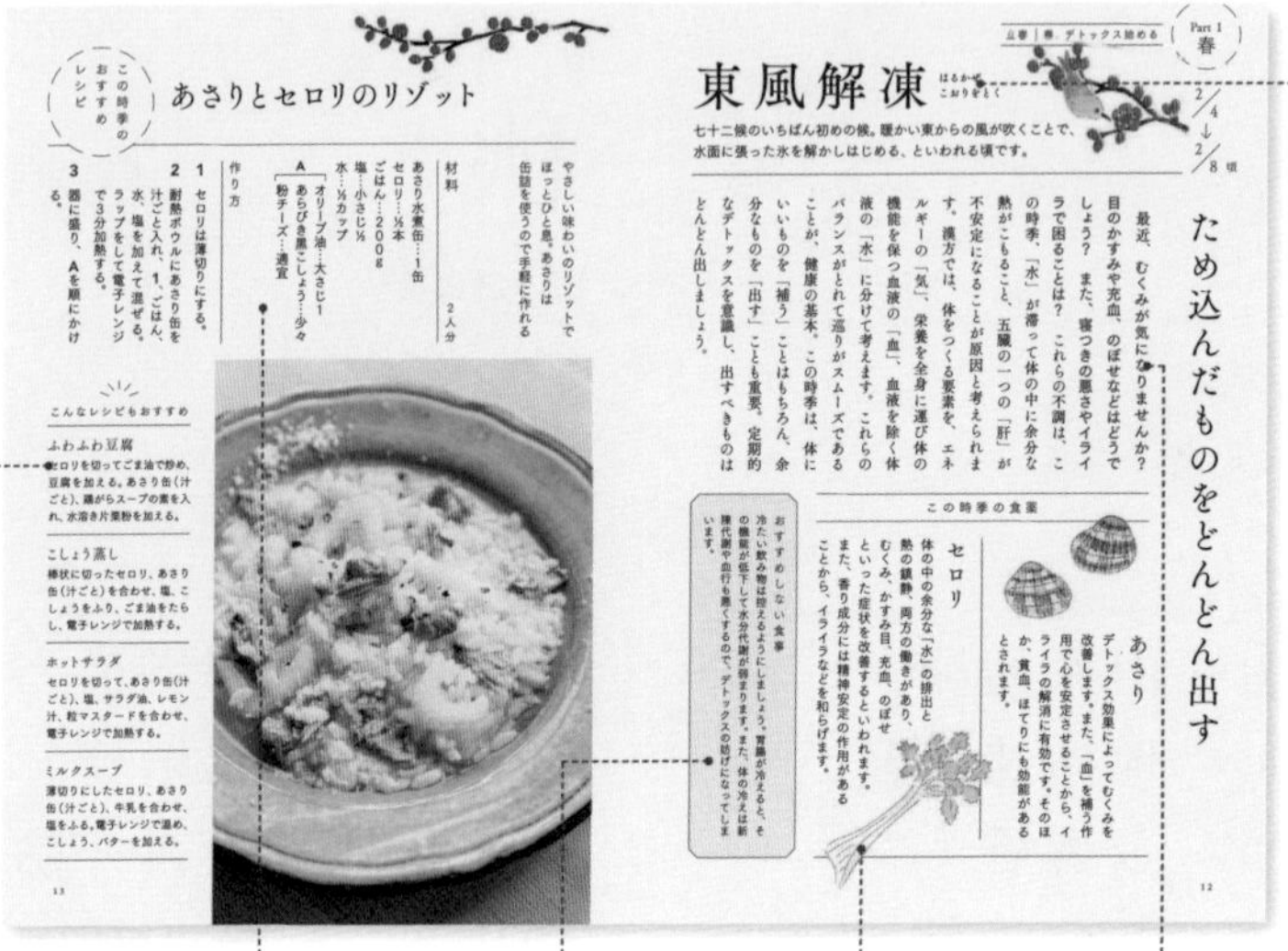

(1) 七十二候の名称と、いわれをわかりやすく解説。

(2) この時季に起こりがちな不調をズバリ言い当てる漢方アドバイスを掲載。

(3) この時季の不調に効果のある身近な食材を紹介。

(4) この時季おすすめのアクションや、不調に効くツボなども解説。

(5) 普段料理をしない人でもラクラク作れる簡単レシピ。

(6) その他のレシピのアイデアも多数紹介。

- 本書では、旧暦にもとづいて1年を72等分した「七十二候」の季節ごとに起こりやすい心と体の不調やトラブルのこと、予防&改善に役立つ食材と簡単レシピを紹介しています。
- 二十四節気、七十二候の日付は目安です。年によって変動する場合もあります。
- レシピに、野菜類の下処理について特に表記がない場合は、洗う、皮をむくなどの作業を済ませたものとしています。
- 「おすすめレシピ」の材料は2人分を基本としています。
- 「こんなレシピもおすすめ」は、簡単な料理のアイデアを紹介しています。料理のヒントとして活用してください。材料はすべて適量で、切り方の説明がない場合は食べやすい大きさに切ってください。
- 計量単位は1カップ=200ml、大さじ1=15ml、小さじ1=5mlです。「少々」は小さじ1/6未満を、「適量」はちょうどよい量を、「適宜」は好みで必要があれば入れることを示します。
- 電子レンジは、600Wのものを使用しています。フライパンは、フッ素樹脂加工のものを使用しています。
- みそ、しょうゆ、酢などは、醸造発酵のものがおすすめです。昔ながらの製法でていねいに作られた調味料は、体に働きかける作用があり、料理の味もバランスよくおいしくしてくれます。

Part 1

春

SPRING

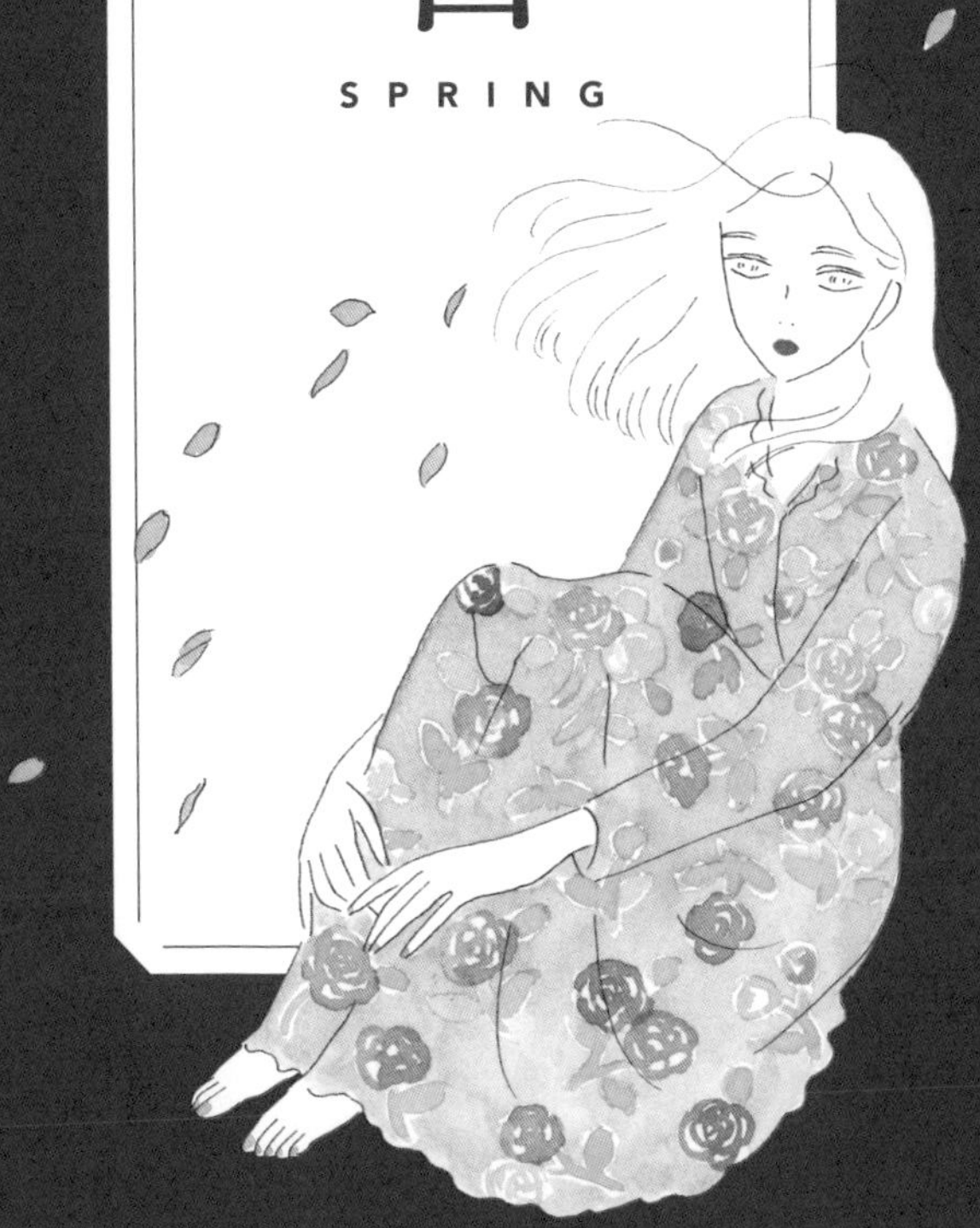

2/4頃

立春《りっしゅん》

東風解凍 2/4→2/8頃 P.12-13

黄鶯睍睆 2/9→2/13頃 P.14-15

魚上氷 2/14→2/17頃 P.16-17

春、デトックス始める

二十四節気の最初の節。暦の上では春なのですが、まだまだ寒さが厳しい頃です。体は、体温を逃がさないように毛穴が閉じ、血液循環も悪くなるため、老廃物がたまりやすくなっています。そして、暖かくなるにつれて新陳代謝が活発になることで、ため込んだ脂肪を燃やし、老廃物を排出しようとします。体の掃除を助ける春の食薬を取り入れて、すっきりとリセットできる体にしましょう。

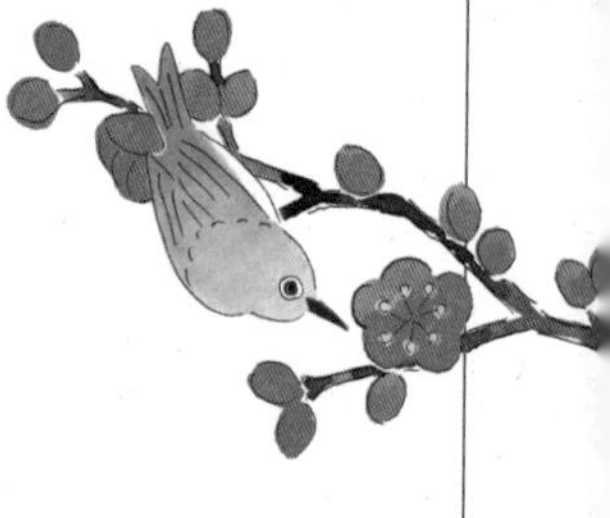

2/18頃

雨水《うすい》

土脉潤起 2/18→2/22頃 P.18-19

霞始靆 2/23→2/27頃 P.20-21

草木萌動 2/28→3/4頃 P.22-23

食薬で花粉症などの不調対策

雪は雨に変わり、草木が芽吹きはじめる、という意味があるこの頃。スギ花粉の飛散がピークを迎える地域も多いので、花粉症の人は早めに対策を始めるのが吉です。漢方においては、「衛気《えき》」というエネルギーバリアが花粉から体を守ると考えます。これは、呼吸を通して、体を包み込む生命エネルギーの「気」の一種。食薬から栄養を吸収して、「衛気」の働きを高めましょう。

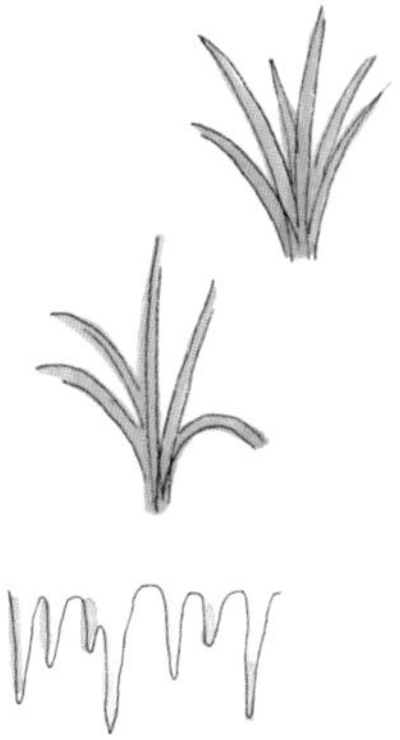

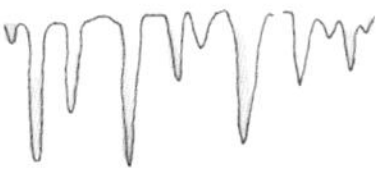

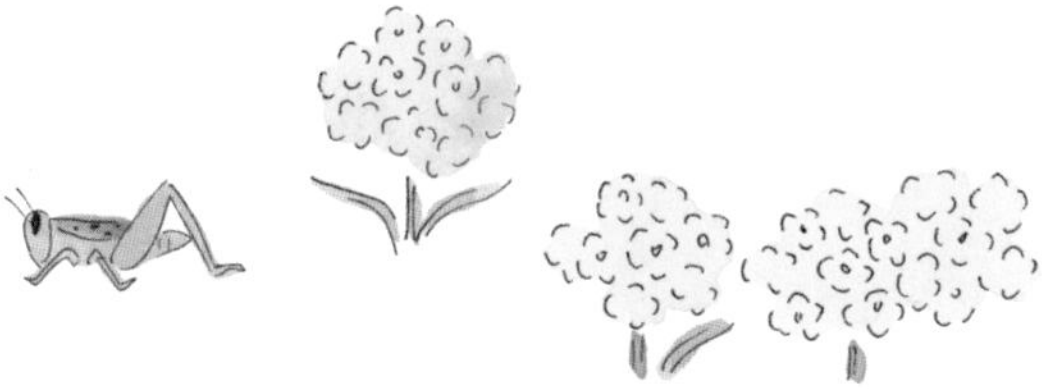

気持ちの変化と上手につき合う

地中で冬眠していた虫が外に出てくる、という意味で、暖かさを感じる日が増えてくる頃です。とはいえ、日によって気温差が大きいうえ、年度末に向けてストレスを感じる状況が続く人も多くなる時季。そのため「肝」が忙しく働きます。これは、冬にため込んだ毒（老廃物や脂肪）を処理し、自律神経を調整しているからです。「肝」の負担が大きいと、その機能が低下して心に不調が現れるので、食薬で心を落ち着かせましょう。

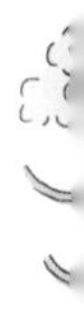

3/5頃

啓蟄《けいちつ》

3/5→3/10頃 蟄虫啓戸 P.24-25

3/11→3/15頃 桃始笑 P.26

3/16→3/20頃 菜虫化蝶 P.27

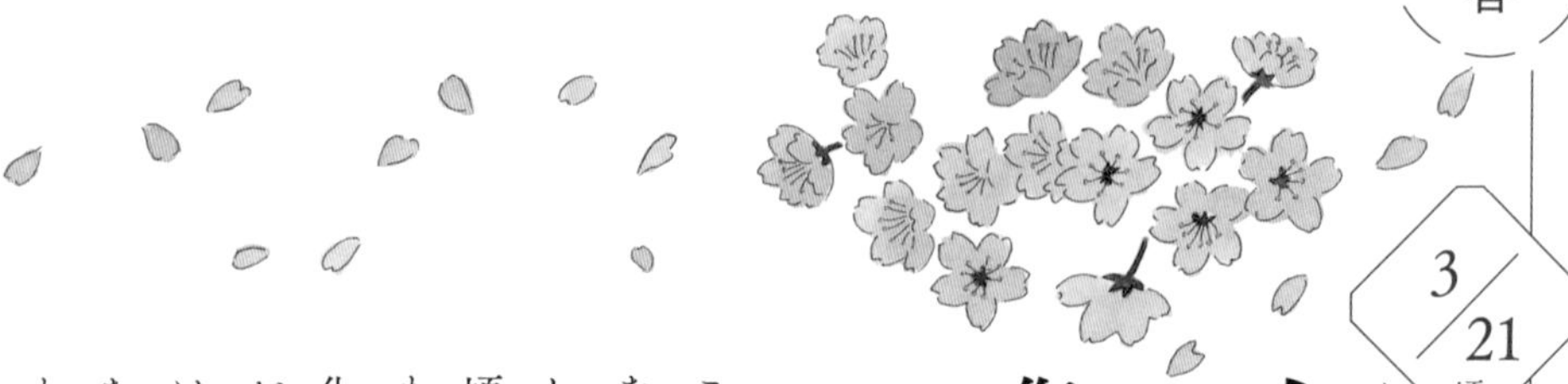

3/21頃

春分《しゅんぶん》

侮ってはいけない「春バテ」

昼夜の長さがほぼ同じになる春分。これから夏至《げし》まで、昼がどんどん長くなります。寒暖差に体が対応しようとして交感神経が優位になりがちなこの頃は、体力を消耗して疲れやすくなります。また、新生活に向けて環境が変化する人も多く、ストレスで自律神経が乱れ体調不良になることも。これらは「春バテ」と呼ばれ、長引くと五月病など心の不調につながるとも考えられます。食薬で対策・改善しましょう。

3/21→3/25頃 雀始巣 P.28-29

3/26→3/30頃 桜始開 P.30

3/31→4/4頃 雷乃発声 P.31

4/5頃

清明《せいめい》

心も体もすっきり爽快に

4/5→4/9頃 玄鳥至 P.32-33

4/10→4/14頃 鴻雁北 P.34

4/15→4/19頃 虹始見 P.35

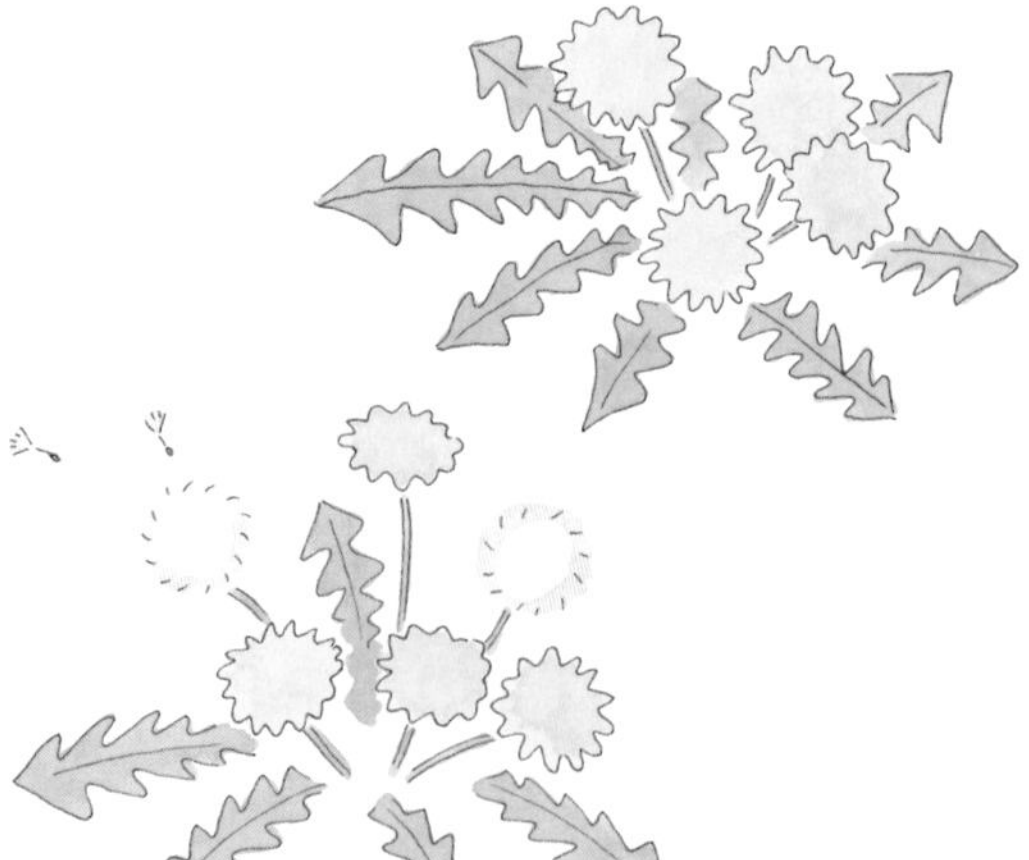

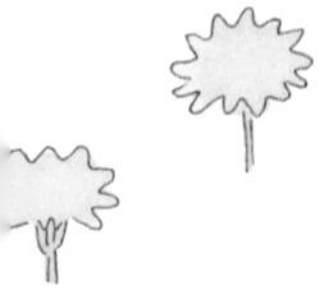

万物が清らかで生き生きしているという意味の「清浄明潔」。この言葉の略が清明で、清々しさを感じる頃です。このタイミングで心も体もすっきりさせられるよう、不快な症状を改善していきましょう。よく眠れない、体がだるい、胃腸がすっきりしない、といった不調には、この時季に負担が大きくなる「肝」に加え、「肝」と表裏一体の関係にある「胆」もケアすることがポイントです。

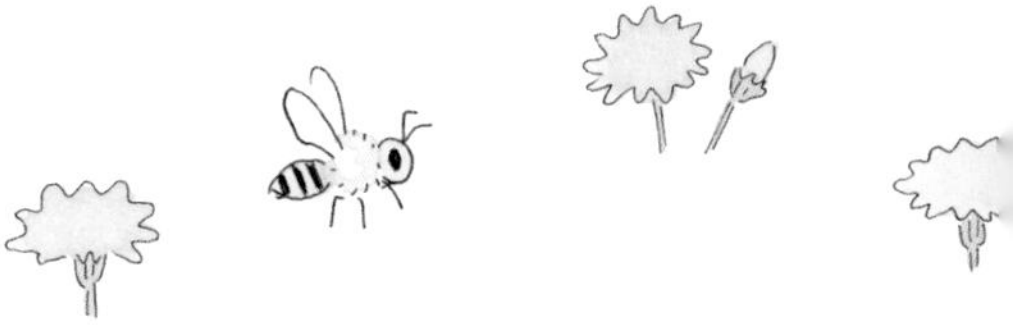

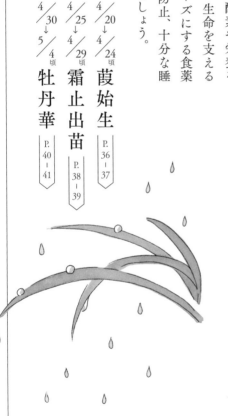

4/20頃

穀《こく》雨《う》

4/20→4/24頃 葭始生 P.36-37

4/25→4/29頃 霜止出苗 P.38-39

4/30→5/4頃 牡丹華 P.40-41

「血《けつ》」の巡りをスムーズに

穀物に潤いを与えて芽を出させる雨、などの意味がある「穀雨」。生活スタイルが変わり、栄養バランスの偏り、不規則な生活やストレス、過労などが続いてしまうこともあるでしょう。これでは血流が悪化し、さまざまな不調を引き起こします。血液は、酸素や栄養を全身に運んで体の機能を保ち、生命を支えるものです。「血」の巡りをスムーズにする食薬を取り入れたうえで、冷えの防止、十分な睡眠、適度な運動なども心がけましょう。

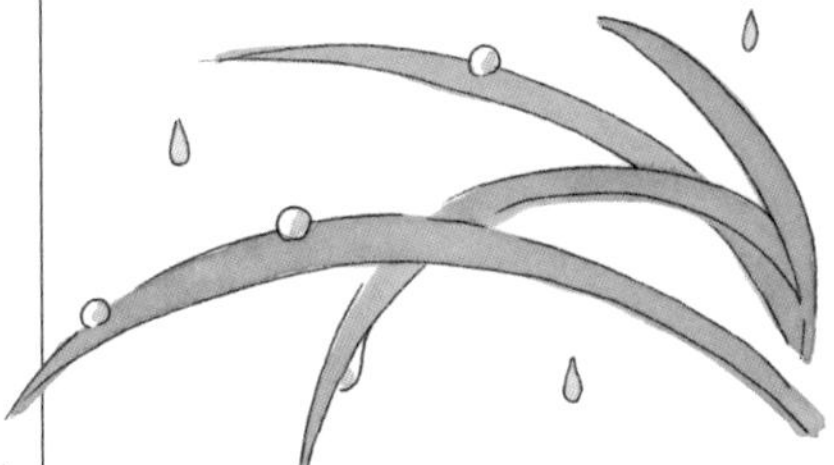

東風解凍《はるかぜこおりをとく》

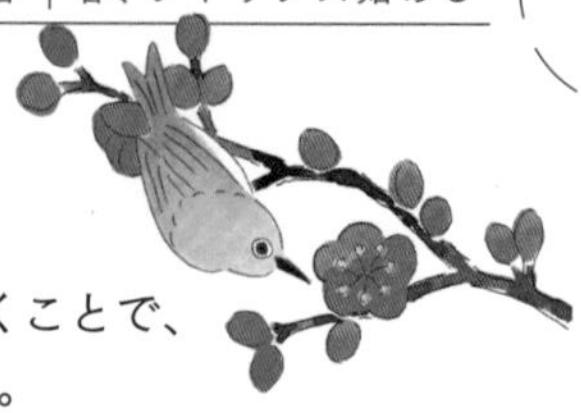

2/4 → 2/8頃

七十二候のいちばん初めの候。暖かい東からの風が吹くことで、水面に張った氷を解かしはじめる、といわれる頃です。

ため込んだものをどんどん出す

最近、**むくみが気になりませんか？ 目のかすみや充血、のぼせなどはどうでしょう？ また、寝つきの悪さやイライラで困ることは？** これらの不調は、この時季、「水」が滞って体の中に余分な熱がこもること、五臓の一つの「肝」が不安定になることが原因と考えられます。漢方では、体をつくる要素を、エネルギーの「気」、栄養を全身に運び体の機能を保つ血液の「血」、血液を除く体液の「水」に分けて考えます。これらのバランスがとれて巡りがスムーズであることが、健康の基本。この時季は、体にいいものを「補う」ことはもちろん、余分なものを「出す」ことも重要。定期的なデトックスを意識し、出すべきものはどんどん出しましょう。

この時季の食薬

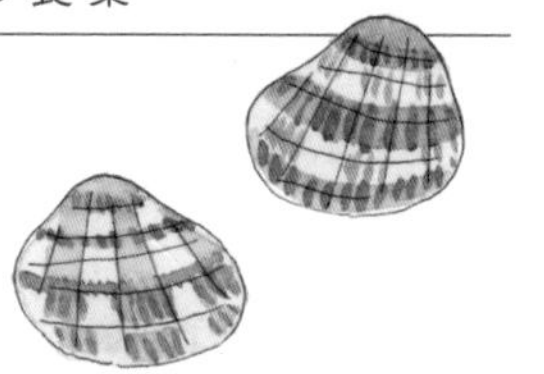

あさり

デトックス効果によってむくみを改善します。また、「血」を補う作用で心を安定させることから、イライラの解消に有効です。そのほか、貧血、ほてりにも効能があるとされます。

セロリ

体の中の余分な「水」の排出と熱の鎮静、両方の働きがあり、むくみ、かすみ目、充血、のぼせといった症状を改善するといわれます。また、香り成分には精神安定の作用があることから、イライラなどを和らげます。

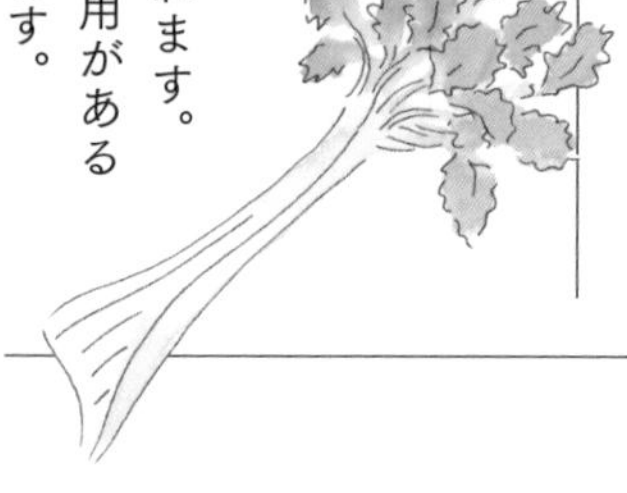

おすすめしない食事

冷たい飲み物は控えるようにしましょう。胃腸が冷えると、その機能が低下して水分代謝が弱まります。また、体の冷えは新陳代謝や血行も悪くするので、デトックスの妨げになってしまいます。

この時季のおすすめレシピ

あさりとセロリのリゾット

やさしい味わいのリゾットでほっとひと息。あさりは缶詰を使うので手軽に作れる

材料 2人分

あさり水煮缶…1缶
セロリ…½本
ごはん…200g
塩…小さじ½
水…½カップ
A
- オリーブ油…大さじ1
- あらびき黒こしょう…少々
- 粉チーズ…適宜

作り方

1 セロリは薄切りにする。

2 耐熱ボウルにあさり缶を汁ごと入れ、1、ごはん、水、塩を加えて混ぜる。ラップをして電子レンジで3分加熱する。

3 器に盛り、Aを順にかける。

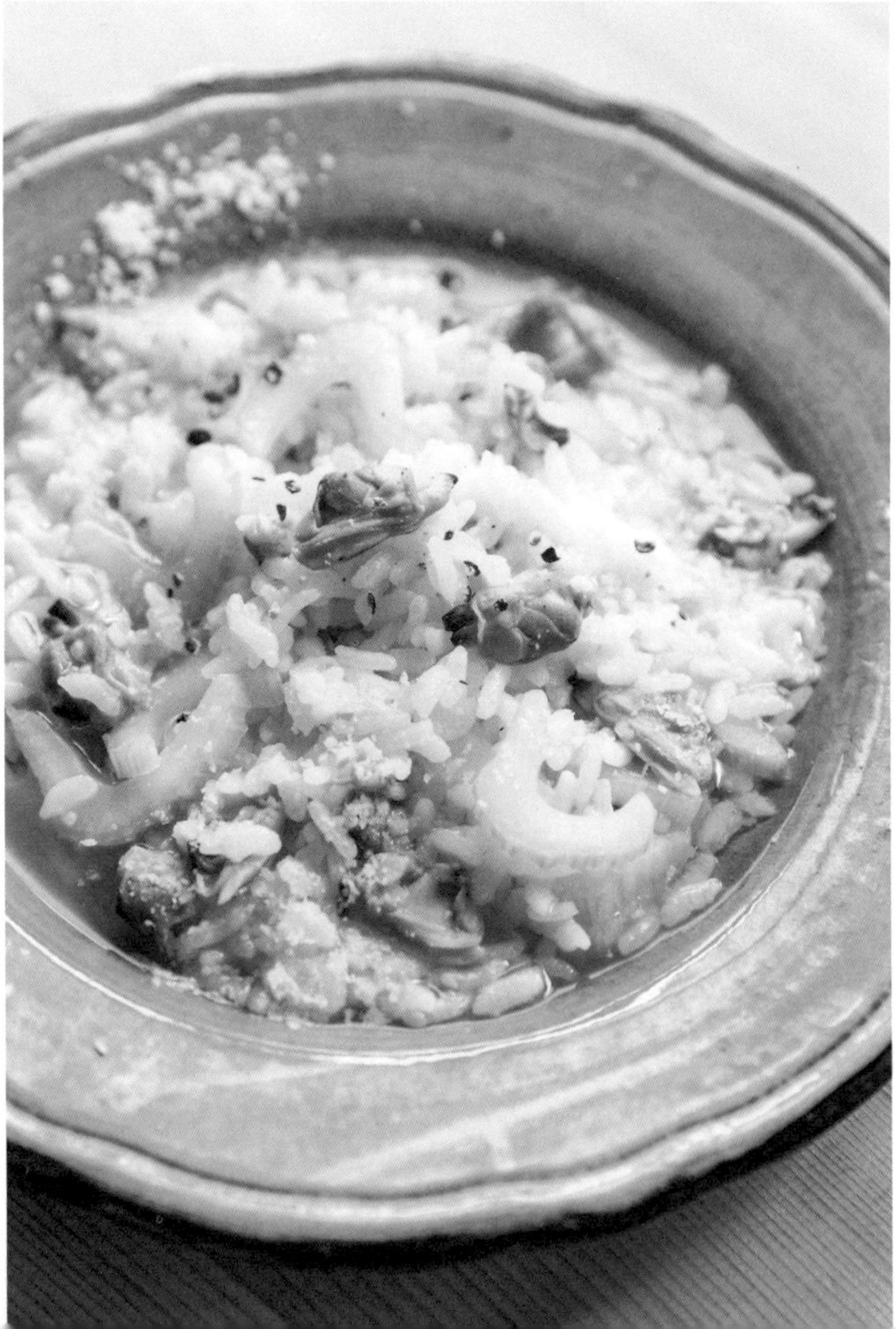

こんなレシピもおすすめ

ふわふわ豆腐

セロリを切ってごま油で炒め、豆腐を加える。あさり缶（汁ごと）、鶏がらスープの素を入れ、水溶き片栗粉を加える。

こしょう蒸し

棒状に切ったセロリ、あさり缶（汁ごと）を合わせ、塩、こしょうをふり、ごま油をたらし、電子レンジで加熱する。

ホットサラダ

セロリを切って、あさり缶（汁ごと）、塩、サラダ油、レモン汁、粒マスタードを合わせ、電子レンジで加熱する。

ミルクスープ

薄切りにしたセロリ、あさり缶（汁ごと）、牛乳を合わせ、塩をふる。電子レンジで温め、こしょう、バターを加える。

黄鶯睍睆《うぐいすなく》

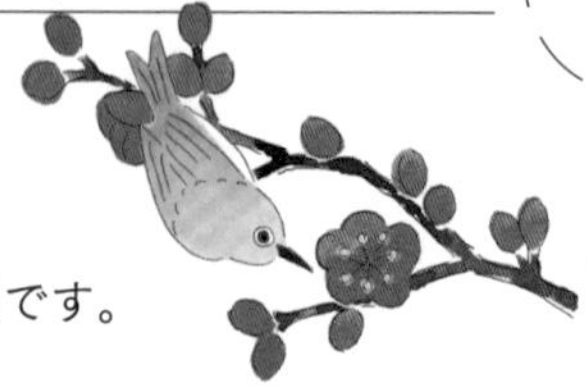

春の訪れを感じさせる鳥、うぐいすが鳴きはじめる頃です。
「こうおうけんかんす」と読む場合もあります。

2/9
↓
2/13 頃

女性特有の不調に注意

春は、動植物が冬眠から目を覚ますエネルギッシュな季節です。元気になれそうなイメージがありますが、それとは裏腹に、**そわそわして落ち着かなかったり、生理不順や吹き出物といった不調に悩まされたりすることもあるでしょう。**人間の体の中では、自然界のエネルギーの高まりとともに「血」が騒いで首から上にのぼることによって、心が不安定になりやすいのです。また、女性ホルモンも乱れがちになるので、女性特有の不調が現れやすくなってしまいます。「血」を蓄えてコントロールする「肝」の働きを高めることが、春の健康を守るカギ。代謝アップと解毒を心がけましょう。

この時季の食薬

わかめ

体の余分な熱を冷まし、ホルモンバランスに関わる「腎」に働きかけて心を安定させます。また、水分代謝を高め、余分な「水」や老廃物を排出します。しょうがと組み合わせれば、発散作用が加わって気分すっきり。

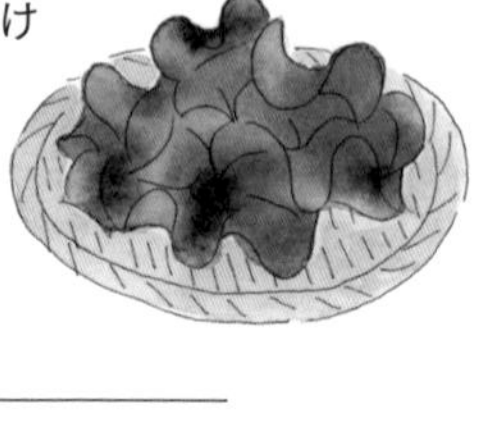

菜の花

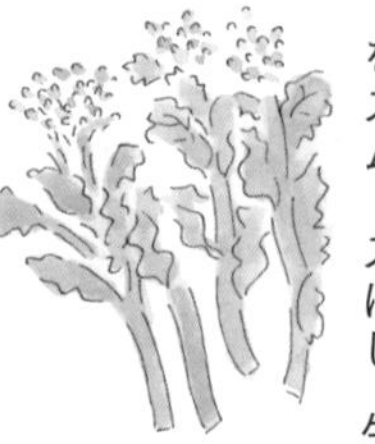

「肝」に働きかけて「気」と「血」の巡りをスムーズにし、生理不順や吹き出物を改善。また、解毒機能を高める成分を含み、腸の老廃物や余分な「水」の排出を助ける作用もあります。苦味成分は余分な熱を鎮め、精神安定に◎。

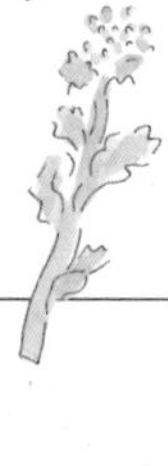

おすすめアクション

気分が落ち込みやすい人は、オレンジや柚子などの柑橘類、ジャスミン、ミントといった香りのあるものを積極的に取り入れて、「気」を巡らせましょう。ストレスによって自律神経のバランスが崩れることから起こる症状に対処できます。

この時季のおすすめレシピ

わかめと菜の花のそぼろ炒め

しょうがをきかせた
パパッと作れる炒めもので
気持ちを落ち着けて

材料 2人分

乾燥わかめ…大さじ2
水…大さじ3
菜の花…1束
豚ひき肉…100g
A おろししょうが…小さじ1
しょうゆ…小さじ1

作り方

1 乾燥わかめは分量の水で戻し、水けを絞る。菜の花は長さを半分に切る。

2 フライパンを熱して豚ひき肉を入れ、色が変わるまで炒める。**1**を加えて菜の花がしんなりするまで炒め、**A**を加えて混ぜ合わせる。

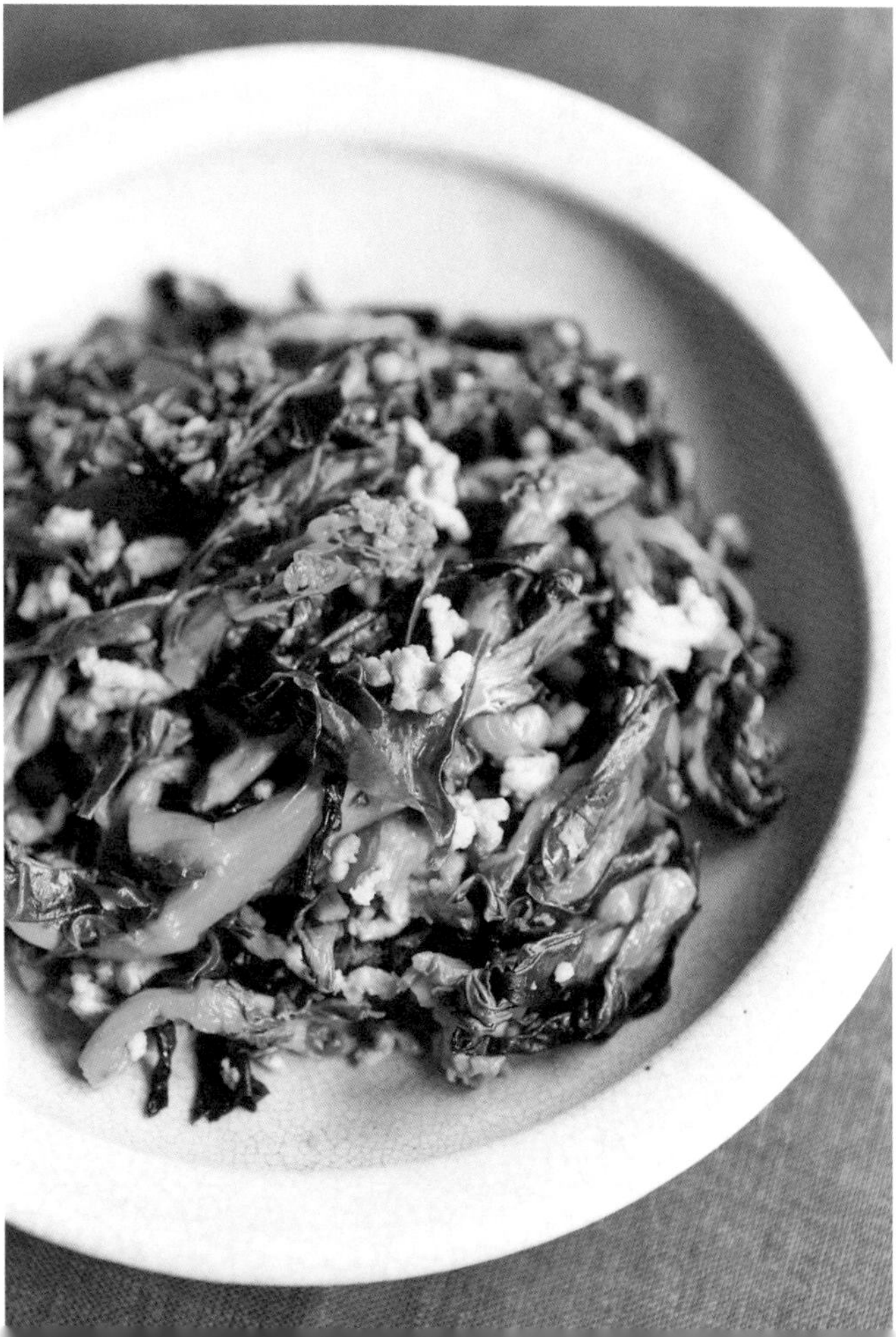

こんなレシピもおすすめ

混ぜずし
温かいごはんにすし酢、白炒りごま、わかめを混ぜ合わせる。菜の花を電子レンジで加熱して刻み、ごはんにのせる。

卵とじ
刻んだ菜の花、わかめをサラダ油で炒め、水、めんつゆを加えて煮立たせる。溶き卵を回し入れ、ふたをして蒸らす。

ごまみそ和え
刻んだ菜の花を電子レンジで加熱する。わかめと合わせ、白すりごま、みそ、ごま油、酢、おろししょうがで和える。

スープ
鍋に水、鶏がらスープの素、刻んだ菜の花、乾燥わかめを入れて煮立たせる。おろししょうが、しょうゆを加える。

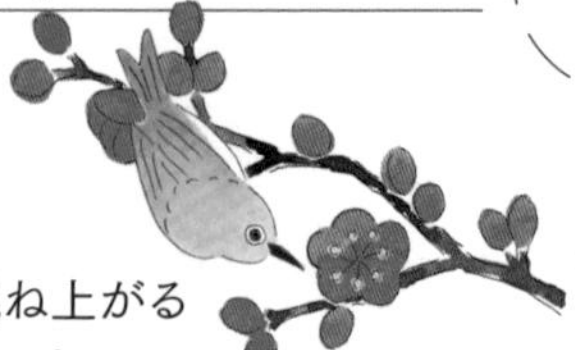

魚上氷《うおこおりをいずる》

2/14 ↓ 2/17頃

川や湖の氷が割れたところから、暖かさを感じた魚が跳ね上がるさまを指しています。魚たちは、産卵に向けて移動を始めます。

春が旬の野菜で精神を安定させる

跳ねる魚のように、イキイキと過ごせたらいいですよね。でも、この時季、人間の体には、**むくみや肌荒れに加え、気力が湧かない、集中力が続かないといった不調が増えるかも。**寒い間は新陳代謝や血液循環が滞りがちですが、それが少しずつ活発になってくるこの時季は「肝」が働きすぎの状態になりやすく、その影響で「心」が不安定になりがちなのです。

そんな不調を予防・改善するには、旬を先取りした野菜を食べましょう。漢方では、春先に旬を迎える香り豊かな野菜が「気」の巡りをよくして、不安定になりがちな「心」のバランスを整えてくれると考えられています。

この時季の食薬

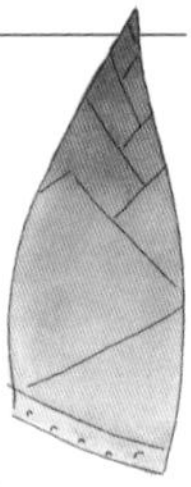

たけのこ

カリウムがむくみの改善に作用し、食物繊維が腸の老廃物を排出。また、神経伝達物質の材料になる成分が含まれ、脳の活性化に役立ちます。向上心などを高めるドーパミンの生成に関与しており、気力や集中力アップにつながるともいわれます。

緑豆もやし

老廃物を排出する作用があることから、むくみなどを改善するのに役立つといわれています。また、体の余分な熱を冷ますので、口内炎や吹き出物にも効能があるとされています。

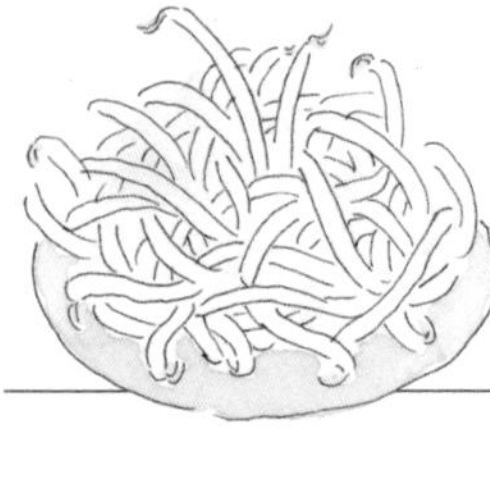

おすすめしない食事

甘いものの食べすぎや、アルコールの飲みすぎには注意しましょう。これらは、体の中に余分な「水」がたまりやすくなる原因です。そのため、せっかくデトックスを心がけていても、その作用を妨げてしまいます。

この時季のおすすめレシピ

たけのこともやしのゆで豚サラダ

材料　2人分

たけのこ(水煮)…1本(80g)
もやし…1袋
豚肉(しゃぶしゃぶ用)…150g
鶏がらスープの素…少々
A
- めんつゆ(3倍濃縮)…大さじ2
- ごま油…大さじ2
- 酢…小さじ2

七味唐辛子…少々

作り方

1 たけのこは薄切りにする。

2 鍋に水を適量入れて沸かし、鶏がらスープの素を溶かす。豚肉を数枚ずつゆで、ザルに上げる。続けて1、もやしをゆで、水けをきる。

3 器に2の具材を盛る。Aを混ぜ合わせてかけ、七味をふる。

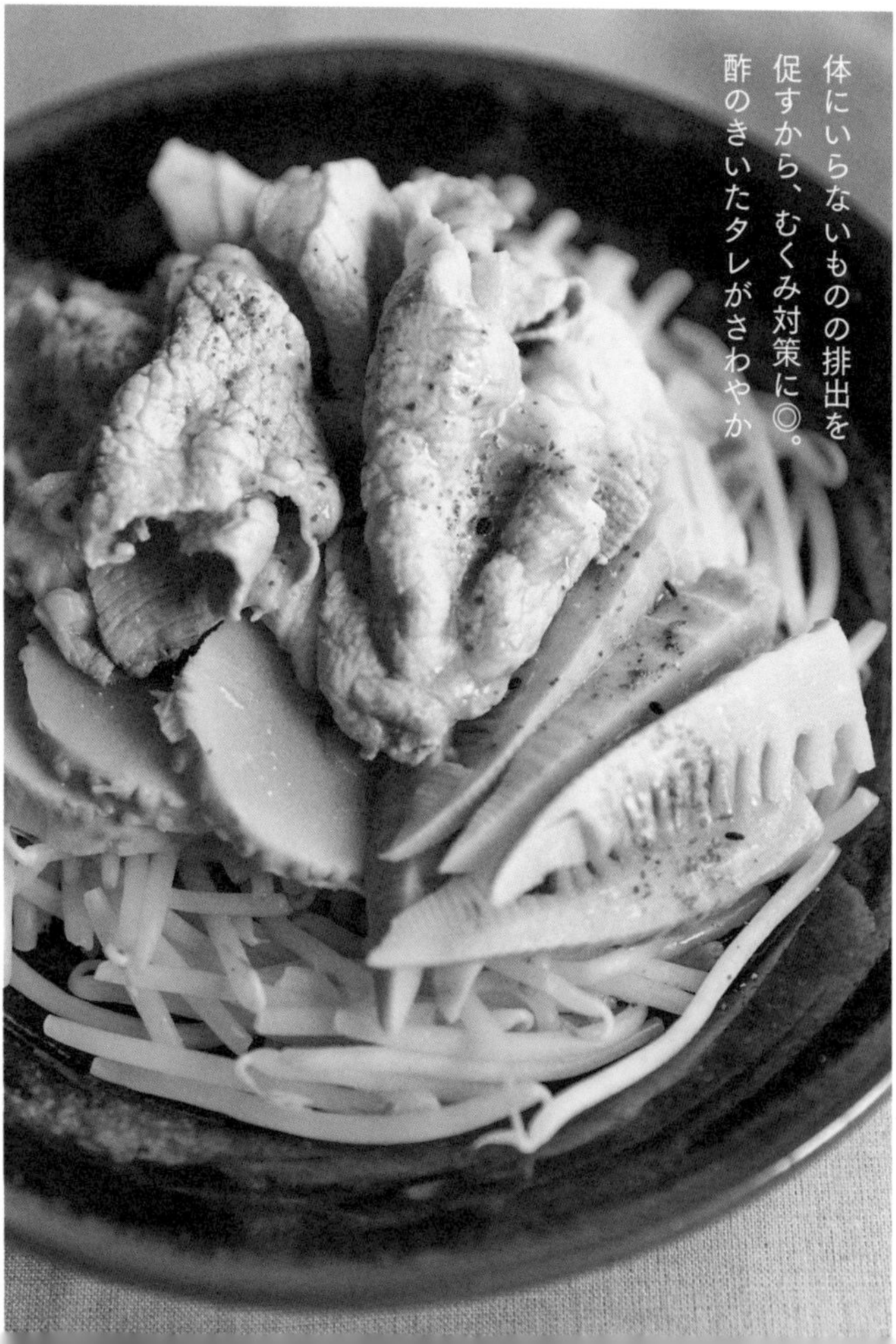

体にいらないものの排出を促すから、むくみ対策に◎。酢のきいたタレがさわやか

こんなレシピもおすすめ

カレーマヨ和え
たけのこ、もやし、ソーセージを電子レンジで加熱し、水分を捨てる。カレー粉、塩、マヨネーズと和える。

ねぎ塩ダレ和え
たけのこ、もやしを電子レンジで加熱する。水分を捨て、小ねぎ、鶏がらスープの素、塩、こしょう、サラダ油を混ぜ合わせたタレをかける。

中華和え
たけのこ、もやしを電子レンジで加熱する。水分を捨て、ポン酢しょうゆ、砂糖、ごま油と和える。

豆乳みそ汁
鍋に水、たけのこ、もやし、かつお節を入れて煮立て、豆乳を加え、みそを溶く。

土脈潤起

つちのしょう うるおいおこる

2/18 ↓ 2/22 頃

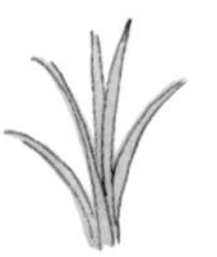

冷たい雪が降り積もっていたところに、温かい雨が降り注ぎはじめる頃。凍りついていた土は徐々に潤いを帯びていきます。

花粉に過剰反応しない体をつくる

まだまだ残る寒さに身を縮めながらも、春が待ち遠しい頃。体は、**花粉症気味になったり、肌がかぶれやすくなったりと、「この頃なんとなく不調だな」と感じることが多いのでは？**　こうしたアレルギーや不調が起こりやすくなる原因は2点あります。まず、生命エネルギーの「気」が弱く、体を包み込むバリアである「衛気《えき》」の働きが不十分なこと。そして、自律神経が乱れ、正常な免疫バランスを保てていないこと。食薬から栄養をしっかり吸収して「衛気」の働きを高め、疲労やストレスを解消し、自律神経を整えましょう。花粉症などそれぞれの症状に対処することはもちろん必要ですが、まずは刺激に過剰反応しない体をつくることに目を向けてみましょう。

この時季の食薬

長いも

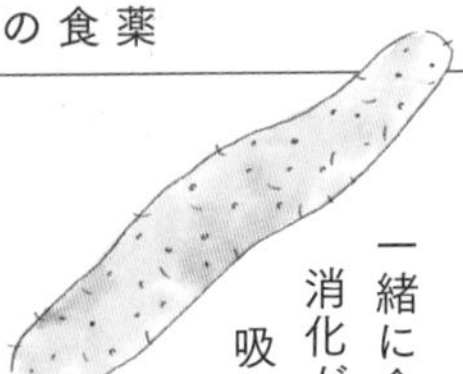

一緒に食べたものの消化吸収も高めるほど、消化がいいという特徴が。栄養を効率よく吸収して生命エネルギーの「気」をつくり出し、「衛気」の働きを高めます。消化能力アップには、生のまま食べるのがおすすめです。

まいたけ

体を温め、「気」を補い、五臓の働きを高めます。疲労を回復し、自律神経を整えるとされるほか、アレルギー誘発物質であるヒスタミンの分泌を抑える働きも。食物繊維のβ-グルカンは腸内環境を整え、免疫力をアップさせます。

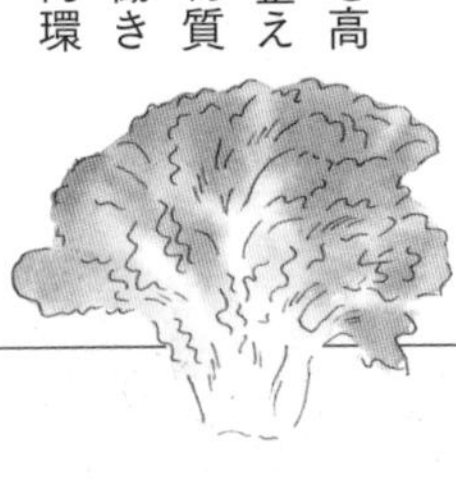

おすすめアクション

温かい飲み物で心身を落ち着かせましょう。特におすすめなのはミントティーで、イライラをすっきりさせる働きがあります。フレッシュミントひとつまみに対して、200㎖程度の熱湯を注いで、ティータイムにリラックス。

この時季のおすすめレシピ

長いもとまいたけのトムヤムクン風スープ

胃腸にやさしいのに、エネルギーを与えてくれるさっぱりスープ

材料 2人分

長いも…100g
まいたけ…½パック
むきえび…6尾
A
ナンプラー…小さじ2
レモン汁…小さじ1
七味唐辛子…少々
塩…少々
水…2カップ
レモン…適宜

作り方

1 長いもは半月切りにし、まいたけはほぐす。むきえびはさっと洗う。

2 鍋に水、**1**、**A**を入れて煮立てる。

3 器に盛り、レモンを添える。

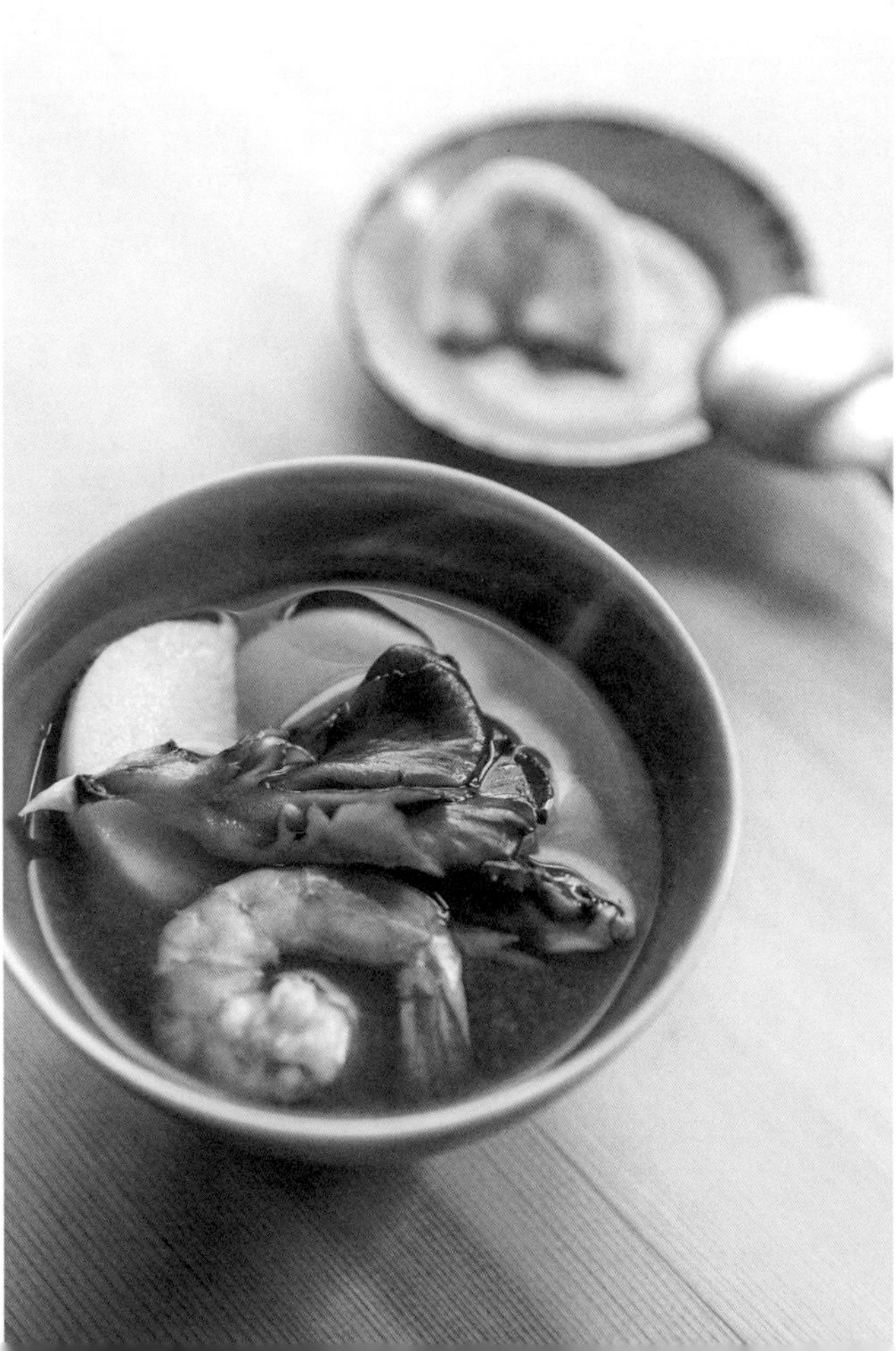

こんなレシピもおすすめ

タンドリー風トースター焼き
皮ごと棒状に切った長いも、まいたけ、カレー粉、マヨネーズ、おろしにんにく、塩を混ぜ、トースターで焼く。

ホイル焼き バターしょうゆ
長いも、まいたけ、バター、しょうゆ、こしょうをアルミホイルで包み、水を張ったフライパンで蒸し焼きにする。

おかか煮
フライパンに、水、輪切りにした長いも、ほぐしたまいたけを入れて煮る。かつお節、しょうゆ、砂糖を加える。

とろろ焼きごはん
ごはんにごま油としょうゆを混ぜ、塩をふってたたいた長いも、ピザ用チーズをかけ、トースターで焼く。

霞始靆

かすみはじめてたなびく

2/23 ↓ 2/27 頃

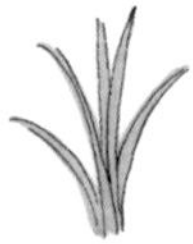

春の季語でもある「霞」。ちりや水滴が大気中に
増えることから、景色がぼんやりとしている状態を指します。

体の余分な「水」を出す＋体を温める

風景がおぼろに霞んで夢見心地になる時季です。この頃は、**冷えや頭痛などのはっきりしない不調に悩まされることも**。その原因は、体の中にたまる余分な「水」です。これは体を内側から冷やしてしまうので、手足だけでなく内臓の冷えも招き、消化吸収などの働きに影響します。また、鼻水、めまい、頭痛などとなって現れることも。何かと体調が悪くなりがちな人は、体にたまった「水」が冷えの原因になっているかもしれません。特に花粉症の人は、水っぽい鼻水が出たり、くしゃみが止まらなくなったりすることも。体の冷えを放置すると、やがて全身に影響してしまいます。余分な「水」を排出する食薬と体を温める食薬で、症状を改善していきましょう。

この時季の食薬

かぼちゃ

胃腸を温めて「痰湿《たんしつ》」（P.47参照）を取り除くことから、水っぽい鼻水やくしゃみ、冷えといった症状を緩和します。また、なんとなくだるいという疲労感にも効能があるとされています。

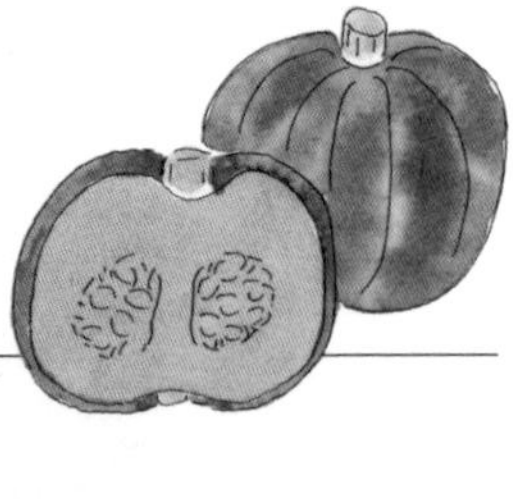

青じそ

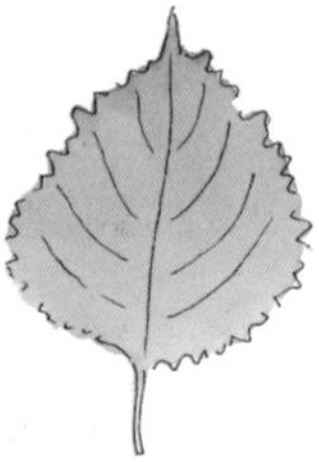

全身に「水」を巡らせる「肺」の働きを強化することで、呼吸機能を高めるとともに免疫力も高めてくれます。また、体を温め、「気」の流れをスムーズにする作用も。さわやかな香りは気分をすっきりさせ、胃腸の働きを回復させます。

おすすめドリンク

白湯を飲むようにしましょう。春は風が強くて意外と乾燥するので、水分補給はしっかりと心がけること。白湯なら体を温めることもできるので、血液の循環がよくなり、新陳代謝の促進にも効果的です。

この時季のおすすめレシピ

かぼちゃのしそチーズ焼き

ホクホクな一品が、体の余分な水分による不調を改善

材料　2人分

かぼちゃ(小)…¼個
青じそ…3枚
A［牛乳…大さじ2
　塩・こしょう…各少々
ピザ用チーズ…¼カップ

作り方

1 かぼちゃは種を取る。濡らして絞ったキッチンペーパー、ラップで順に包み、電子レンジで4分加熱する。

2 ボウルに1を入れてつぶし、A、ちぎった青じそを順に加えて都度混ぜる。

3 耐熱容器に2を入れてチーズをのせ、オーブントースターで7分ほどこんがり焼く。

こんなレシピもおすすめ

しそのせかぼちゃごはん
炊飯釜に米、水、塩、¼カットのかぼちゃを入れて普通に炊く。オリーブ油、こしょうを混ぜ、青じそをのせる。

しその香りのかぼちゃサラダ
かぼちゃを電子レンジで加熱し、ざっくりつぶす。ちぎった青じそ、酢、サラダ油、塩、こしょうと混ぜ合わせる。

かぼちゃのつぶしポタージュ
かぼちゃを電子レンジで加熱し、つぶす。牛乳、塩、こしょうと混ぜ合わせ、再度電子レンジで温める。

大学かぼちゃ
かぼちゃを電子レンジで加熱してひと口大に切り、サラダ油で焼く。はちみつ、しょうゆ、黒炒りごまを絡める。

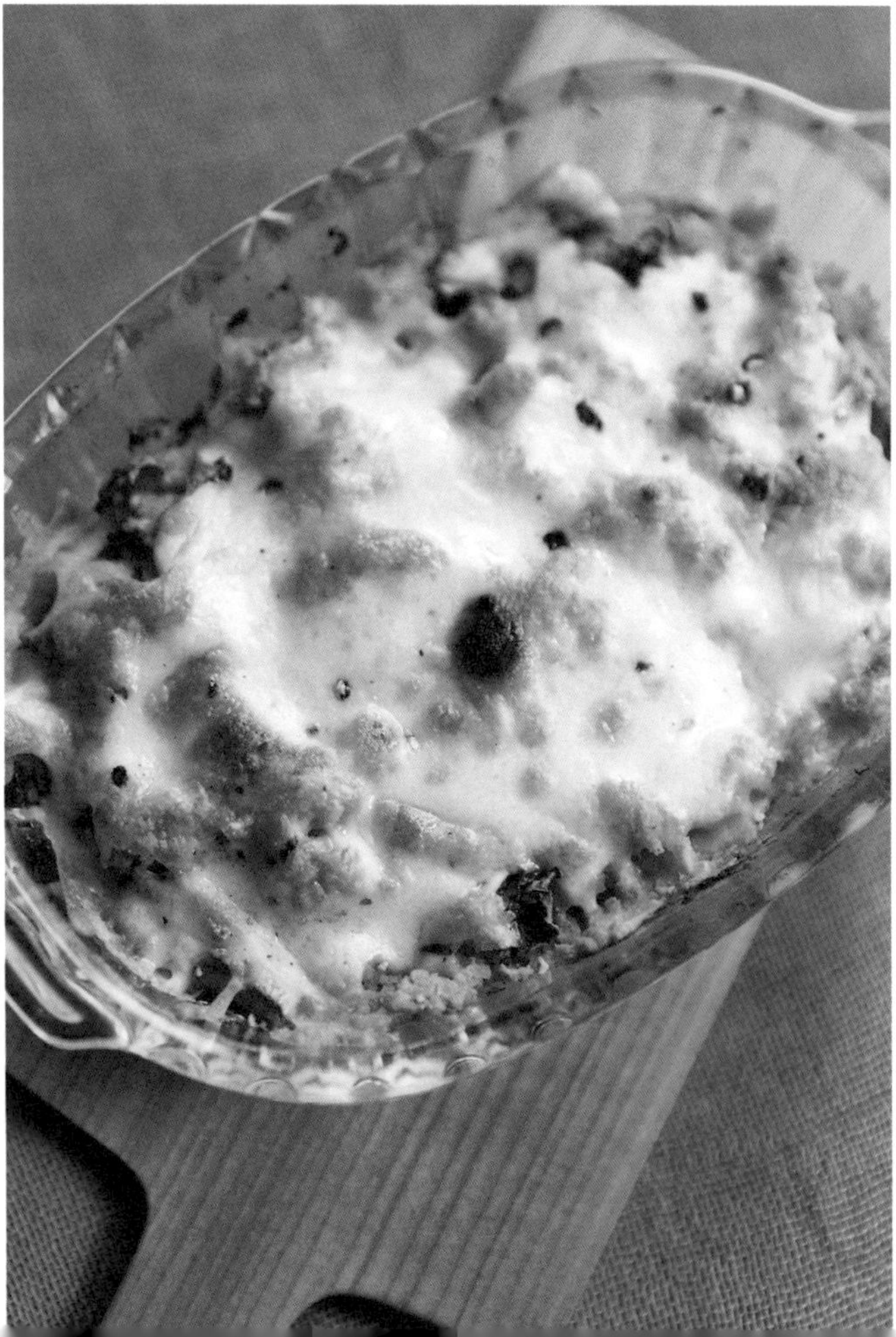

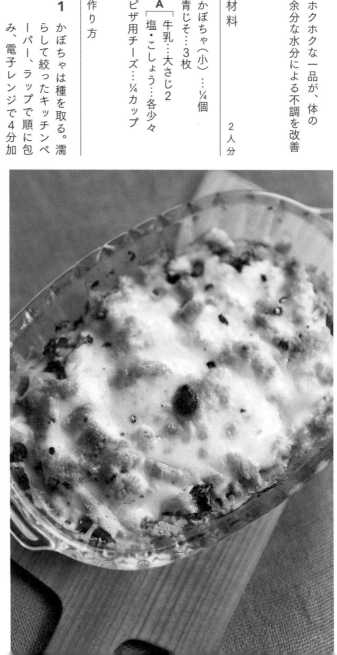

草木萌動《そうもくめばえいずる》

2/28 → 3/4頃

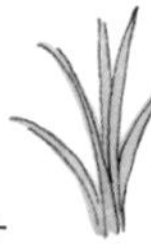

草の芽が地中から出はじめ、木の芽がほころびはじめる頃。
ふと目にした足元や木の枝のかわいらしい緑色に、春を感じられます。

「熱」を冷ます＋腸内環境を整える

草木と同じく伸びようとするエネルギーがみなぎる頃です。その思いが余って「気」が滞り、体に熱がこもりやすくなる人もいそう。そうなると、**イライラや頭痛などが現れます。**漢方では「気」「血」「水」の巡りがうまくいかなくなることで、さまざまな不調が起こると考えます。**花粉症など、アレルギー体質の人は、黄色っぽい鼻水、目のかゆみ、のどの腫れといった症状が出ることもあるでしょう。**これも漢方では、熱がこもっている状態と捉えます。余分な熱を冷ます食薬と「痰湿《たんしつ》」（P.47参照）を排出する食薬を取り入れて。また、アレルギーと関係の深い免疫機能は腸に集中していると考えられているので、腸内環境を整えることも大切です。

この時季の食薬

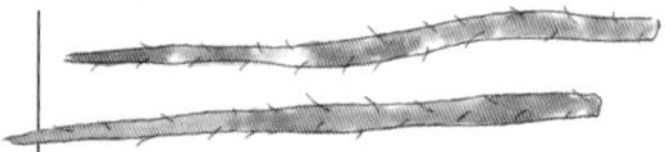

ごぼう

体の余分な熱を冷ます作用によって、季節の変わり目に起こりがちなかゆみを和らげます。また、水溶性と不溶性の食物繊維が、腸内の有用菌の繁殖を助けて腸内環境を整えるので、花粉症を軽減させる効果も期待できます。

アスパラガス

「肺」を潤して熱や炎症を鎮め、鼻やのどのアレルギー症状を緩和。また、鎮静、ストレス抑制、安眠に働きかけるGABA、疲労回復や安眠によいアスパラギン酸が、過労や睡眠不足からくる症状の悪化を防ぎます。

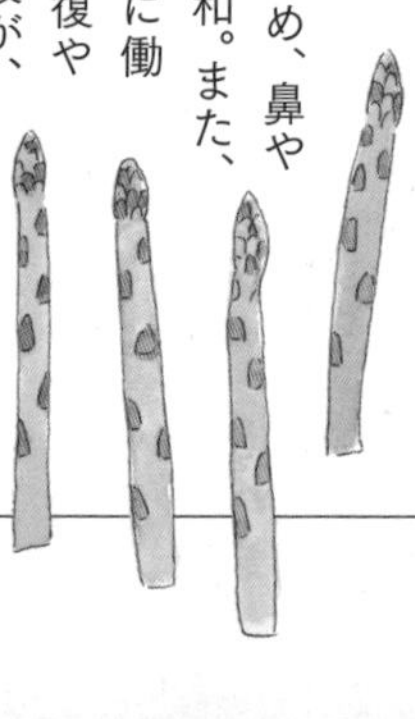

おすすめドリンク

ひんやりとしたハーブウォーターを作っておくと便利。フレッシュミント1枝を、水500㎖が入ったペットボトルに入れ、冷蔵庫で一晩おいて完成です。のどの腫れや鼻づまり、かゆみに効能があるとされるほか、イライラを鎮静する作用も。

この時季のおすすめレシピ

ごぼうとアスパラの牛すき煮

材料　2人分

ごぼう…½本
グリーンアスパラガス…3本
牛切り落とし肉…200g
牛脂…1個（または
　サラダ油…小さじ2）
A ［砂糖…大さじ1
　　しょうゆ…大さじ1
水…¼カップ
ゆで卵…1個

作り方

1 ごぼうはささがきにし、アスパラは5㎝長さに切る。ゆで卵は半分に割る。

2 フライパンに牛脂を熱し、ごぼう、牛肉を入れ、肉をほぐしながら色が変わるまで炒め、**A**を加えて炒め合わせる。水、アスパラを加え、煮立てる。

3 器に盛り、ゆで卵をのせる。

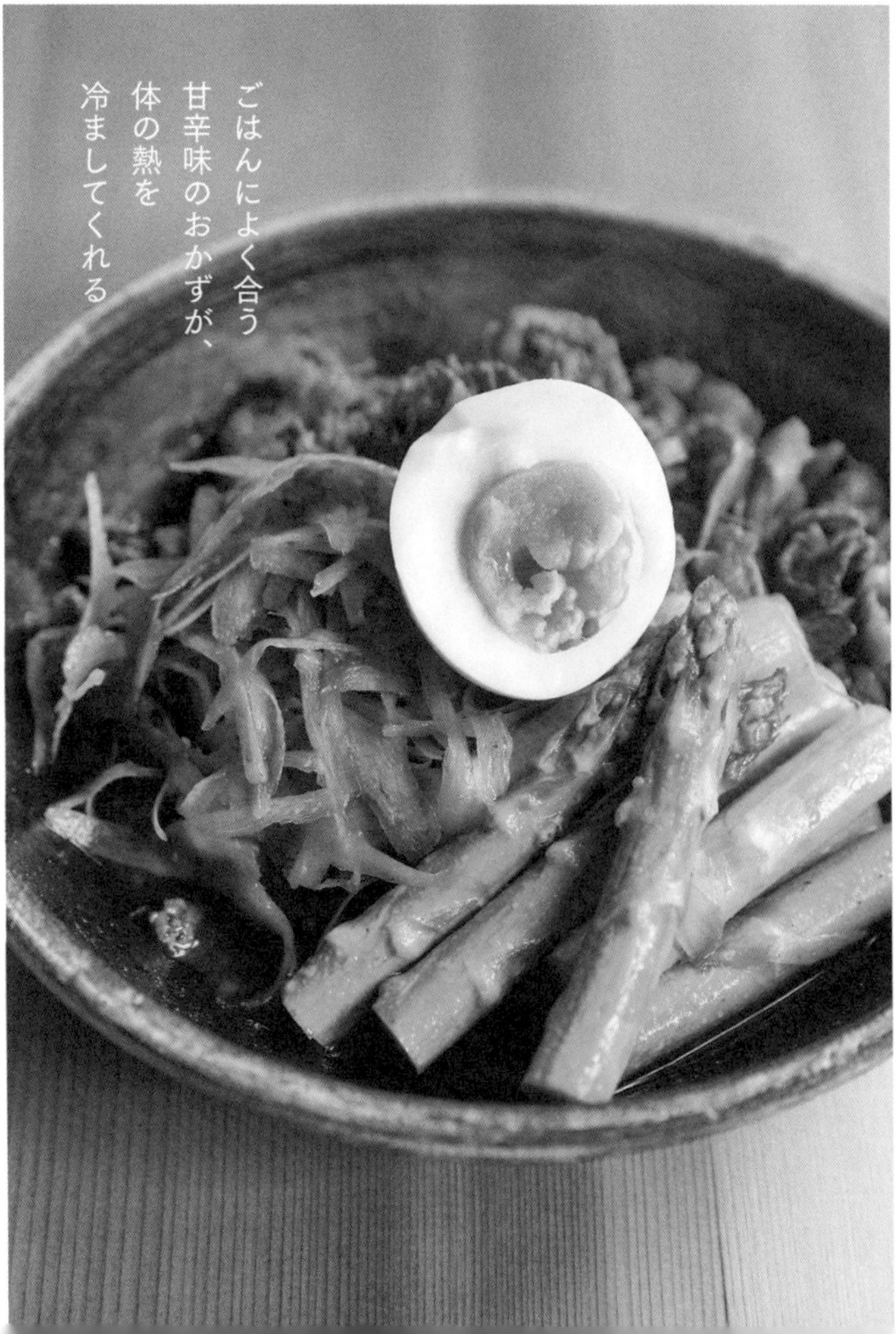
ごはんによく合う
甘辛味のおかずが、
体の熱を
冷ましてくれる

こんなレシピもおすすめ

ごまみそ和え
薄切りにしたごぼう、アスパラを電子レンジで加熱する。白すりごま、みそ、マヨネーズで和える。

ハーブオイル焼き
ごぼうをオリーブ油で焼き、アスパラも加えて焼く。ドライバジル、塩、こしょうを絡め、目玉焼きをのせる。

ペペロンチーノ風
ごぼうをオリーブ油で炒める。おろしにんにく、アスパラ、塩、七味を加えてさっと炒め、パスタとゆで汁を加える。

押し麦スープ
鍋に水、薄切りにしたごぼう、押し麦、鶏がらスープの素、塩、こしょうを入れてよく煮る。アスパラを加え、さっと煮る。

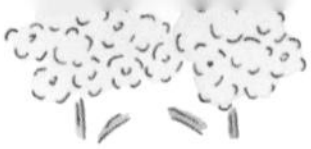

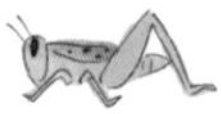

蟄虫啓戸

すごもりのむしとをひらく

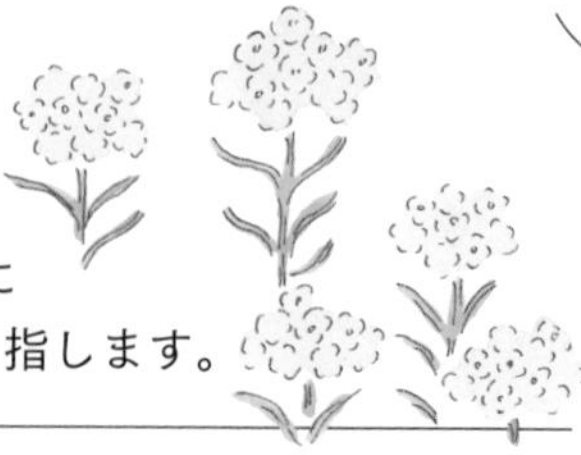

3/5 → 3/10頃

「啓蟄」と同じく、冬の間は地中にいた虫たちが地上に出て動きはじめるという意味。虫とは、蛙や蛇なども指します。

心を前向きにして感情を出しやすく

草花が芽吹き、虫や動物も春の日ざしを求めて活発になるこの季節。本来であれば、人間も本能的に感情を発散しやすくなっています。それなのに、**気づけばため息ばかりついていたり、憂鬱な気分からなかなか抜け出せなかったりすることもあるでしょう。**春は何かと環境の変化が激しい季節でもあります。ストレスや精神的な疲労が続き、「肝」の機能が低下すると、「血」と「気」の巡りが悪くなります。すると、感情を思うままに発散することが難しくなり、つい、心の内に閉じ込めてしまいがちに。心と体はつながり合っていて、一方の調子が悪くなると、もう一方にも影響してしまいます。食薬で巡りをよくして、心をのびのびと前向きにさせましょう。

この時季の食薬

ほたて

「肝」の働きを助け、「血」を補います。耳鳴り、めまい、不眠、倦怠感といった不調に効能があるとされ、肌の乾燥やかゆみの改善にも役立ちます。

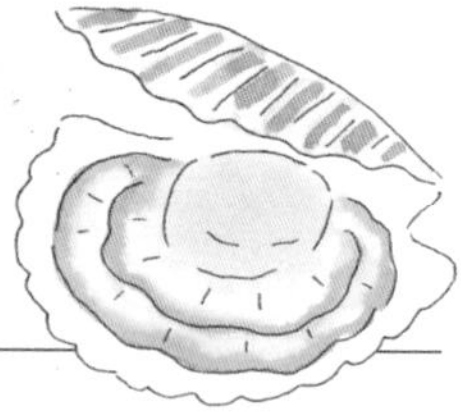

ピーマン

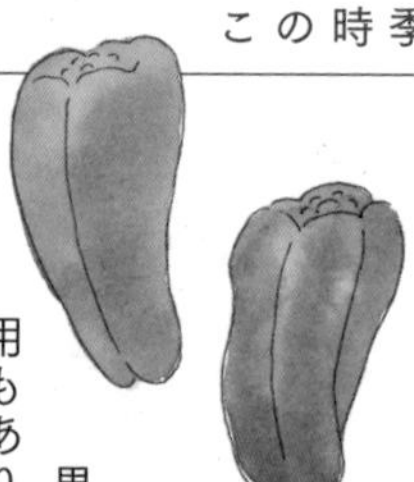

「肝」の働きを高め「気」を巡らせるので、精神状態を安定させて憂鬱な気分を和らげる効果が期待できます。血行促進の作用もあり、生理不順や生理痛も改善。また、胃の調子を整え、食欲をアップさせるのにもよいとされます。

おすすめドリンク

柑橘系の果物を、ジュースで手軽に取り入れて。香りが「気」の巡りをよくし、心を落ち着かせます。また、体の中の余分な熱を冷まして消化を助け、老廃物を排出。ストレスからついお酒を飲みすぎたときの二日酔いの症状も、やさしく緩和します。

この時季のおすすめレシピ

ほたてとピーマンのクリームパスタ

もやもやした気分を晴らしてくれる。やさしい味わいも◎

材料　2人分

ベビーほたて…8個
ピーマン…3個
パスタ…160g
A
牛乳…1カップ
粉チーズ…大さじ2
塩・あらびき黒こしょう…各少々
オリーブ油…大さじ1

作り方

1 パスタは袋の表示通りにゆでる。

2 ピーマンは縦半分に切ってから細切りにする。

3 フライパンにオリーブ油を熱し、ベビーほたて、**2**を炒める。**A**を加えて混ぜ合わせ、**1**を加えて絡める。

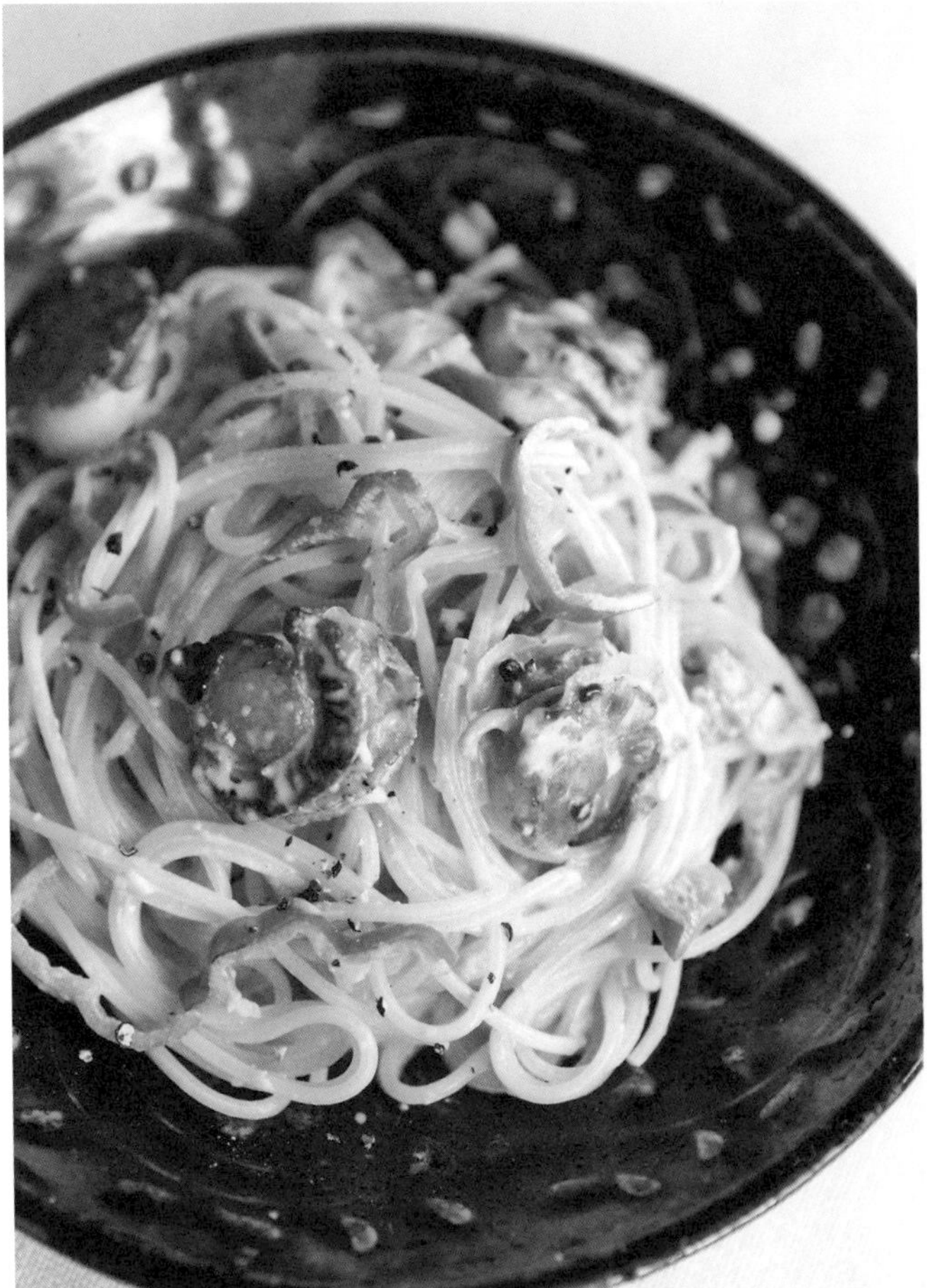

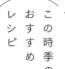

こんなレシピもおすすめ

和風カルパッチョ

粗みじん切りにしたピーマン、オリーブ油、柚子こしょう、しょうゆを混ぜ合わせ、ほたての刺身にかける。

卵とじ丼

ほたて缶（汁ごと）、白だし、細切りにしたピーマンをさっと煮る。溶き卵を加えて半熟にし、ごはんにかける。

梅おかか和え

フライパンにサラダ油をひき、細切りにしたピーマン、ベビーほたてを焼く。かつお節、梅肉、しょうゆで和える。

ガスパチョ風

ほたて缶（汁ごと）、トマトジュース、塩、こしょう、オリーブ油を混ぜ合わせ、粗みじん切りにしたピーマンを加える。

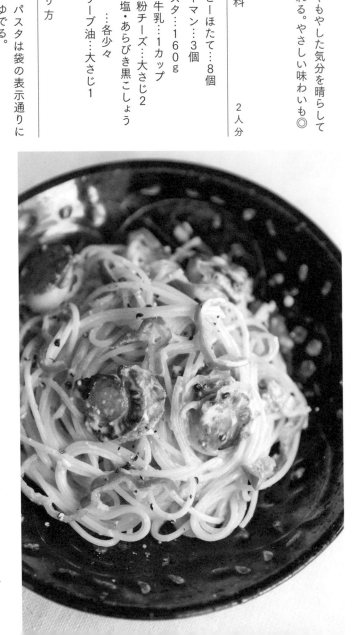

桃《もも》始笑《はじめてさく》

3/11 ↓ 3/15頃

桃のつぼみがほころんで、花が咲きはじめる時季。
花が咲くことは「笑う」とも表現されるのです。

おなかと心の相関関係に注目

胸焼け、胃もたれ、げっぷなど、消化機能の不調に悩まされることがありそう。それは、人間の精神状態と胃腸に深い関係があるから。「肝」にトラブルが起こると「気」の巡りが悪くなり、その影響を「胃」が受けてしまうのです。逆に、おなかの調子がよければ、精神状態は安定するともいえます。「気」の巡りをよくする食薬を取り入れて、「肝」も「胃」も元気な状態にしていきましょう。

また、胃腸の機能を整えるには、しっかり朝食をとることも大切です。就寝の3時間前からは、何も食べないようにするのがベスト。もしおなかがすいたら、温めた豆乳に少量の砂糖を加えて飲むとよいでしょう。

おすすめレシピ

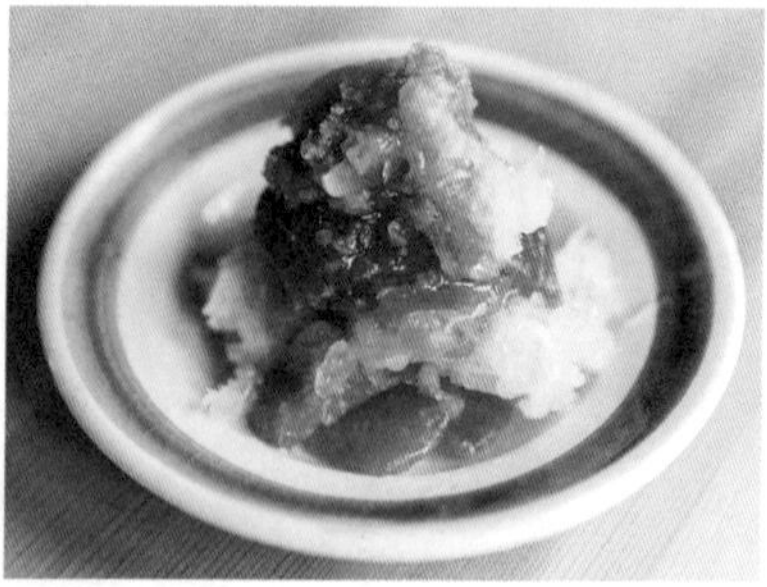

まぐろの大根おろし和え

体を温めながら胃腸機能を回復

ぶつ切りにした**まぐろ150g**、**大根おろし½カップ**を和えて器に盛り、**しょうゆ大さじ1**、**オリーブ油小さじ2**を混ぜ合わせたタレをかける。

この時季の食薬

大根

「気」を巡らせて「心」を安定させ、消化を助けてくれるので、おなかがすっきりします。胃痛などには、生の大根おろしを。ただし、体を冷やす性質なので、温める性質のあるまぐろなどと一緒に食べて。

まぐろ

「肝」に働きかけて「血」と「気」の不足を補い、不安定な精神を落ち着かせる作用があるといわれます。また、血行をよくして体を温める性質があり、大根など体を冷やす食薬の作用を和らげます。

おすすめしない食事

胃腸の調子が悪いときは、アルコール、コーヒー、チョコレート、脂っこいもの、刺激物は避けて。

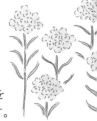

菜虫化蝶《なむしちょうとなる》

3/16
↓
3/20頃

大根やかぶの葉を食べていた「菜虫」、つまり青虫が、さなぎを経て蝶となる頃。ひらひらと舞うその姿に、春を実感できます。

無理せず気持ちにゆとりを持つ

蝶のように軽やかな気持ちでいたいものですね。ところが、**ちょっとしたことで不安を感じたりイライラしたりするかも**。この時季は、天候に加え、生活環境にも大きな変化が生じがちです。そのため、「肝」に負担がかかりやすいので、こうした不調が現れるのは自然なこと。できなかったことを悔やんだりせず、ゆったり構えてみましょう。

また、「肝」は目とつながっていると考えられていて、目が疲れると肝機能も低下してしまいます。逆にいえば、目をいたわることが「肝」のケアにもつながるということ。この時季は特に、目の健康も気にかけましょう。

おすすめレシピ

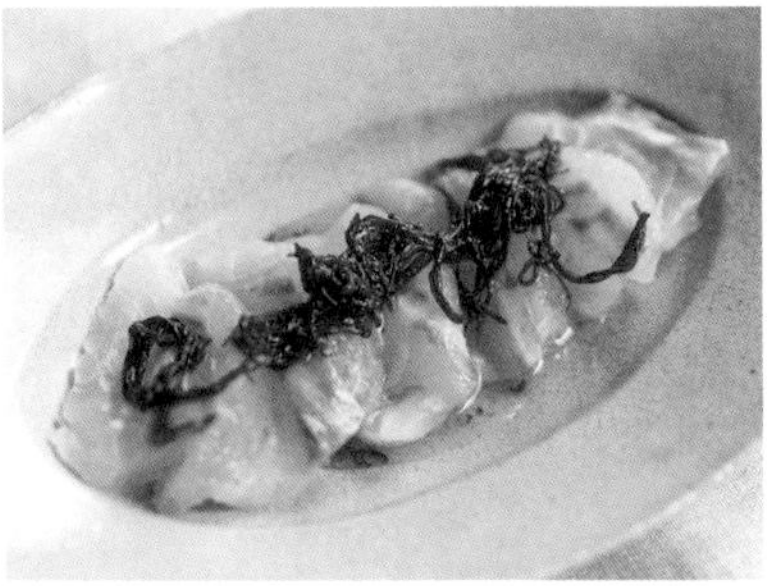

カルパッチョ

柑橘と酢でさっぱりさわやか

グレープフルーツ1個の薄皮をむき、薄皮に残った実は搾る。**白身魚の刺身80g**と果肉を器に盛り、果汁、**もずく酢1パック**、**オリーブ油大さじ2**、**塩・こしょう各少々**を混ぜたタレをかける。

この時季の食薬

もずく

「肝」に働きかけて体の余分な熱を冷まし、イライラ、耳鳴り、めまい、目の充血などを緩和。水分代謝の低下で起こるむくみ、膨満感、体の重だるさにも効能があり、腸を潤す作用で便秘解消にも有効とされます。

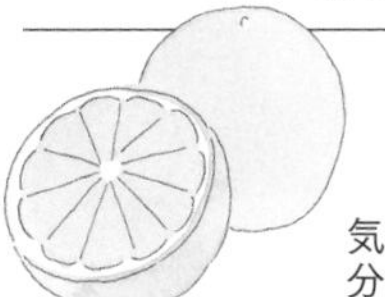

グレープフルーツ

気分を明るくする作用が。果肉を食べるのはもちろん、皮の香りを嗅ぐだけでもOK。また、ストレスや紫外線などによる活性酸素の増加を抑制するので、アンチエイジング効果も。

おすすめアクション

長時間パソコンに向かう場合は、きちんと休憩を。その際は、目に温湿布をするようにしましょう。

雀始巣《すずめはじめてすくう》

越冬したすずめが、繁殖のため巣作りを始める頃。
「雀の子」は春の季語の一つとして知られています。

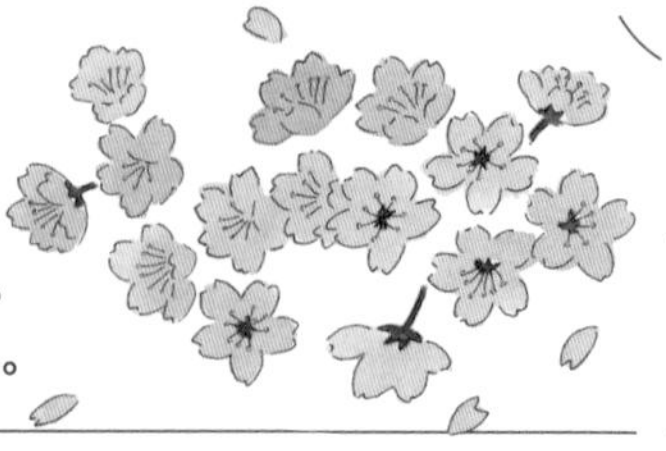

3/21 ↓ 3/25頃

腸内環境と「肝」に目を向ける

暖かくなってくると、気分も上がってきそうですよね。ところが、なかなかそうはいかないことも…。**心に元気がない一因は、腸内環境にあるかもしれません。**腸での消化に負担となる脂肪分や老廃物は、肝臓に送られます。食生活や腸内環境が悪いと、肝臓に負担がかかることに。この時季、気温の上昇に伴い、体内で老廃物が増えてどんどん運ばれてくるので、肝臓はただでさえ忙しい状態になります。「肝」には感情をコントロールする役割もあるため、肝臓のオーバーワークが、心の不調のもとになるのです。エネルギーである「気」を食薬から取り込んで疲労を改善し、ストレスに負けない「肝」づくりを目指しましょう。

この時季の食薬

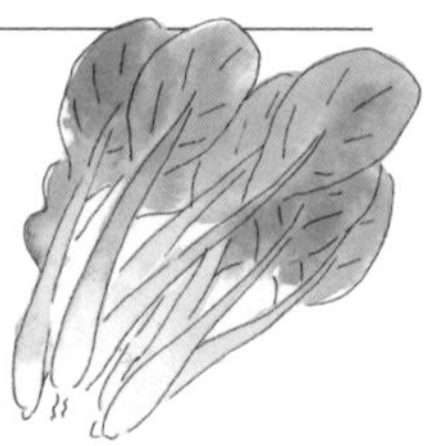

小松菜

体の中の余分な熱を取り、気持ちを鎮める作用があることから、イライラ、だるさ、のぼせなどを改善するといわれています。カルシウムが豊富なので、その吸収率を高めるには、うずらの卵などビタミンDを含む食材と一緒に食べて。

うずらの卵

「血」と「気」を補うので、やる気が出ない、集中できない、忘れっぽいといった不調に効能があるとされます。また、五臓のバランスをとってその働きを高めるので、慢性疲労の回復にも適しています。

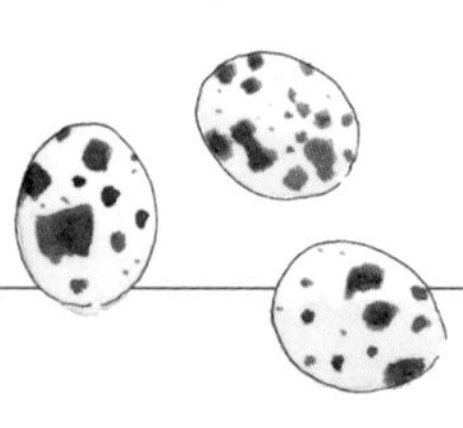

おすすめドリンク

甘酒で腸内環境を整えましょう。米麹が原料でノンアルコールのものは栄養バランスにすぐれ、疲労回復にも役立ちます。また、消化がよくて効率的にエネルギーに変わるので、朝食時にもぴったりです。

この時季のおすすめレシピ

小松菜とうずらの卵のチャンプルー

カルシウムをしっかりとって
精神を安定させて

材料　2人分

小松菜…1束
うずらの卵(水煮)…6個
しょうゆ…小さじ1
かつお節…1パック(2g〜)
サラダ油…小さじ2

作り方

1 小松菜はざく切りにする。

2 フライパンにサラダ油を熱し、**1**をさっと炒める。うずらの卵を加えて炒め、しょうゆを加えてさらに炒め合わせる。

3 器に盛り、かつお節をかける。

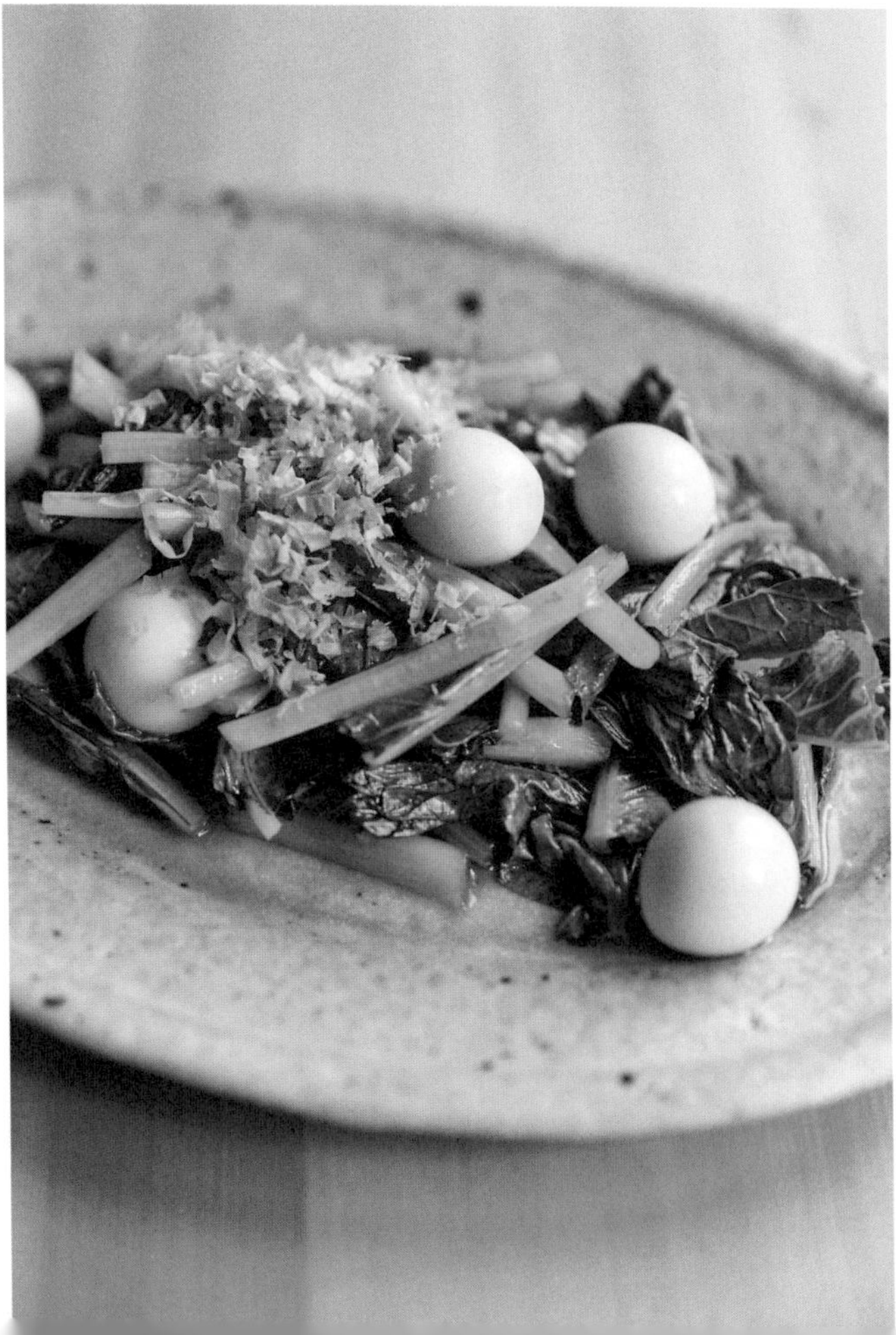

こんなレシピもおすすめ

菜飯

細かく刻んだ小松菜に、塩、ごま油をかけ、電子レンジで加熱する。うずらの卵、ごはんと混ぜ合わせる。

ピーナッツしょうゆ和え

ざく切りにした小松菜を電子レンジで加熱する。うずらの卵と合わせ、ピーナッツバター、しょうゆ、砂糖で和える。

ナムル

小松菜を切って電子レンジで加熱し、うずらの卵と合わせ、しょうゆ、おろしにんにく、白すりごま、ごま油で和える。

とろみスープ

鍋に水、ざく切りにした小松菜、うずらの卵、鶏がらスープの素、塩を入れて煮立て、水溶き片栗粉でとろみをつける。

桜始開

さくら
はじめてひらく

3/26
↓
3/30頃

桜の花が咲きはじめる頃。一面ピンク色の景色を楽しめる、待望のお花見シーズンに入ります。

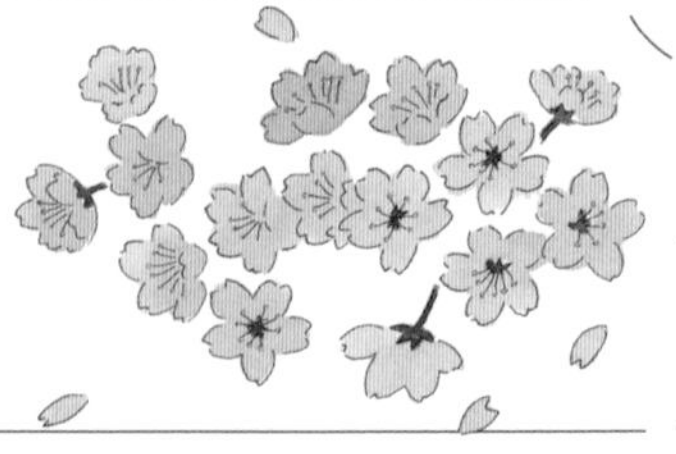

悪習慣を断ち切り「肝」を元気に

桜の開花のニュースにはウキウキしますね。でも、**心や体は不安定になりがちで、ほうっておくと自律神経が乱れた状態になりかねません。**これは、年度末の忙しさによる精神的なストレスのほか、睡眠不足、食べすぎ、栄養バランスの乱れといった悪習慣によって「肝」の機能が落ちてしまい、「気」と「血」の流れが滞るためです。

この状態を漢方では、体内で「気」が「鬱結《うっけつ》」しているといいます。食薬を取り入れるとともに、食べすぎ、夜更かしによる睡眠不足といった乱れた生活習慣を見直して、「気」と「血」がしっかり巡る体にしていきましょう。

おすすめレシピ

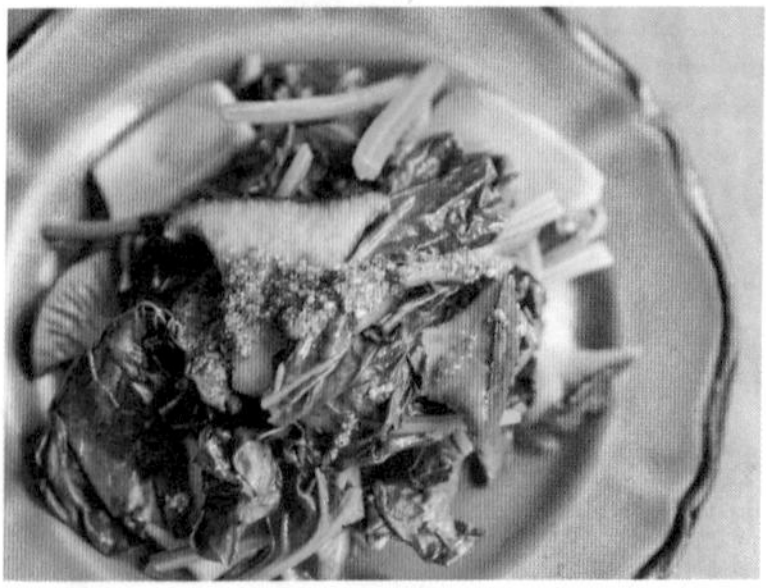

ごまドレホットサラダ

濃厚なごま風味のドレッシングで

ざく切りにした**ほうれん草1束分**、薄切りにした**エリンギ1パック分**を**サラダ油小さじ2**で炒める。**白すりごま大さじ1、しょうゆ小さじ2、ごま油・酢各小さじ1**を混ぜたドレッシングをかける。

この時季の食薬

エリンギ

体の中に潤いをつくり出す働きを助け、余分な熱を冷ます作用があります。のぼせ、寝つきの悪さ、落ち着きのなさといった症状に働きかけます。

ほうれん草

「血」の不足を補い、体を潤す働きがあります。栄養素としては、たんぱく質や神経伝達物質などの合成に関わるビタミンの一種である葉酸が豊富。葉酸を投与することでうつ病が改善したとの報告も。

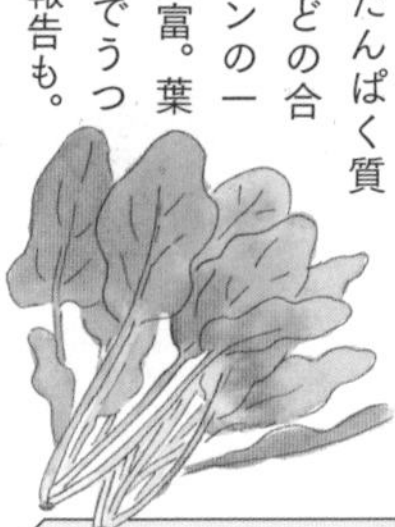

おすすめしない食事

パンやめんなどを食べすぎると、血糖値が急上昇・急降下し、イライラや不安感などの不調を招きがちに。

3/31 ↓ 4/4 頃

雷乃発声

かみなりすなわちこえをはっす

遠くのほうで雷が鳴ることを指しています。
季節の変わり目ということで、大気が不安定になりやすい時季です。

ミネラルを補給してストレスを跳ね返す

体に悪いところは特にないはずなのに、なかなか元気が出ないことが増えるかも。原因の一つとしては、西洋医学でいう「副腎疲労」の可能性があります。副腎は、ストレスホルモンを分泌し、ストレスに対する耐久力を高める働きをしていますが、ストレスが慢性化すると、副腎が疲れてしまって十分な量のストレスホルモンを分泌することができません。これでは、体はストレスの影響をそのまま受けてしまい、あちこちに不調が出はじめます。副腎の回復のためには、ミネラル類が豊富な食薬をしっかり取り入れましょう。

おすすめレシピ

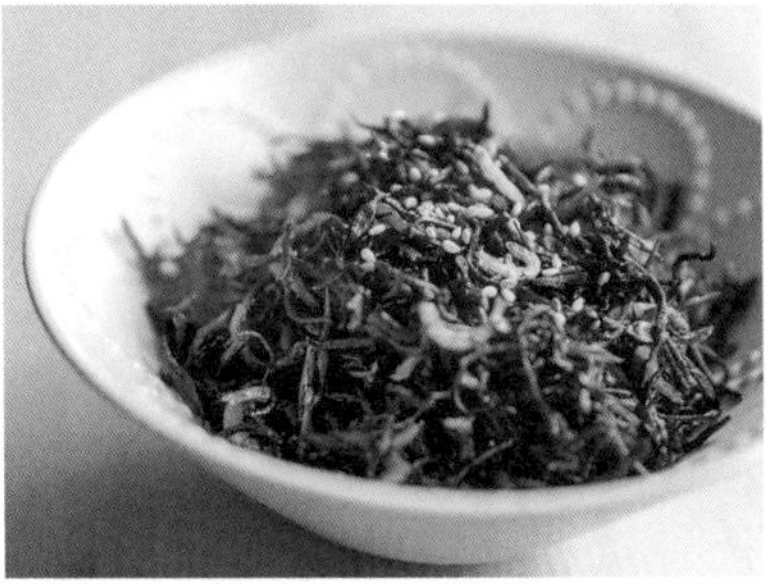

じゃこひじき煮

ミネラルたっぷりの常備菜

乾燥ひじき20gを洗い、水けをきる。**じゃこ大さじ3、しょうゆ・みりん各大さじ1、水1カップ**とともに鍋に入れ、ふたをして沸騰させ、弱火で10分ほど煮る。器に盛り、**白炒りごま適量**をふる。

この時季の食薬

ちりめんじゃこ

体を温めて胃腸の働きを高めます。エネルギー不足を補い、疲労を回復する作用も。いわしの稚魚なので魚を丸ごと食べられ、カルシウムをたっぷり摂取できます。カルシウムの吸収を高めるビタミンDも含有。

ひじき

「血」を補い、心の働きをよくするとされます。ミネラル、ビタミン、食物繊維などの栄養が豊富で、乾物なら常温で長期保存できる優れものです。

おすすめアクション
イライラしたら、酸味の強いものを口にして。精神をコントロールし、ストレスを発散できます。

玄鳥至《つばめきたる》

4/5→4/9頃

東南アジアで冬を越した「玄鳥」、つまり、つばめが、暖かくなった日本に飛来する頃です。

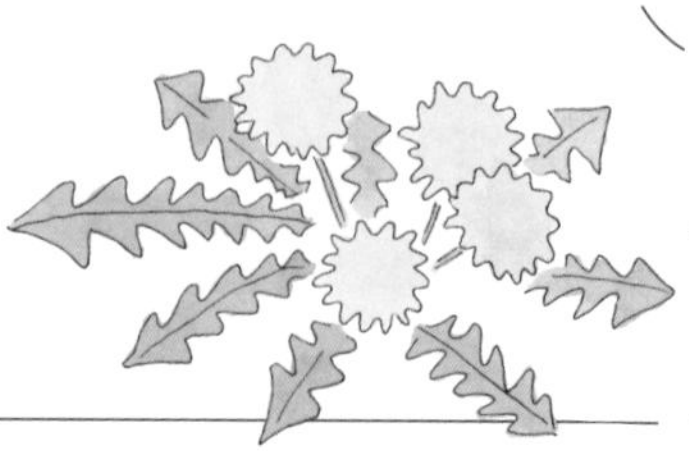

自律神経を整える

新生活が始まり、ワクワクすることが増えるはず。それなのに一方で、**手足の冷え、倦怠感、胃腸の不快感、不眠、イライラなど、さまざまな不調が出てくるかも。**生活環境の大きな変化や、急激な気温差などに体が順応できないと、自律神経に変調をきたしやすくなるのです。自律神経には、緊張時や興奮時に優位になる交感神経と、睡眠時やリラックス時に優位になる副交感神経があります。これらが、シーソーのようにバランスをとりながら適切に働けるのが理想。春にのびのびと生長する植物と同じく、「肝」も穏やかに働くことができるように過ごすことが、春の大切な養生です。

この時季の食薬

にんじん

「肝」の働きを高めるので、自律神経を整えるのに有効とされます。「血」を補い、消化吸収を高めるので便秘や下痢の改善にもよく、また、乾燥した肌や目を潤す作用もあるといわれています。

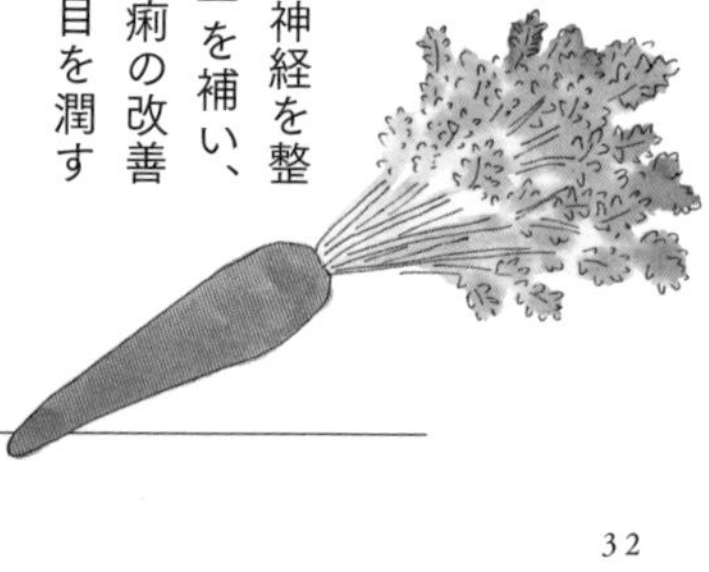

えのきだけ

豊富な不溶性食物繊維が、腸の働きを促して便秘を改善するほか、むくみや体の重だるさ、肌荒れの改善にも効果が期待できます。体内で神経伝達物質として働くGABAも含まれるので、不調を緩和します。

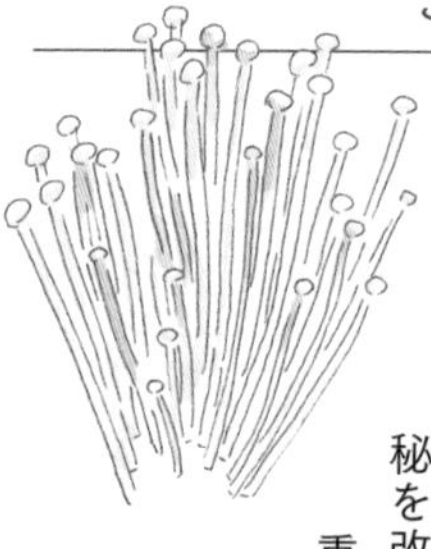

おすすめアクション

夜はなるべく早め、できれば12時くらいまでに寝るようにしましょう。そうすれば、「肝」を休めさせて、体内でスムーズに「血」をつくることができます。この時季、大量に消耗しがちな「血」を不足させないために、大切なことです。

この時季のおすすめレシピ

にんじんとえのきのしりしり

自律神経の乱れによる不調を改善。豚肉入りで満足感高め

材料　2人分

にんじん…1本
えのきだけ（小）…1パック
豚ばら肉…100g
溶き卵…1個分
塩…小さじ½
こしょう…少々

作り方

1 にんじんはピーラーで薄切りにする。えのきはほぐす。

2 豚肉は食べやすい大きさに切る。

3 フライパンを熱し、**2**を入れて塩、こしょうをふり、色が変わるまで炒める。**1**を加えて火を通し、卵を加えてさっと炒め合わせる。

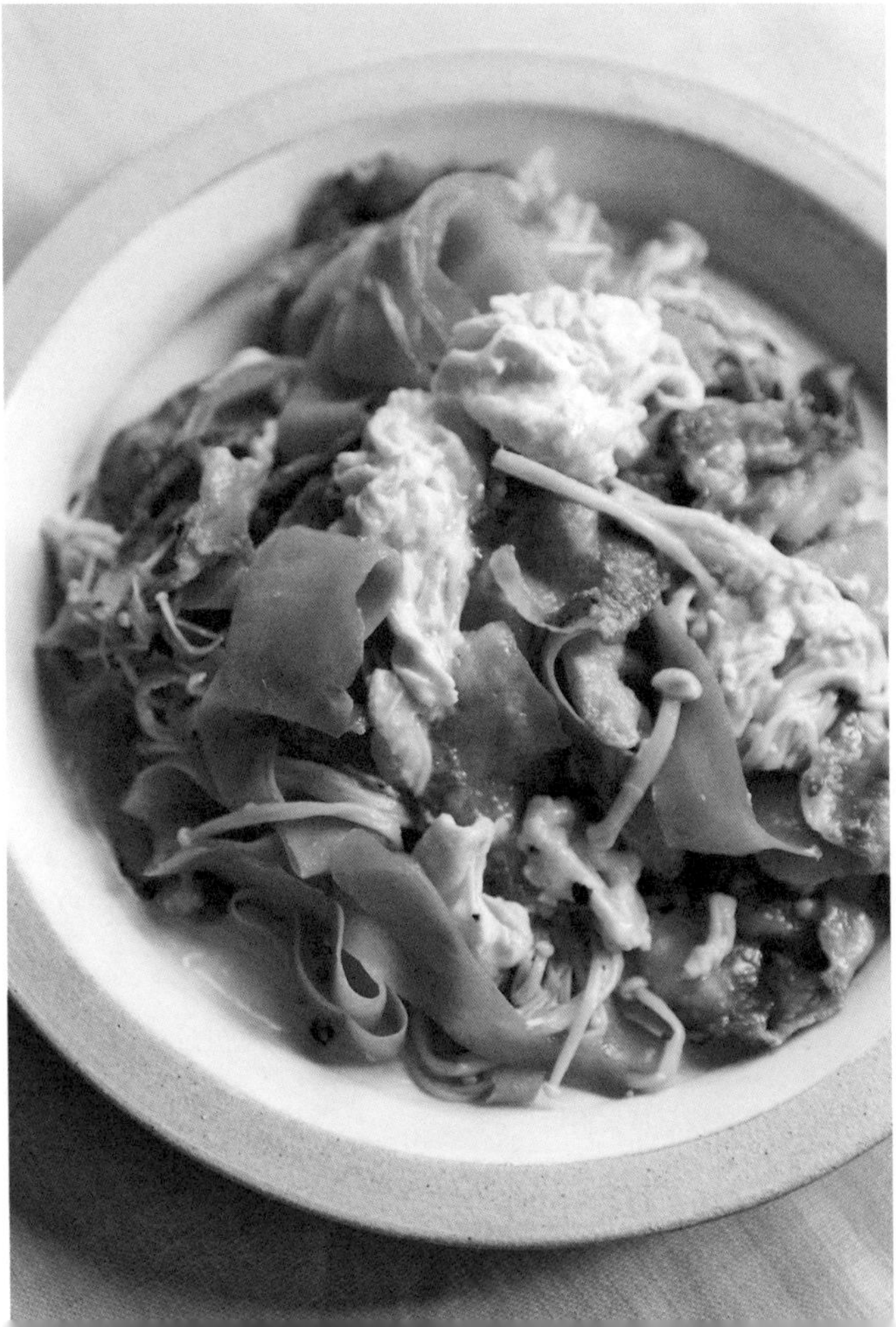

こんなレシピもおすすめ

プルコギ風炒め
にんじん、えのきをごま油で炒める。しょうゆ、砂糖、おろしにんにくを絡めた牛肉を加えて炒め、白炒りごまをふる。

ガレット
せん切りにしたにんじん、ほぐしたえのき、片栗粉、塩、こしょうを混ぜ、ヘラで押し固めながら、バターで焼く。

梅ポン酢サラダ
せん切りにしたにんじん、ほぐしたえのきを電子レンジで加熱する。梅肉、オリーブ油、ポン酢しょうゆで和える。

すりながし
鍋に水、おろしたにんじん、ほぐしたえのき、鶏がらスープの素、塩を入れてさっと煮、水溶き片栗粉を加える。

鴻雁北《こうがんかえる》

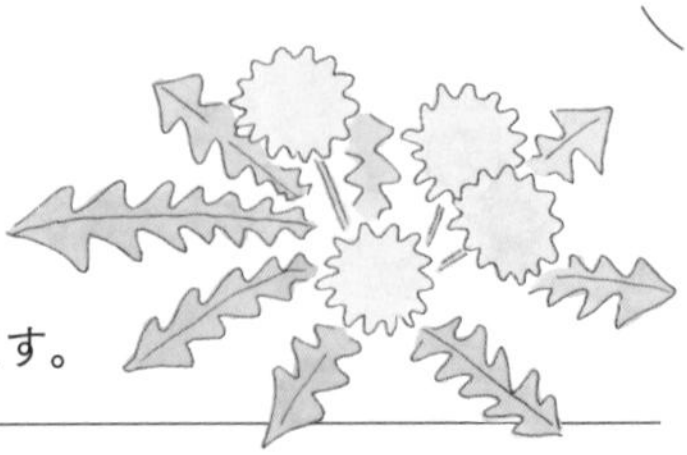

4/10→4/14頃

「玄鳥至」のつばめとは反対に、日本で越冬した鳥のがんが北国へ帰る頃。隊列を組み、飛び去ります。

「肝」による不調をセロトニンで解決

よく眠れなかったり、不安を感じやすくなったりするかも。それは、この時季に「肝」の働きが過剰になりがちだからです。「肝」は、怒りを制御しストレスを受け止める役目を担い、精神面や情緒と関係します。また、必要な「血」や「気」を消耗し、交感神経と副交感神経のバランスが崩れやすくなることも一因。そこで、セロトニンに注目。これは、感情や精神面、睡眠などに深く関係する脳内の神経伝達物質です。脳は緊張やストレスを感じると、自律神経のバランスを整えようとセロトニンを分泌しますが、それが不足している場合、睡眠障害や精神的な不調などに陥りやすくなります。食薬で、セロトニンの材料を補いましょう。

おすすめレシピ

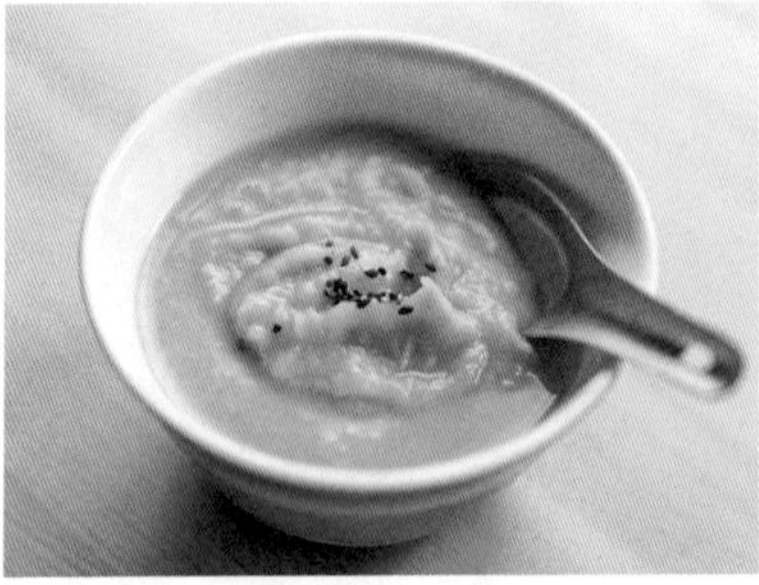

焼きいものお汁粉

「幸せホルモン」分泌に役立つおやつ

鍋に**水1カップ**、皮をむいた**焼きいも250g**、**砂糖大さじ3**、**塩少々**を入れ、いもをしっかりつぶしながら加熱する。器に盛り、**黒炒りごま適量**をふる。

この時季の食薬

さつまいも

「気」を補って胃腸を活発にし、精神的に弱ったときの気疲れを改善するとされます。また、豊富な食物繊維や、便をやわらかくする成分により、便秘解消の効果も期待できます。

黒ごま

セロトニンの材料のトリプトファンが豊富。さつまいもなど、ビタミンB_6を含む食薬と組み合わせると、効率よくセロトニンが合成されます。滋養強壮効果もあり、六腑の「腸」を潤す作用で便秘の改善にもよいとされます。

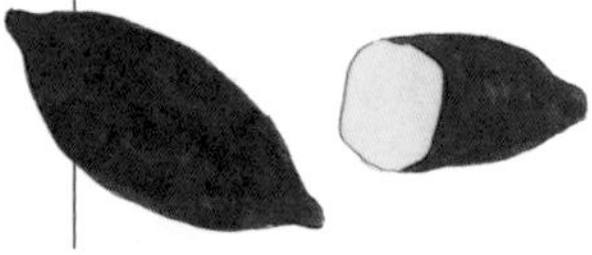

おすすめアクション

早起きで五行の木の性質のように春の「気」（エネルギー）をのびのびさせ、心と体のバランスを整えて。

4/15 ↓ 4/19 頃

虹始見

にじはじめてあらわる

空気が潤い、雨上がりに虹が多く見られるように。
この時季の虹は、夏と比べると淡く見えます。

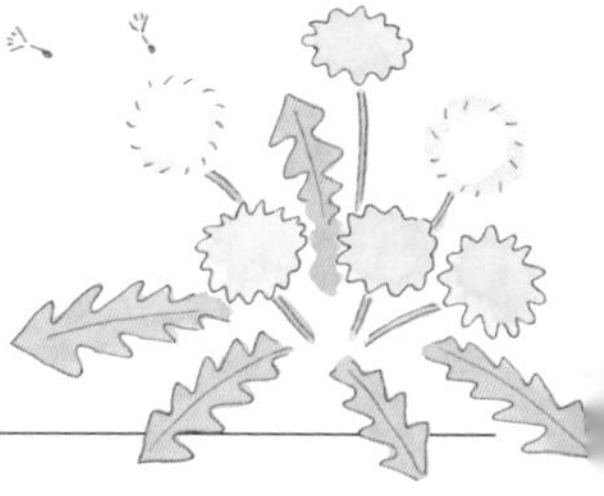

「胆」をいたわり働きを高める

心機一転、新しいことにチャレンジしたくなる時季です。ただし、六腑の「胆」がうまく働いていないと、**気後れしてしまったり、新たな一歩を踏み出せなかったりするかもしれません。それに、体のだるさ、イライラ、便秘または軟便などの不調も出てきそうです。**

これらは、六腑の「胆」がうまく働いていないことによるものと考えられます。「胆」は決断力を司り、また、食物の消化吸収と老廃物の排出に関わるのですが、春に乱れやすい「肝」と表裏一体の関係にあるため、その影響が及んでしまうのです。「肝」に「血」を補って滋養し、機能を改善することで、「胆」の働きも底上げしましょう。

おすすめレシピ

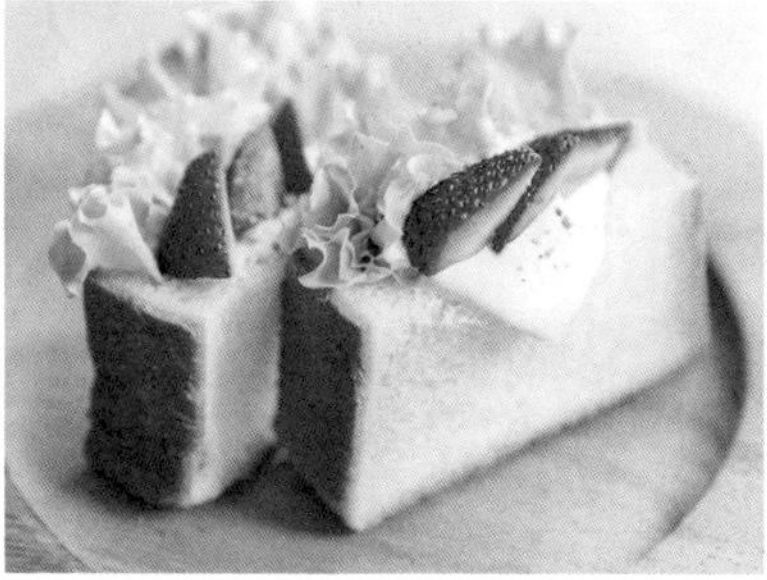

いちごレタスサンド

余分な熱を冷まし、胃腸を元気に

クリームチーズ80g、**牛乳小さじ1**、**塩・こしょう各少々**を電子レンジで30秒加熱して混ぜ、フィリングを作る。半分に切って切り込みを入れた**食パン2枚分**に、**リーフレタス適量**、フィリング、4等分に切った**いちご6粒分**を挟む。

この時季の食薬

レタス

体の熱を冷まし、イライラを鎮めるとされます。ただし冷やしすぎないよう、こしょうなど温める性質の食薬と組み合わせて。「血」や「水」の巡りをよくし、胃腸の調子も整えるのにも効果的です。

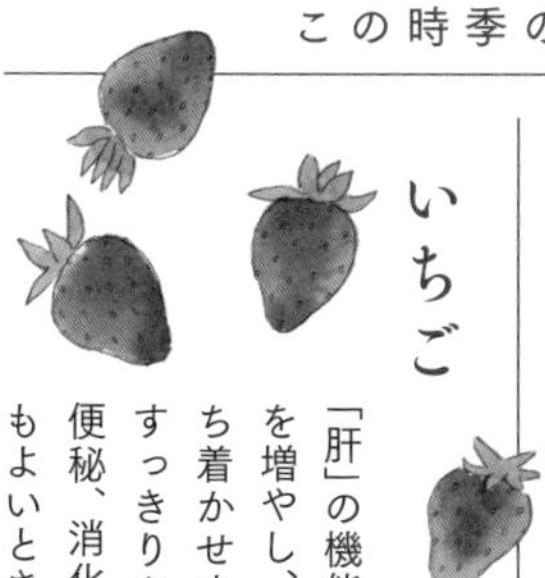

いちご

「肝」の機能を活性化して「血」を増やし、不安定な「心」を落ち着かせます。また、「胃」をすっきりさせ、慢性の下痢や便秘、消化不良を改善するにもよいとされます。

おすすめアクション

首の付け根あたりの出っ張った骨とそのすぐ下の骨あたりのツボ「大椎《だいつい》」を温めて、ストレス解消。

葭始生 あしはじめてしょうず

水辺に生える葭が芽を出しはじめるという意味。
春の長雨を経て、さまざまな植物が成長します。

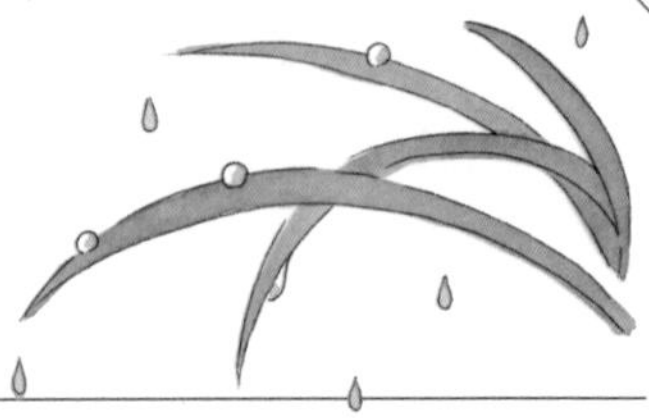

4/20 ↓ 4/24頃

入浴やツボ押しでリラックス

肌のシミやくすみが気になってきたり、胃の調子がイマイチで食欲不振になったりしていませんか？ こうした不調の一因は、血流の悪化にあります。古い血が体内にたまってしまっては、全身に栄養が巡りにくく、代謝が低下します。この時季、忙しいからといって入浴をシャワーでさっと済ませてしまうのはNGです。「血」の巡りをスムーズにすることが大事なので、湯船にぬるめのお湯を張り、ゆっくり浸かってしっかり温まりましょう。その際は、リラックス効果を高めるためにも、ツボ押しや軽いマッサージを取り入れることをおすすめします。そして、「血」を増やして巡らせる食薬もきちんと取り入れていく必要があります。

この時季の食薬

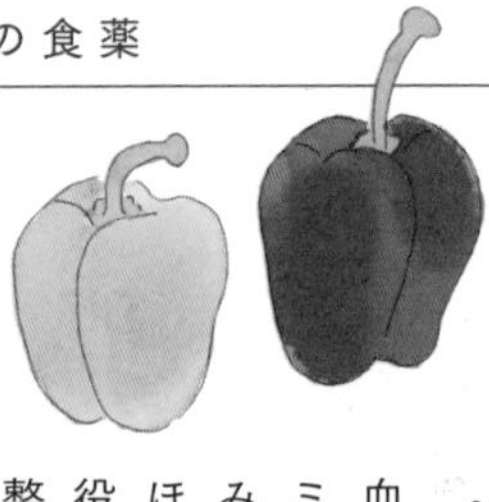

パプリカ

血流をよくする作用や豊富なビタミンCの働きにより、シミやくすみへの効果が期待できます。そのほか、疲労回復や粘膜の保護にも役立ち、精神安定や、胃腸の調子を整えるのにもよいとされます。

パセリ

「血」を補い、血行を促進させます。辛味成分には、体内で滞ったものを巡らせる発散作用も。また、体を温めることから、胃もたれや食欲不振の改善にも効果があるとされています。

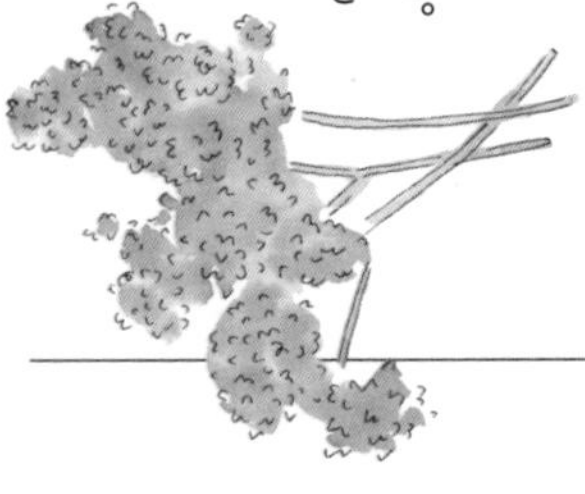

おすすめアクション

両手の人さし指から小指までの、それぞれの股部分にある「指《し》間穴《かんけつ》」のツボを、両手をぎゅっと組むことで刺激してみて。精神安定のほか、手そのものの疲れを癒やす効果もあります。痛みを我慢してまで強く押したり、呼吸を止めたりしないこと。

この時季のおすすめレシピ

パプリカのひき肉甘酢あん

材料　2人分

パプリカ（赤・黄）…各½個
パセリ…1枝
豚ひき肉…150g
A
トマトケチャップ…大さじ3
しょうゆ…小さじ2
砂糖…大さじ1
酢…大さじ1
片栗粉…小さじ1
ごま油…小さじ2

作り方

1 パプリカは乱切りにし、パセリは葉先をちぎる。

2 フライパンにごま油を熱し、ひき肉をざっくり崩しながら色が変わるまで炒め、**1**を加えて炒め合わせる。

3 **A**を混ぜ合わせて**2**に加え、とろみがつくまで炒める。

きれいな「血」を巡らせて肌や胃腸をいきいきとさせる

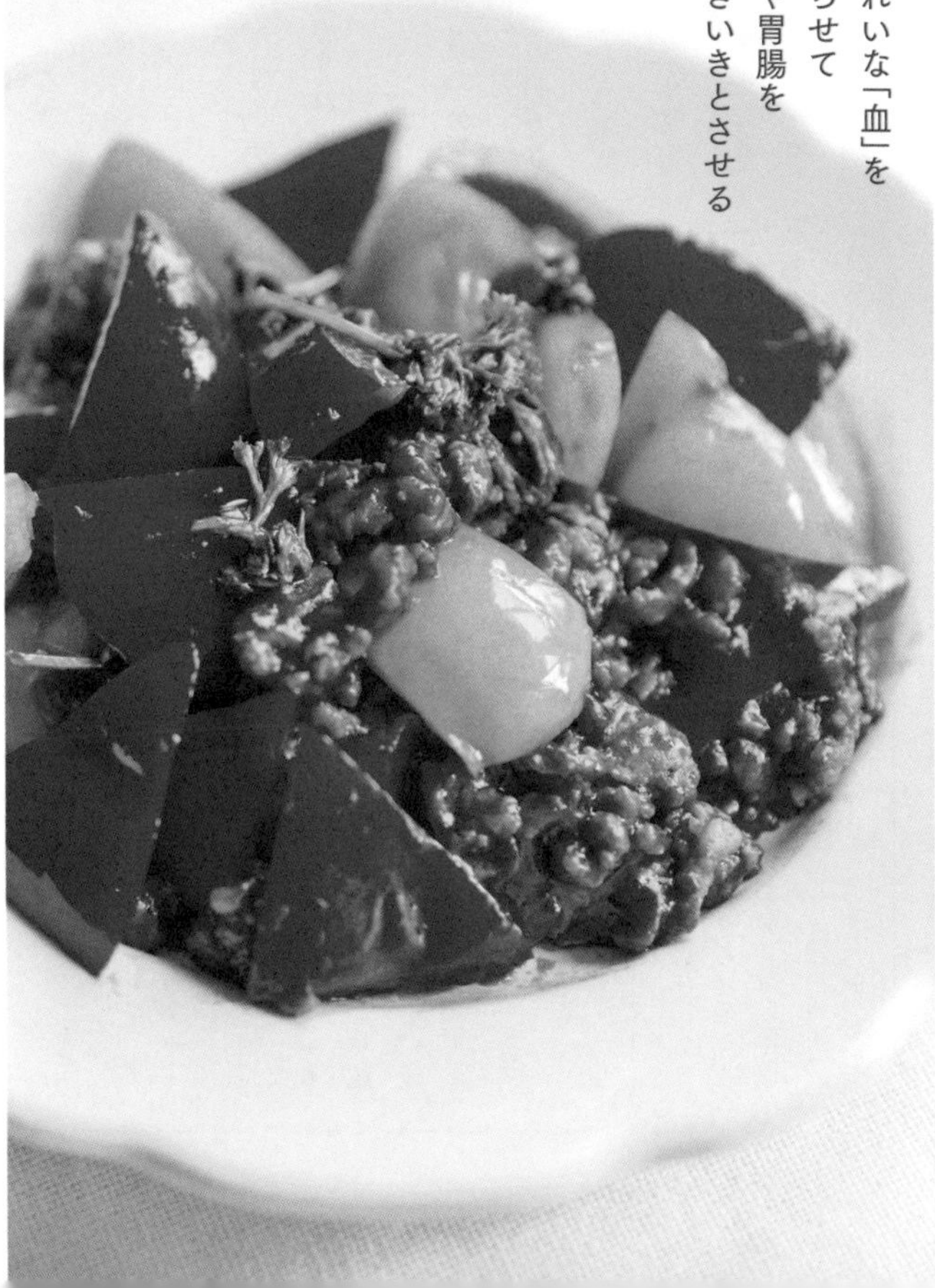

こんなレシピもおすすめ

パプリカカップのチーズ焼き
ツナ、塩、こしょう、パセリを混ぜ合わせ、半分に切ったパプリカに詰める。ピザ用チーズをのせ、ふたをして焼く。

タブーリ
角切りにしたパプリカ、ゆでた押し麦、みじん切りにしたパセリを合わせ、オリーブ油、酢、塩、こしょうで和える。

和風サラダ
薄切りにしたパプリカ、ちぎったパセリを合わせ、かつお節、しょうゆ、オリーブ油で和える。

温かいヨーグルトスープ
同量のヨーグルトと水に、パプリカ、パセリ、ベーコン、顆粒コンソメ、塩、こしょうを加え、電子レンジで温める。

霜止出苗《しもやみてなえいずる》

4/25 → 4/29頃

霜が降りることがなくなって、稲の苗がすくすく育ちはじめる頃。田植えの準備が始まります。

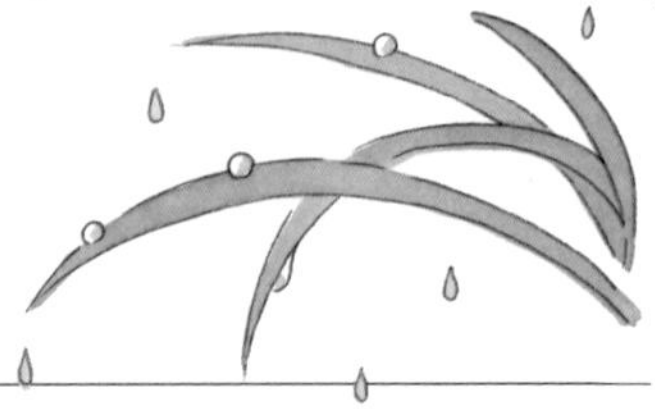

ゆったりした運動やティータイムを

「新たな仕事や勉強を頑張りたい！」と意気込む人も多いでしょう。そんな気持ちとは裏腹に、**肩こりや体の冷えで困ることになるかも。**スマホやパソコンで目を酷使することや、長時間にわたるデスクワークなど、血行を悪化させる行動には要注意です。

春はただでさえ血流が滞りやすいので、不規則な生活や運動不足が重なれば、症状はさらに悪化します。ちょっとした時間にできるストレッチや、外出のついでの散歩など、無理なくゆったり体を動かすことを心がけてみて。また、「血」の巡りをよくするハーブドリンクを味方にしましょう。加えて、十分に睡眠をとること、体が冷えないようにすることも、血行促進のために大切です。

この時季の食薬

納豆

体を温めて血流をよくするので、血行不良による肩こりや冷えのほか、目の下のクマ、シミなどの改善に効くとされます。ストレスや鬱々とした気分の解消にもよく、なんだか疲れが取れない、やる気が出ないといったときにも◎。

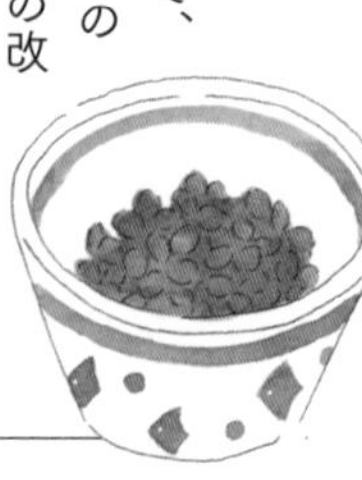

三つ葉

「気」と「血」の巡りをよくすることから、肩こり改善、安眠、食欲回復などによいとされます。また、さわやかな香りで、ため息の出てしまう気分や、のどのつまり感、イライラを改善する効果も期待できます。

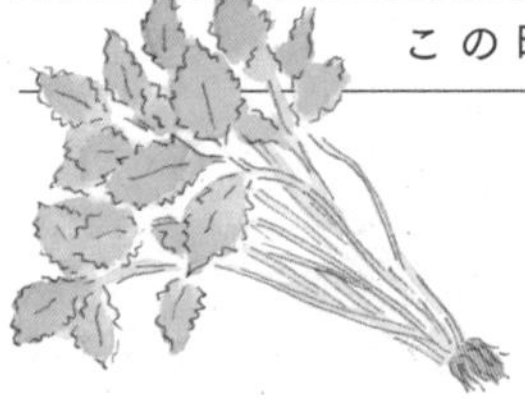

おすすめドリンク

血流改善によいとされる月桂樹（ローリエ）やハイビスカスで簡単ハーブドリンクを。熱湯１５０㎖に月桂樹の葉1枚を入れて2分おいたものや、水５００㎖にハイビスカスのティーバッグ1個を入れて15分おいたもので、ティータイムを楽しんで。

この時季のおすすめレシピ

納豆とまぐろ、三つ葉のなめろう

体を温め、心身の不調を改善してくれるおつまみ。お酒はほろ酔い程度に飲むなら◎

材料 2人分

納豆…1パック
納豆のタレ…1パック分
三つ葉…⅓束
まぐろ(ねぎとろ用)…60g
A
みそ…小さじ1
砂糖…小さじ½
ごま油…小さじ½

作り方

1 三つ葉はざく切りにする。
2 ボウルに納豆、タレ、まぐろ、1、Aを入れて混ぜ合わせる。

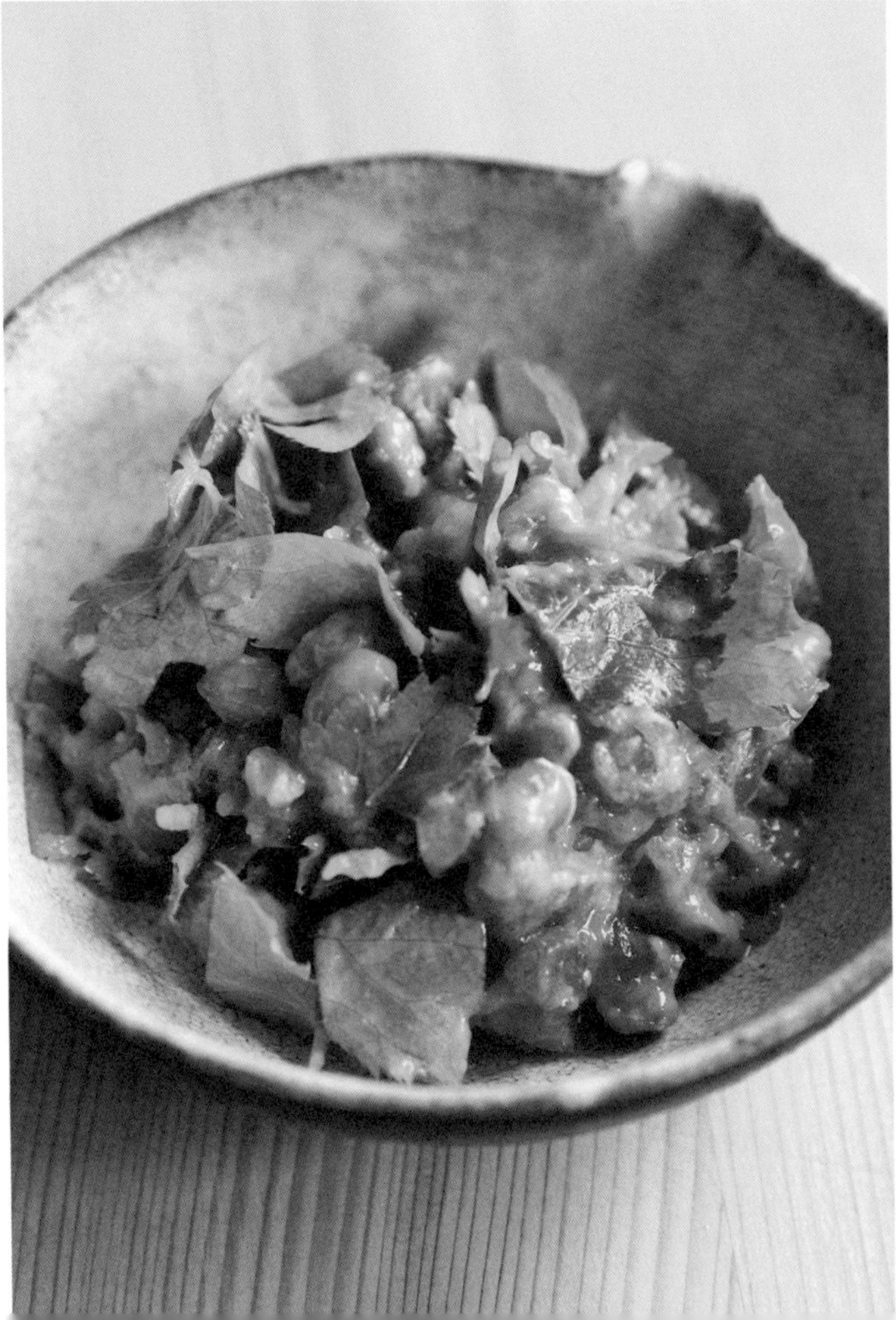

こんなレシピもおすすめ

オムレツ
三つ葉、納豆をバターで炒める。卵、納豆のタレ、塩を混ぜ合わせて流し入れ、大きく混ぜながら焼いて形を整える。

ふわふわそば
そば、熱いめんつゆを器に入れる。納豆と卵をふわっとするまで混ぜてそばにかけ、三つ葉、わさびをのせる。

ベーコンドレッシング
ベーコン、納豆をごま油で炒める。しょうゆ、酢を加えて混ぜ、三つ葉にかける。お好みで練り辛子を加えても。

みそ汁
かつお節、みそ、白すりごま、三つ葉、納豆を器に入れる。少量の湯でみそを溶いてから、1杯分の湯を加える。

牡丹華《ぼたんはなさく》

牡丹は、春の終わりから夏の初めにかけて花をつけます。そんな時季の訪れを指しています。

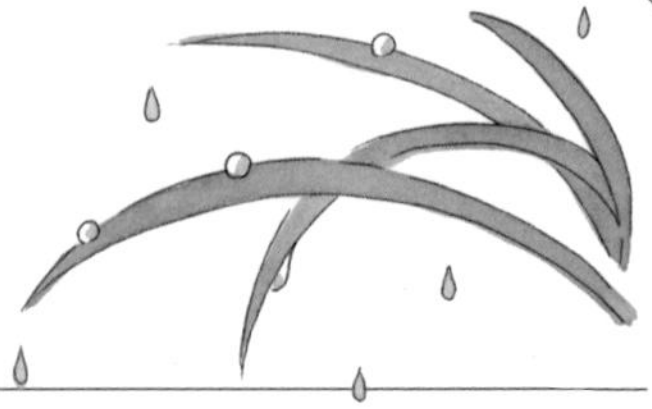

4/30
↓
5/4 頃

ゆとりを持って生活する

パッと目を引く牡丹の花のように、明るさを忘れずにいたいものですよね。それなのに、**ずっとイライラして落ち着きがなかったかと思えば、そこからどんどん落ち込んでいき、マイナスなことばかり考えるようになりそう。**これは、ストレスによるイライラが「気」の流れを止めて血流にも悪影響を及ぼし、ストレスをコントロールする「肝」に「血」が回らなくなることが原因と考えられます。「血」の巡りをよくするには、十分な睡眠が必須。漢方では、午前1~3時に眠っていれば全身の「血」が「肝」に集まり解毒され、きれいになって全身を巡るといいます（P.118参照）。また、何事も「ゆっくり」を意識して行動するのも、対処法の一つです。

この時季の食薬

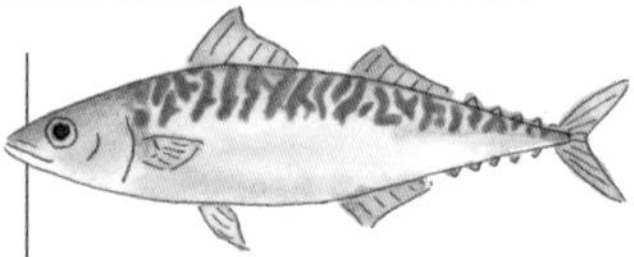

さば

体を温め、「気」と「血」を補って巡りをよくすることから、滅入る気分を改善するとされています。また、青魚特有の成分であるDHAやEPAに、血液をサラサラにする効果があります。

クレソン

「血」を巡らせ「肝」の機能を回復させることから、そわそわして落ち着かない、なかなか寝つけない、手足がほてるといった症状の改善が期待できます。また、辛味成分は、血行を促進させます。

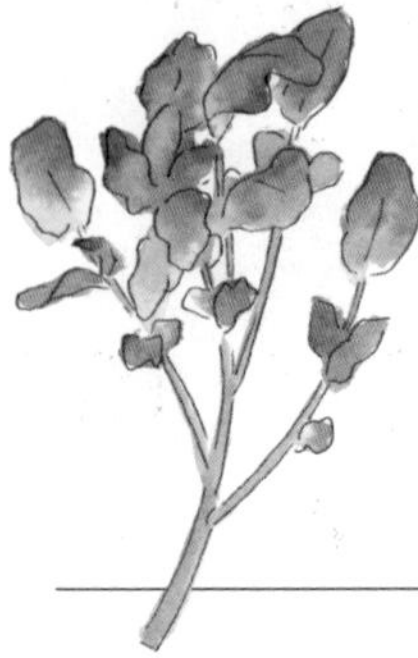

おすすめアクション

何をするにも、ゆっくりとした行動を心がけてみて。ゆっくりごはんを食べ、ゆっくりしゃべってみましょう。会話するときは、勢い任せに話すのをやめ、聞き役に回って相槌を打つ程度にしてみるのもおすすめです。

この時季のおすすめレシピ

さば缶とクレソンの和風カレー

材料　2人分

さば水煮缶…1缶
クレソン…1束
長ねぎ…½本
カレー粉…大さじ2
A めんつゆ（3倍濃縮）…大さじ2
　水…1カップ
サラダ油…小さじ2
ごはん…2膳分

作り方

1 さば缶は身と汁に分ける。クレソンは半分に切り、長ねぎは斜め切りにする。

2 フライパンにサラダ油を熱し、さばの身と長ねぎを炒め、カレー粉を加えてさらに炒める。**A**、**1**の缶汁を加えて中火で2分ほど煮、クレソンを加えてさっと煮る。

3 器にごはんを盛り、**2**をかける。

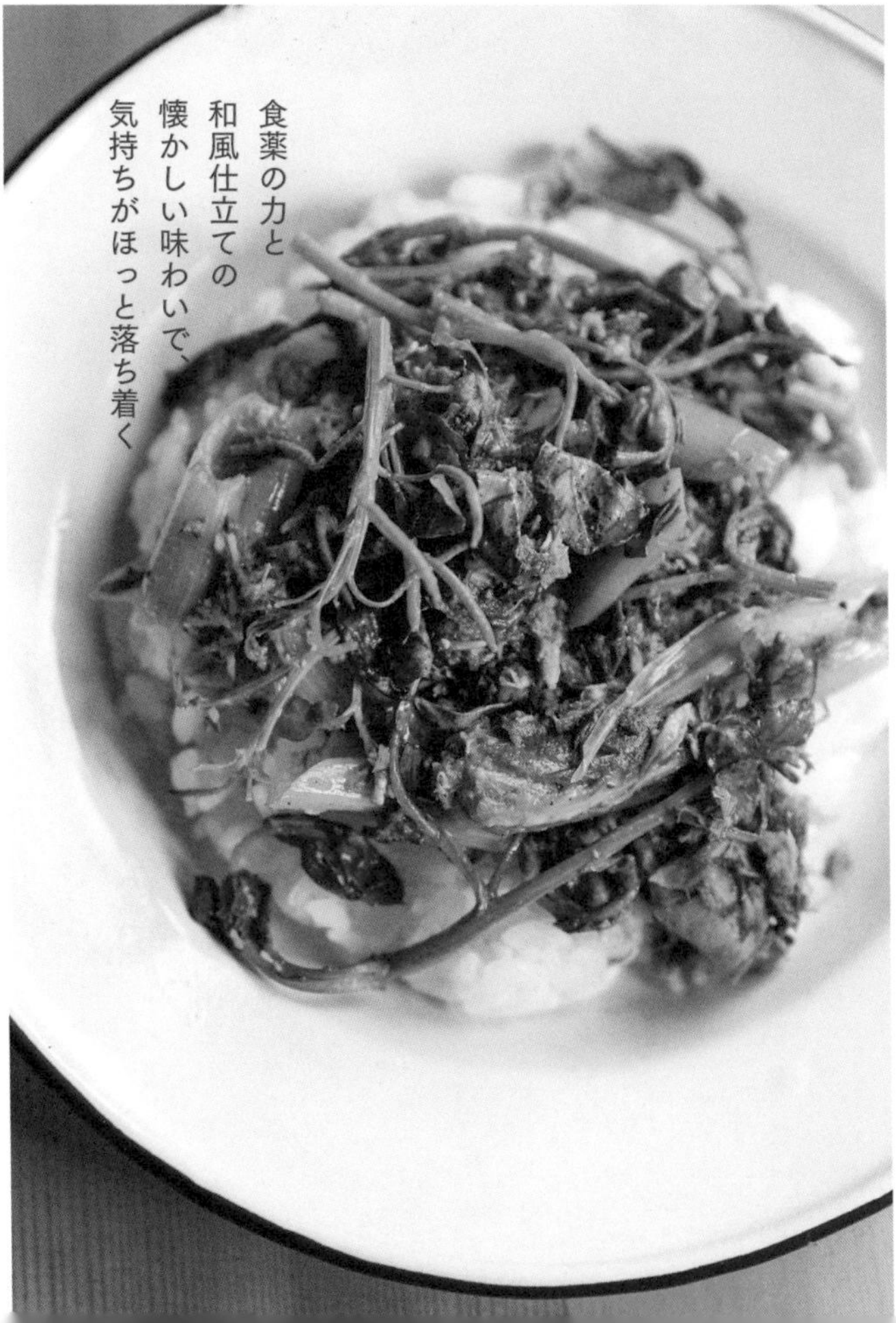

食薬の力と和風仕立ての懐かしい味わいで、気持ちがほっと落ち着く

こんなレシピもおすすめ

ピリ辛煮
塩さばをサラダ油で焼く。コチュジャン、しょうゆ、砂糖、白炒りごまを加えて煮絡め、クレソンのざく切りをのせる。

いなり焼き
半分に切った油揚げに、汁けをきったさば缶、クレソン、みそ、チーズを詰める。油はひかず、ふたをして焼く。

ポン酢がけ
汁けをきったさば缶に、刻んだクレソンをのせ、ポン酢しょうゆ、オリーブ油をかける。

しょうがスープ
鍋に水、さば缶（汁ごと）、塩、おろししょうがを入れ、火にかけて温め、刻んだクレソンを加える。

コラム

薬膳の基本 1

薬膳の考え方のおおもとになるのが、この世の事象を理解する考え方として昔から中国で用いられてきた「陰陽説」と「五行説」です。その基本に触れておきましょう。

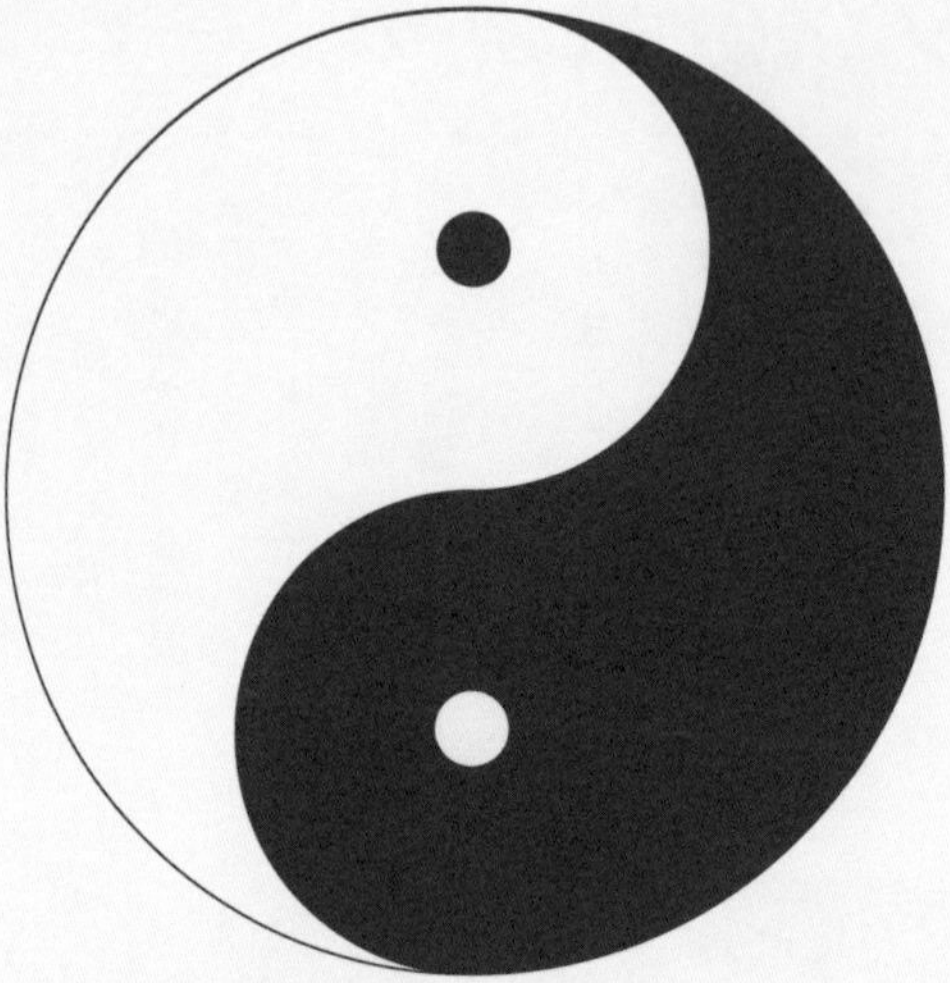

◆陰《いん》陽《よう》説《せつ》◆

陰	月	女	暗	静	血	消極	裏	寒
陽	日	男	明	動	気	積極	表	熱

万物は「陰」と「陽」の二つのエネルギーで構成されている

この世のすべてのものは「陰」と「陽」という二つのエネルギーで構成されているとする考えが、薬膳の基本になっています。陰陽は、どちらか一方だけでは存在できません。例えば、昼があれば夜があるというように、反対の性質のものと対になっています。特に薬膳で大切にされているのが、心身の陰陽のバランスです。バランスが保たれていれば健康ですが、季節の移り変わりなど、さまざまな影響によって体内の陰陽のバランスは変化していきます。そうしてバランスが崩れてしまうと、心身に不調が現れると考えられています。薬膳は、食薬の力によって、このバランスをできるだけ整えていこうとするものです。

五行説《ごぎょうせつ》

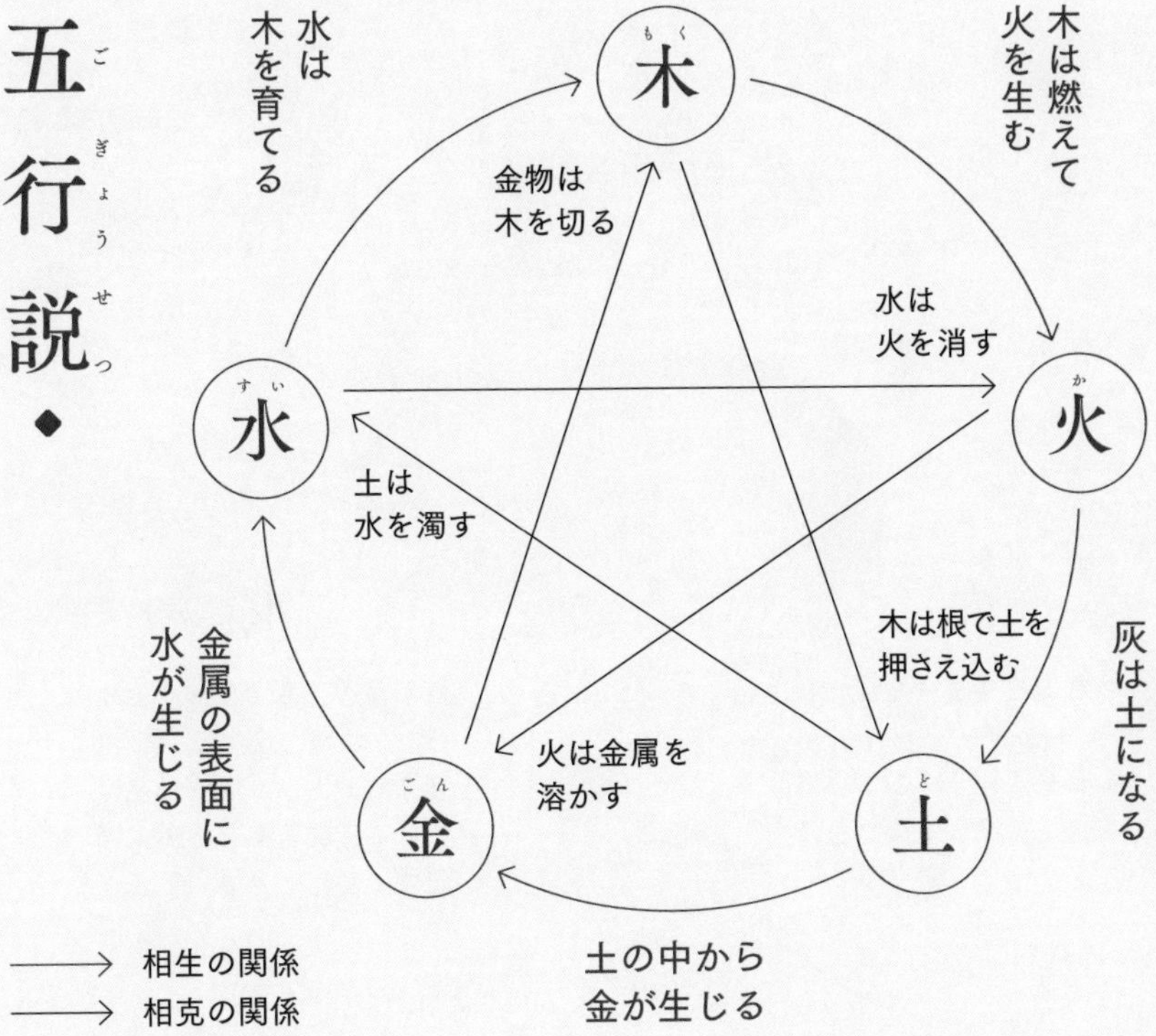
木《もく》
火《か》
土《ど》
金《ごん》
水《すい》
木は燃えて火を生む
火が燃えて灰は土になる
土の中から金が生じる
金属の表面に水が生じる
水は木を育てる
金物は木を切る
水は火を消す
木は根で土を押さえ込む
火は金属を溶かす
土は水を濁す
相生の関係
相克の関係

五元素が相互に影響を及ぼしながらバランスをとる

陰陽と並んで、薬膳の基本となっているのが「五行」の考え方です。これは、この世界の物質はすべて、その特性から「木」「火」「土」「金」「水」の五種類に分けられて、それらが相互に影響を及ぼし合いながらバランスをとっている、というものです。その関係性を示したものが、上の図です。例えば火が燃えて灰は土になる、というように、ものの影響によって何かが生じる「相生《そうしょう》」の働きと、水は火を消す、というように、何かを抑え込む「相克《そうこく》」の働きの二つがあります。人間の体にある「五臓」（P.80参照）も、それぞれ異なる性質を持ち、自然の影響を受けながら五行に従って変化していると考えられています。

気《き》・血《けつ》・水《すい》

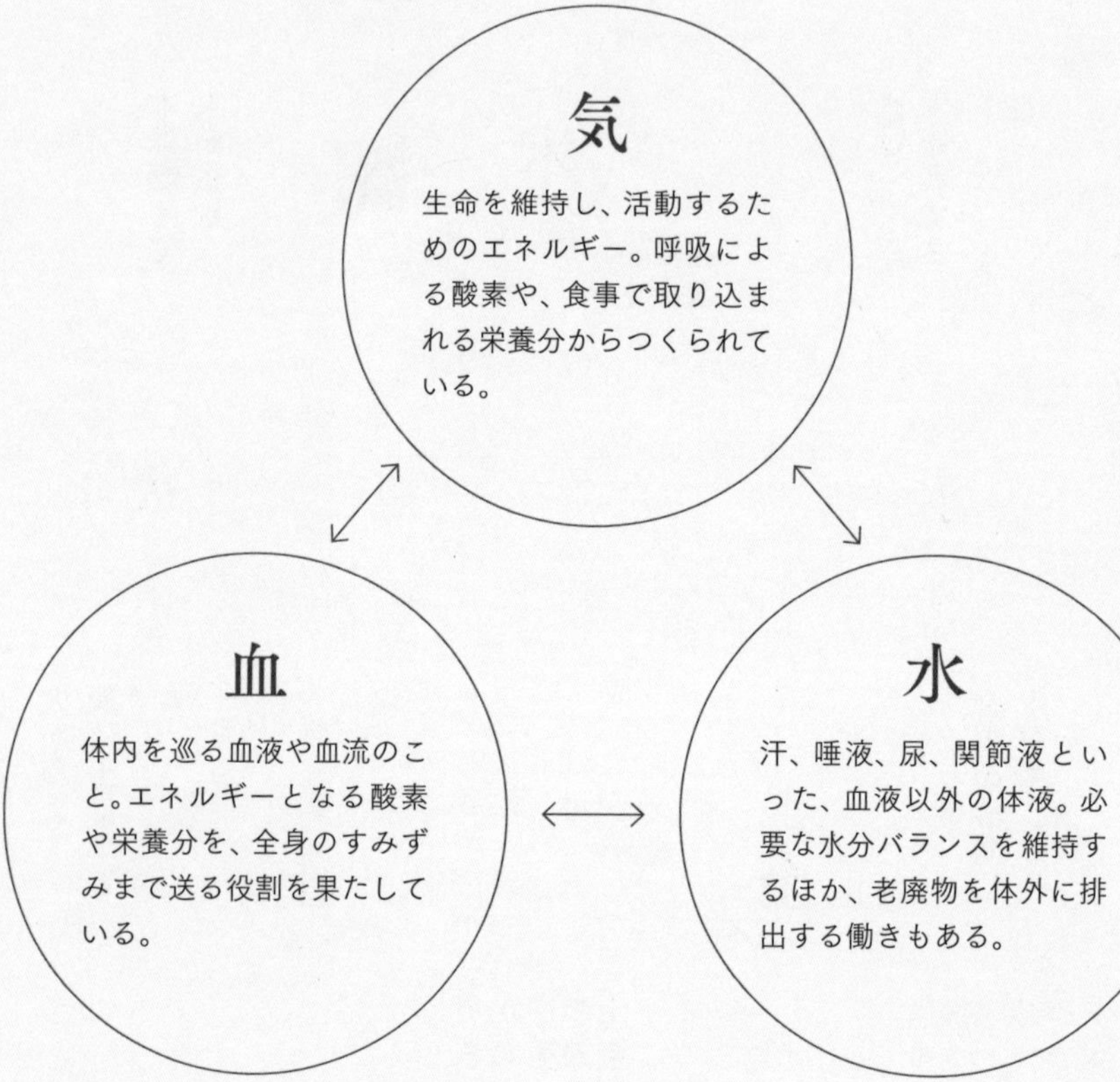
気
生命を維持し、活動するためのエネルギー。呼吸による酸素や、食事で取り込まれる栄養分からつくられている。
血
体内を巡る血液や血流のこと。エネルギーとなる酸素や栄養分を、全身のすみずみまで送る役割を果たしている。
水
汗、唾液、尿、関節液といった、血液以外の体液。必要な水分バランスを維持するほか、老廃物を体外に排出する働きもある。

人間の生命活動を支える三つの柱

人間の生命活動を支える大切な要素が「気」「血」「水」の三つです。「気」とは、空気や食物から体内に取り込まれる生命エネルギーのこと。体の機能を調整する役割を持っています。「血」は血液や血流のこと。これにより、酸素や栄養分が全身の細胞に運ばれます。「水」は津液《しんえき》ともいい、血液以外のすべての体液を指します。体内の水分バランスを保ち、また、老廃物を体外に排出する役割を担っています。「気」「血」「水」がバランスをとり合いながらうまく巡ることで、健康は保たれているのです。これらのバランスが崩れたり、巡りが悪くなったりすると、不調や病気が起こってくると考えられています。

Part 2

夏

SUMMER

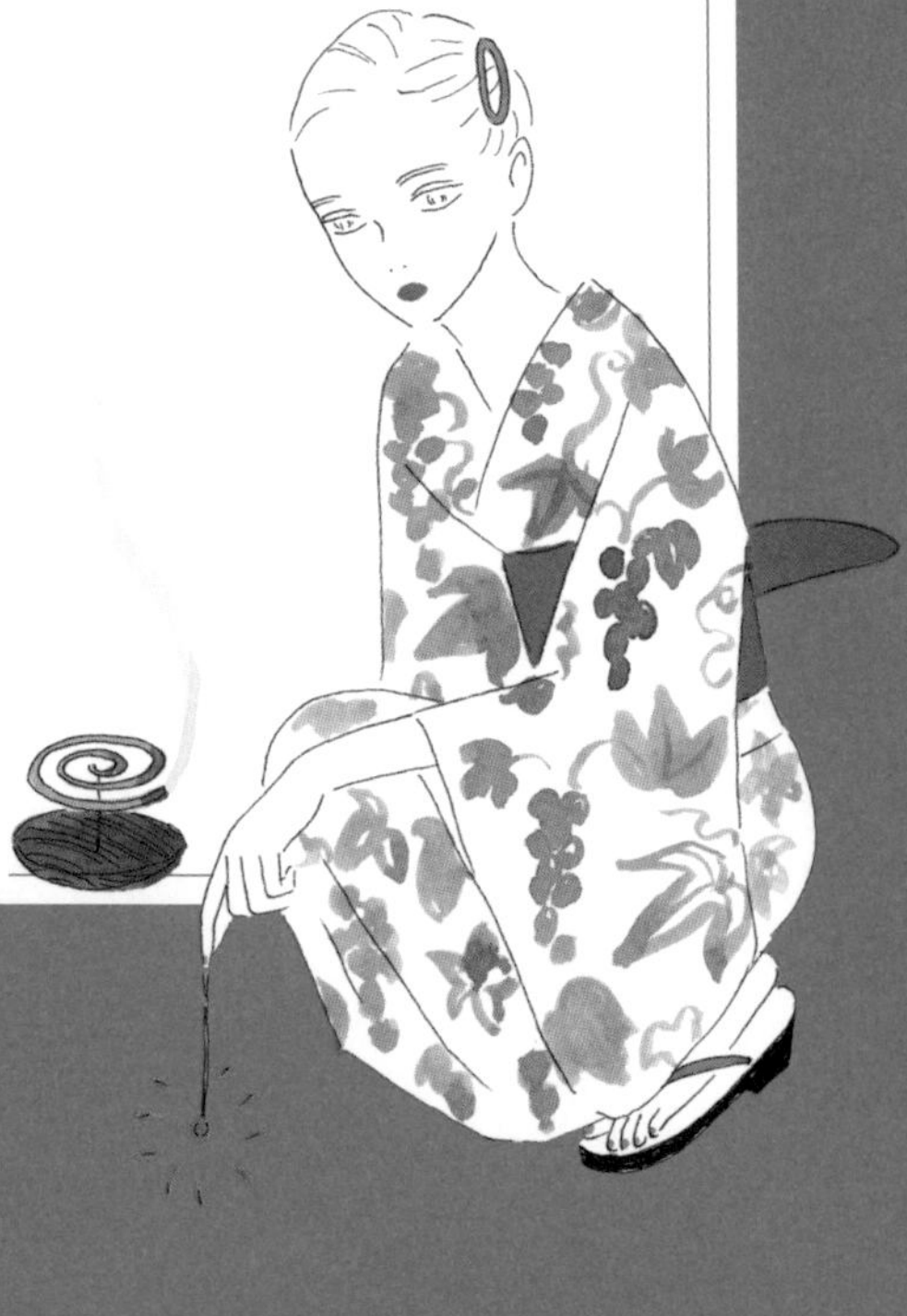

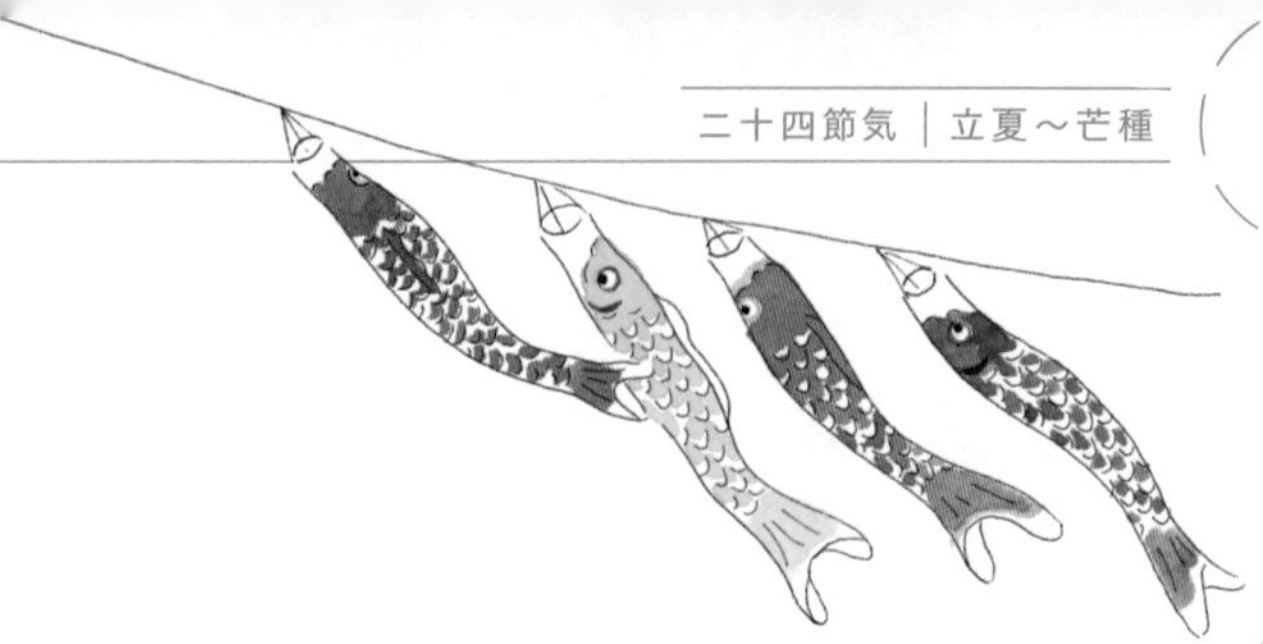

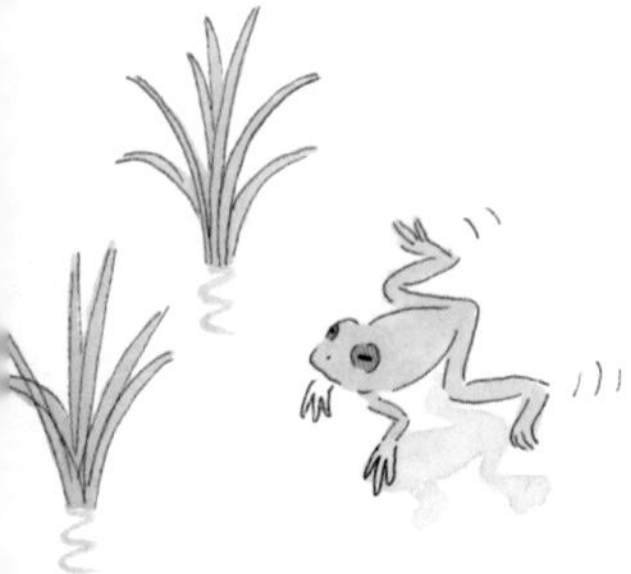

疲れを持ち越さない

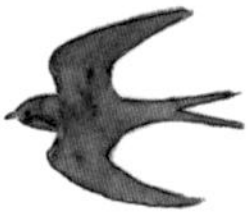

5/5頃

立夏《りっか》

5/5↓5/10頃 蛙始鳴 P.50-51

5/11↓5/15頃 蚯蚓出 P.52-53

5/16↓5/20頃 竹笋生 P.54-55

暦の上では、草木が茂り、すべての命が「陽」のエネルギーに満ちる、夏の到来。ただし日常生活では、精神と生活スタイルのバランスが崩れやすい時季です。新しい環境で張り詰めていた気持ちがゆるみ、不摂生しやすいほか、連休を経て余計に疲れることも。休み明けは、会社や学校のことが億劫になったり、不調を感じたり……。五月病の状態にならないよう、体と心をしっかり休めて、食薬で栄養補給しましょう。

5/21頃

小満《しょうまん》

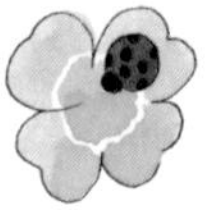

5/21↓5/25頃 蚕起食桑 P.56-57

5/26↓5/30頃 紅花栄 P.58

5/31↓6/4頃 麦秋至 P.59

芒種《ぼうしゅ》

6/5頃

6/5→6/10頃 螳螂生 P.60-61

6/11→6/15頃 腐草為蛍 P.62

6/16→6/20頃 梅子黄 P.63

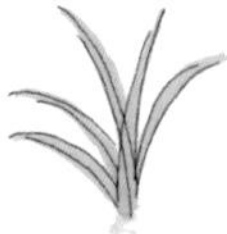

「水《すい》」の巡りをよくする

稲や麦などの種をまく時期。この頃から雨の日が増えはじめ、次第に梅雨に入ります。この時季はじっくり養生をすべきときです。ジメジメした暑さは「脾」に影響を及ぼし、体内に余分な水分がたまる「痰湿《たんしつ》」を生みます。すると、体がだるい、頭が重い、便がべとべとする、食欲が落ちるといった不調のほか、やる気が起きず落ち込むなど、心の不調も出現することに。できるだけ「水」を巡らせるよう、対策しましょう。

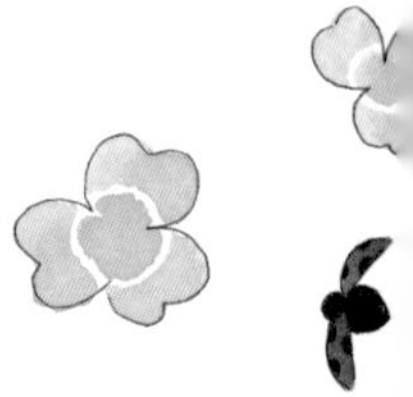

「心身《しんしん》一如《いちにょ》」を意識

地上にあるものすべてが、生命エネルギーで満たされる季節。体だけでなく、心にもエネルギーが必要です。心身一如とは、心と体が一つのものであるという意味。漢方では、心と体は互いに強く影響し合っていると考えます。忙しいと、体調が悪くても無理に体を動かしてしまい、心の疲れには目をつぶってしまいがちです。するとさらに体調も悪くなり……と、負のスパイラルに陥ることも。まずは、この時期に働きが弱まる胃腸をケアし、心もいたわりましょう。

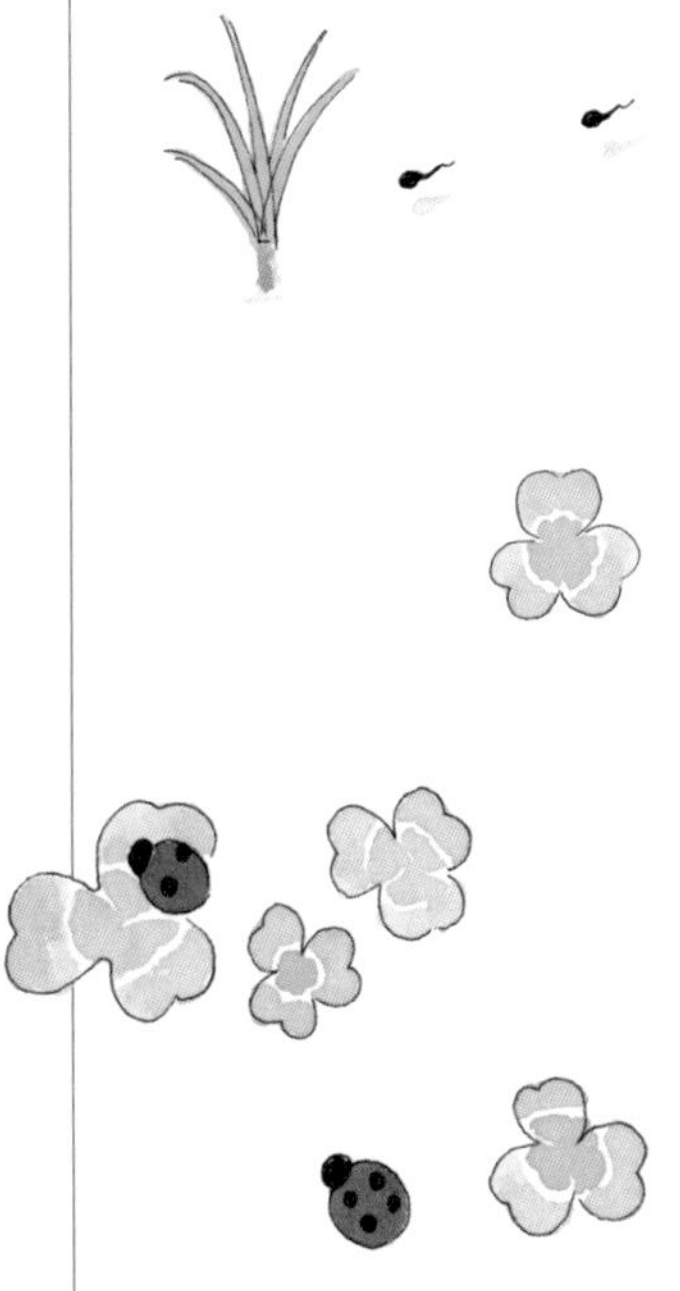

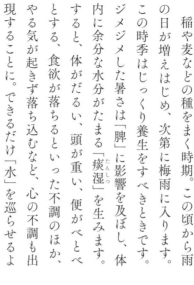

夏至《げし》

6/21頃

体内の水はけをよくする

一年で、最も日が長く夜が短い夏至。暑さはどんどん増す一方、日照時間は日ごとに短くなり、秋に向かっていきます。この時期は気温に加え湿度も高く、汗が蒸発しにくいことから、水分代謝が停滞気味。体に熱がこもり、内臓の炎症や機能低下を起こしやすくなります。冷房を使っていると汗をかくことが少なくなりますが、汗をかくことは、自然に熱を放出し、自律神経の働きを整える大切な仕組み。入浴で積極的に汗をかくのもよいでしょう。

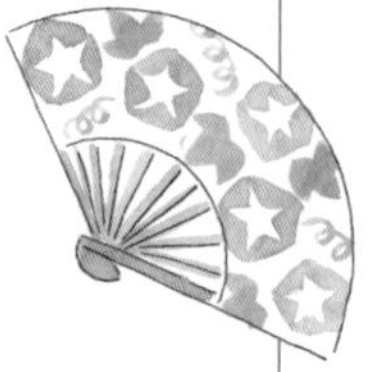

6/21→6/26頃
乃東枯
P.64-65

6/27→7/1頃
菖蒲華
P.66-67

7/2→7/6頃
半夏生
P.68-69

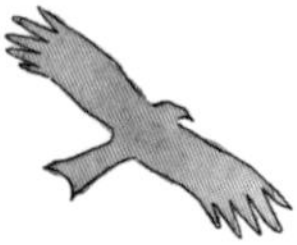

小暑《しょうしょ》

7/7頃

7/7→7/11頃
温風至
P.70-71

7/12→7/17頃
蓮始開
P.72-73

7/18→7/22頃
鷹乃学習
P.74

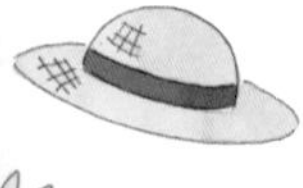

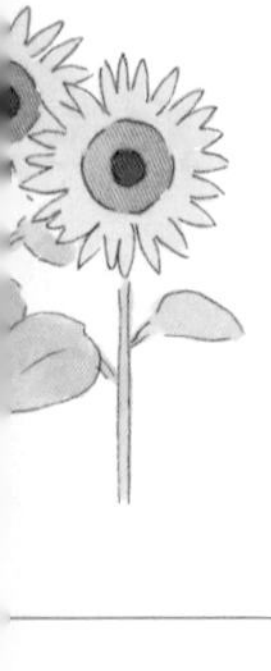

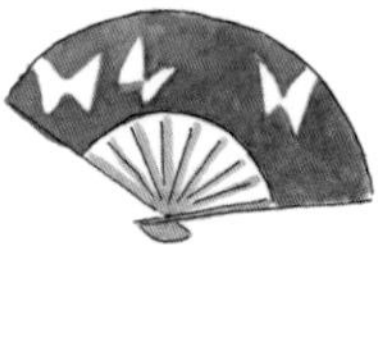

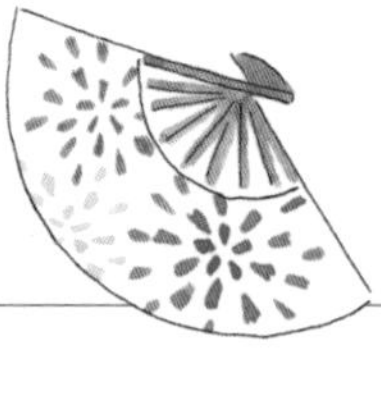

7/23頃 大暑《たいしょ》

7/23→7/27頃 桐始結花 P.75

7/28→8/1頃 土潤溽暑 P.76-77

8/2→8/6頃 大雨時行 P.78-79

「血《けつ》」を巡らせ ポジティブに

梅雨明けが近づき気温が上がってくるので、暑さに負けないよう気をつけたいところ。体に熱がこもると、潤いが不足しがちになるため、のどの渇き、肌の乾燥、寝汗やのぼせなどに悩まされることがあります。加えて、「血」が不足して体内に栄養が巡りにくくなることから、心も消極的になり、優柔不断になりがちです。また、汗をかくと「気」も一緒に失われるので、「血」を補って巡らせる作用のある食薬とともに、「気」を補う食薬もとりましょう。

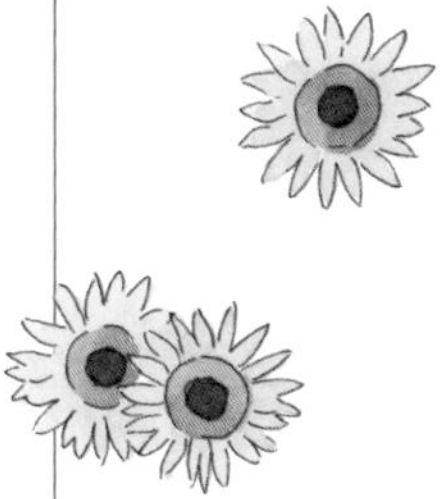

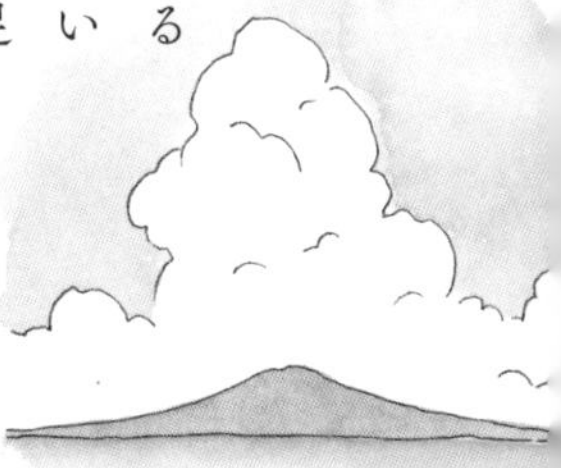

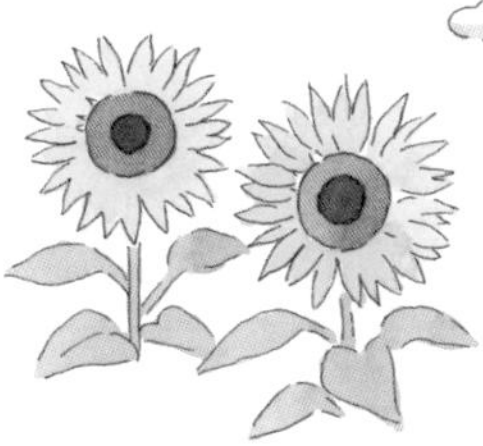

心身を守って 夏バテ防止

夏の「陽」の「気」が最も強くなり、万物のエネルギーが盛んに。一方で、気温と湿度はぐんぐん上がって、心と体に侵入する「邪《じゃ》」として悪影響を与えます。汗が発散しづらく、体に熱と湿気がこもりやすいため、そわそわする、寝つけない、やる気が出ないといった心の不調のほか、胃腸の働きの低下、エネルギーの循環や老廃物の排出作用の停滞も起こります。心と体のバランスをとる食薬を利用していきましょう。

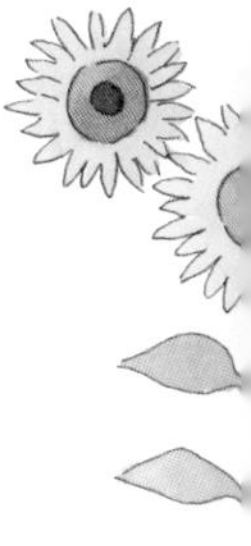

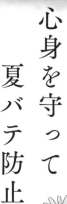

蛙始鳴《かわずはじめてなく》

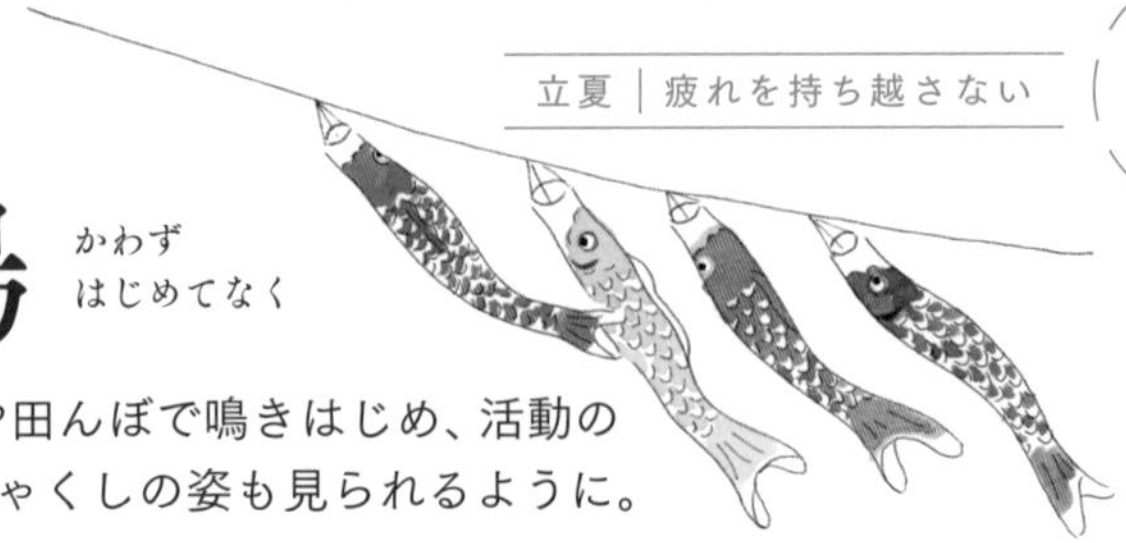

5/5 ↓ 5/10頃

春に目覚めたカエルが川や田んぼで鳴きはじめ、活動の再開を告げます。おたまじゃくしの姿も見られるように。

「気」を巡らせて晴れやかな気分に

空が青く晴れ渡ってさわやかな風が吹き、過ごしやすい時季。アクティブに過ごしたいものですが、ポジティブな気持ちにまかせて仕事に遊びにエネルギーを使ってしまい、疲れがたまっている人もいるのでは？ 漢方では、5月は陽気によって「風邪《ふうじゃ》」（動きが早く多様な変化のある性質で、病気の原因となるもの）の影響を受けやすく、風に揺られるように気持ちも揺れ動き、「肝」が乱れる季節と考えます。心も体もダメージを受けやすいので、明るい時間に活動し、暗くなったら休息するという、太陽に合わせた生活リズムを意識してみて。仕事や家庭、人間関係など、あれこれ気にかかっていることもいったん手放して、気持ちを休息させましょう。

この時季の食薬

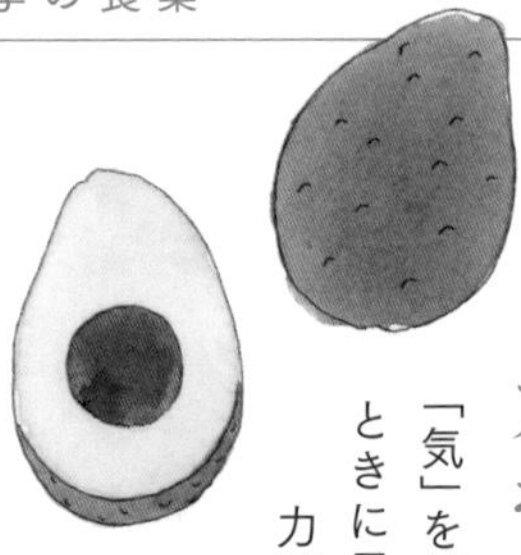

アボカド

「気」を補い、疲労がたまっているときに元気を取り戻すほか、免疫力アップにも役立つとされます。また、解毒を促進するとされるので、飲みすぎで肝臓が心配、という場合にもおすすめです。

レモン

頭が重い感じ、倦怠感、憂鬱感などの不調を引き起こす、体の余分な水分である「痰」を取り除くといわれます。また、よい香りで気分をすっきりさせます。

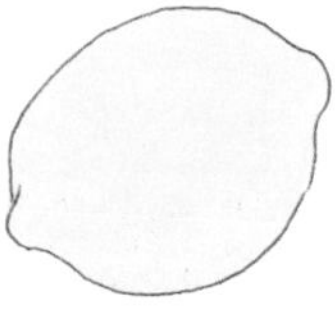

おすすめアクション

調子が上がらない朝は、ハンドバスをしてみましょう。ボウルに40～42度のお湯を張り、レモンの輪切りを浮かべ、そこに手をつけて。手が温まるとともに、レモンの香りで「気」が巡るので、もやもやした気持ちが晴れやかになっていくはず。

この時季のおすすめレシピ

アボカド、ベーコン、レモンのグラタン

疲れを吹き飛ばして元気になれるカップグラタン

材料　2人分

アボカド…1個
ベーコン…1枚
A［レモン汁…小さじ2
　マヨネーズ…大さじ2
　塩・こしょう…各少々
ピザ用チーズ…大さじ4

作り方

1 アボカドは縦半分に切り、スプーンで果肉をひと口大にくり抜く。ベーコンは2cm幅に切る。

2 1、Aを混ぜ合わせ、アボカドの皮に戻し入れ、チーズをかける。

3 オーブントースターに2を入れ、くしゃくしゃにしたアルミホイルで固定し、7〜8分こんがり焼く。

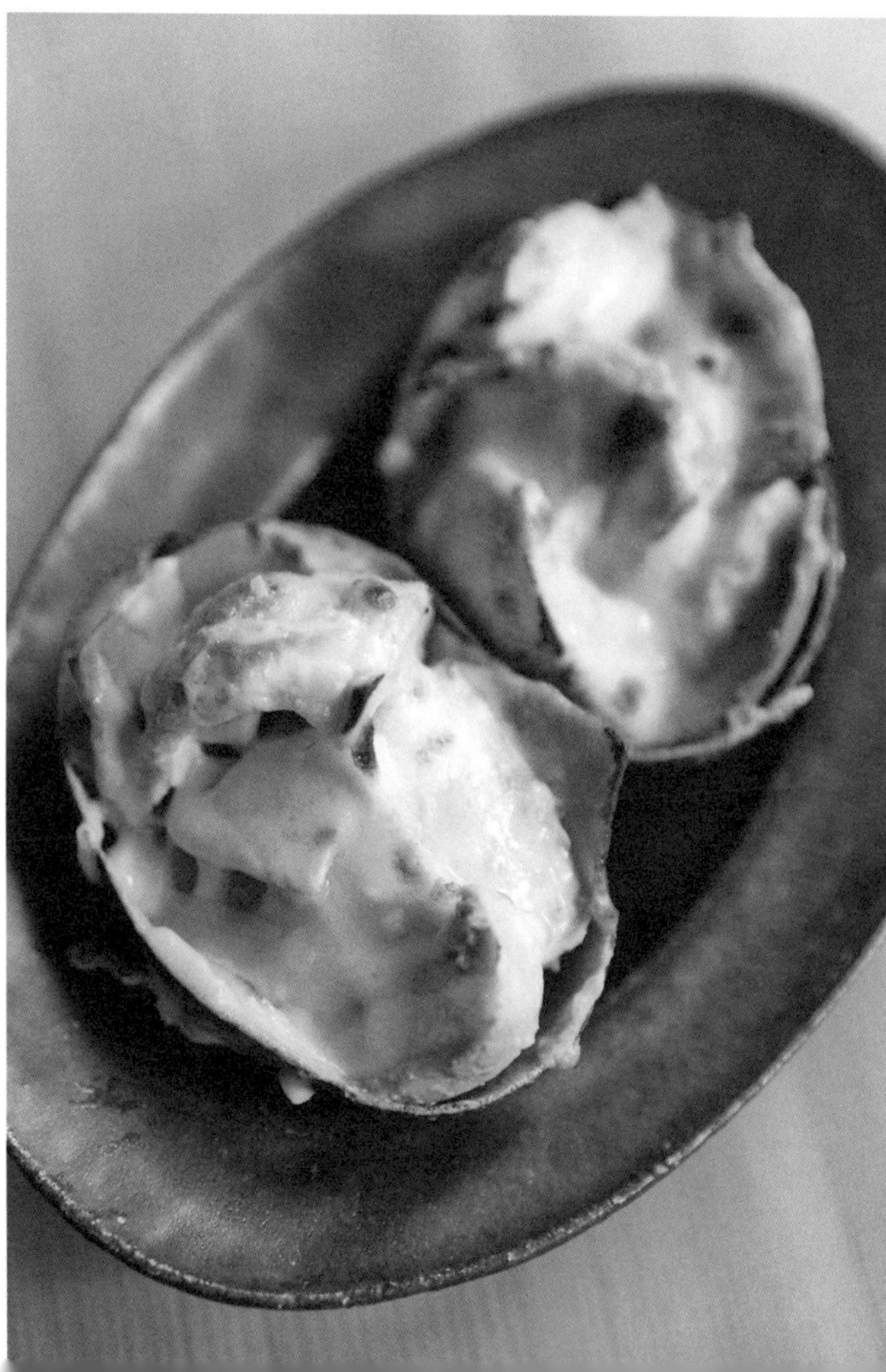

こんなレシピもおすすめ

サルサトースト
ひと口大に切ったアボカド、レモン汁、塩、こしょう、オリーブ油、七味を混ぜ、トーストにのせる。

お茶漬け
ひと口大に切ったアボカドをごはんにのせる。レモン汁、塩昆布をかけ、鶏がらスープの素を熱湯で溶いてかける。

ナムル
ひと口大に切ったアボカド、塩、こしょう、レモン汁、ごま油、白炒りごまを和える。

豆乳スープ
ひと口大に切ったアボカド、豆乳、鶏がらスープの素、塩、こしょうを電子レンジで加熱し、レモン汁をかける。

蚯蚓出《みみずいずる》

5/11 ↓ 5/15頃

ほかの虫たちより一歩遅れて、ミミズが冬眠から目覚め、はい出てくる頃。ミミズがいる土では植物がよく育ちます。

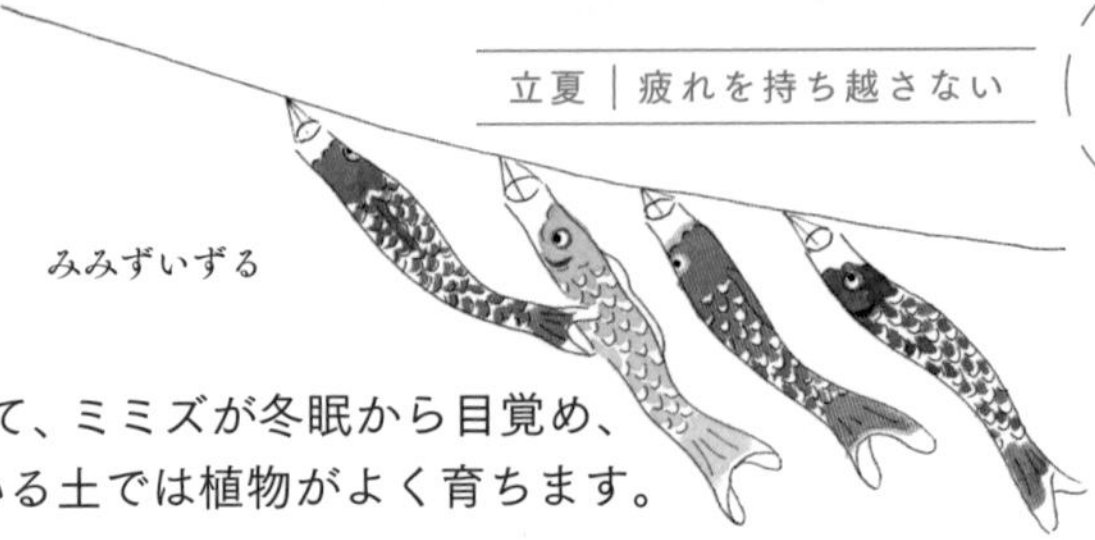

心身の疲れを癒やし、「気」をチャージ

明るい日の光に誘われて「もっと頑張りたい」と、気持ちが前向きになる時季。ただし、ちょっと待って。心身の疲れを引きずっていて、**寝つけない、朝起きたときにだるい、胃腸の調子が悪い、汗をかきやすい、気力が出ない、といった不調が出るかも。**そんな人は、「気」が不足している可能性があります。

夜や休日などに休息を十分にとれていないと、疲れが抜けず、エネルギー不足になってしまいます。頑張りたいと気持ちばかり焦っても、気力が充実していないと、結果はついてきません。しっかり睡眠をとり、消化によいものを食べて「気」を補いましょう。食事は、胃腸を疲れさせないように、よくかんで、腹八分目を心がけて。

この時季の食薬

じゃがいも

「気」を補い、胃腸の働きを高めて、疲れやすさ、筋肉疲労、息切れ、むくみ、下痢、便秘などの不調を改善するとされます。じゃがいもに含まれる豊富なビタミンCは、加熱しても壊れにくく、心身のダメージを回復させます。

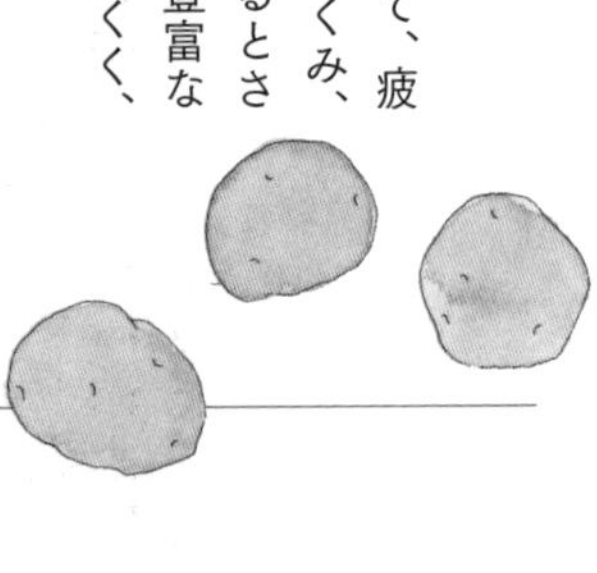

グリーンピース

「気」を補って、消化機能を整えます。体内の余分な水分を排出するうえに、解毒の働きもあるとされています。むくみや吹き出物、湿疹といった肌トラブルにも働きかけて改善してくれるといわれます。

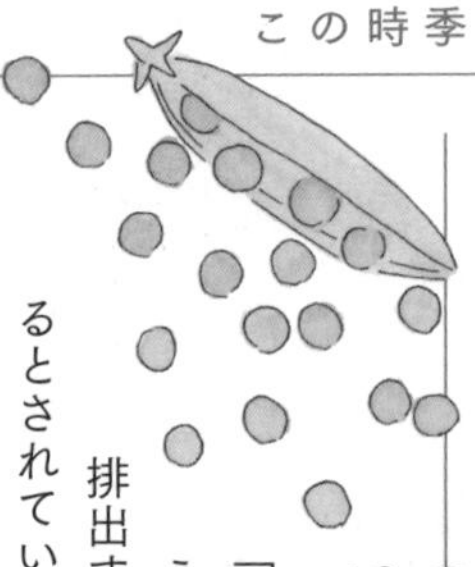

おすすめアクション

朝食はしっかりとりましょう。「気」が不足している場合に朝食を抜くと、夕方までスタミナがもたなくなってしまいます。また、体が芯から冷えている人も多いので、冷たいものや生ものをなるべく避けることもポイントです。

この時季のおすすめレシピ

新じゃがとグリーンピースのごはん

丸ごとの新じゃががホクホク。胃腸から元気になれるごはん

材料 作りやすい分量

新じゃがいも（小）…4個
グリーンピース（冷凍）…½カップ
米…2合
塩…小さじ1
バター・あらびき黒こしょう…各適宜

作り方

1 新じゃがは皮を洗う。グリーンピースは解凍する。

2 炊飯釜に米、2合の目盛りまでの水、塩を入れて混ぜ、新じゃがをのせて普通に炊く。

3 炊き上がりにグリーンピースを加えて混ぜ、3分ほどおく。

4 器に盛り、バターをのせ、こしょうをふる。

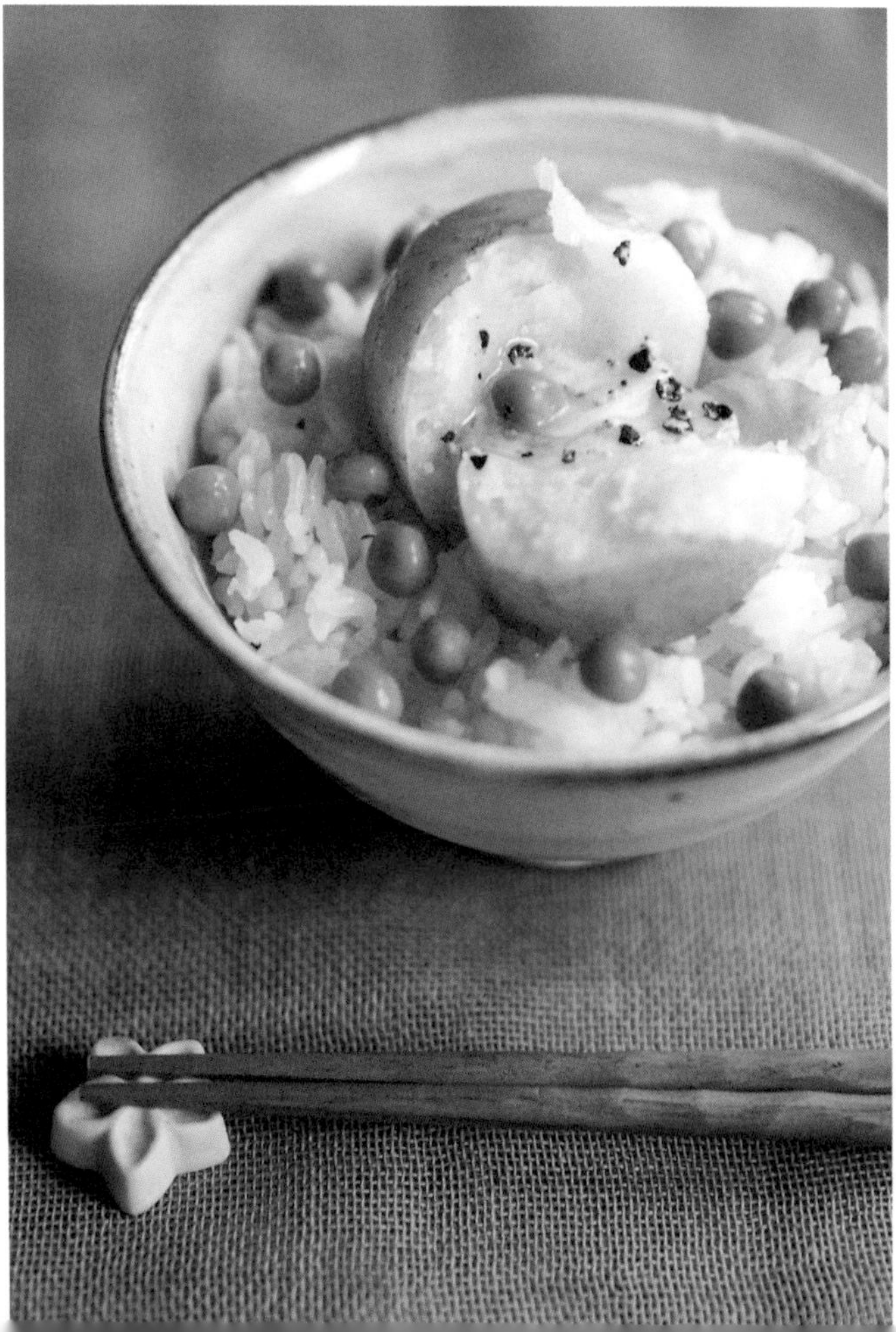

こんなレシピもおすすめ

カムジャタン
鍋に水、豚肉、コチュジャン、しょうゆ、おろしにんにくを入れ煮立て、ゆでたじゃがいも、グリーンピースを加え煮る。

なめらかポテトサラダ
じゃがいもを電子レンジで加熱し、つぶす。牛乳、塩、こしょう、バターを混ぜ、グリーンピースを加える。

お焼き
じゃがいもを電子レンジで加熱し、つぶす。グリーンピース、塩、こしょう、ハム、片栗粉を混ぜ、丸めて焼く。

スープ
じゃがいもを電子レンジで加熱して崩し、グリーンピース、水、顆粒コンソメと煮る。オリーブ油、こしょうを加える。

竹笋生《たけのこしょうず》

土の中から、かわいらしいたけのこが出てくる頃。
この時季は、真竹のたけのこが旬を迎えます。

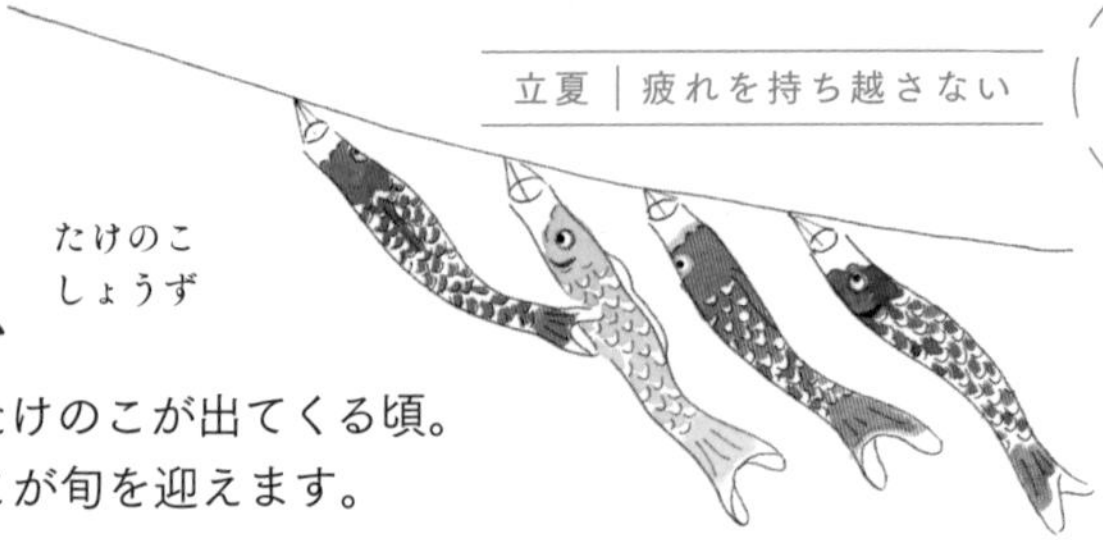

5/16
↓
5/20頃

体の中に空気をため込まない

みずみずしくてやわらかいたけのこのように、いつまでも初心を忘れない新鮮な気持ちでいたいもの。ところが、ストレスの多い環境にさらされ続けていると、ついつい心を過剰に防衛して、かたく閉ざしてしまいがちです。**息が苦しい、げっぷやおならが出る、便意はあるのに出ない、といった症状はありませんか？** 天候が変わりやすく、強い風や紫外線といった外的ストレスの多いこの時季は、心身ともにバランスを崩しやすく、「気」の巡りが乱れることが多くなります。すると、体の中に空気がたまるような不調が起こることがあるのです。ゆったりと静かに過ごす時間をつくるなどして、「気」の巡りを整えるように意識してみましょう。

この時季の食薬

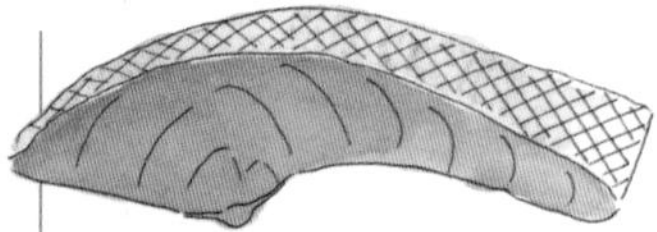

鮭

「気」を整えて補うほか、「血」も補う働きがあるため、便秘や下痢といった胃腸の不調や、息苦しさなどを緩和するとされます。また、月経前症候群（PMS）や生理不順など女性特有の不調の軽減も期待できます。

らっきょう

体を温めて「気」の巡りをよくします。胸のつかえや、冷えとストレスが原因の腹痛、下痢、胃もたれ、げっぷ、吐き気などをラクにするといわれ、気分が滅入っているときにもおすすめです。

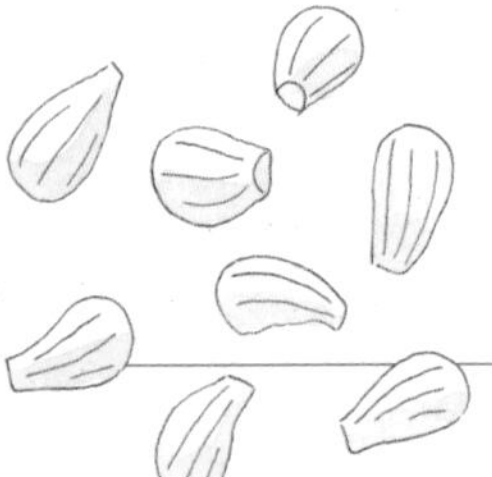

おすすめアクション

毎朝、深呼吸をしましょう。余裕を持って起き、窓を開けて部屋の空気を入れ換えてから、新鮮な空気を体いっぱいに取り込んでみてください。自律神経の働きが整って、「気」もうまく巡るようになります。

この時季のおすすめレシピ

サーモンソテー らっきょうヨーグルトタルタル

「気」を巡らせ胃腸を元気に。タルタルがさわやかで美味

材料 2人分

甘塩鮭…2切れ
らっきょうの甘酢漬け…10粒
ゆで卵…2個
A ヨーグルト…½カップ
塩…2つまみ
こしょう…少々
ドライパセリ…適宜
サラダ油…小さじ2

作り方

1 らっきょうは4等分に切り、ゆで卵はフォークでざっくりつぶし、Aと混ぜ合わせる。

2 フライパンにサラダ油を熱し、鮭の両面をこんがり焼く。

3 器に2を盛り、1をかけ、ドライパセリをふる。

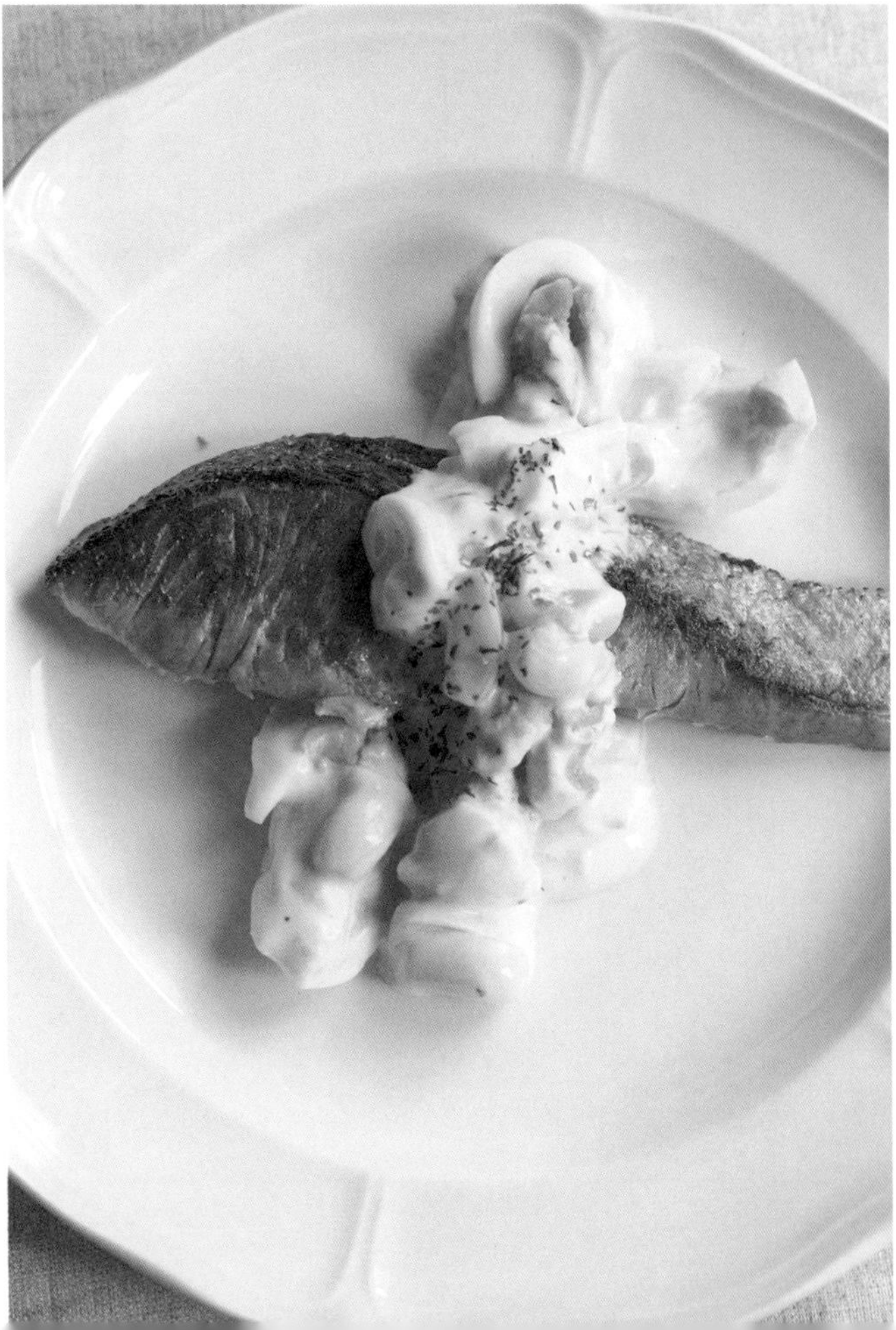

こんなレシピもおすすめ

カルパッチョ
らっきょうの甘酢漬けの汁、オリーブ油、しょうゆ、こしょうを混ぜ合わせる。サーモンの刺身にかけ、刻んだらっきょうを散らす。

混ぜずし
温かいごはん、らっきょうの汁を混ぜ合わせる。鮭フレーク、白炒りごま、刻んだらっきょうを加えて混ぜる。

おからサラダ
おから、鮭フレーク、刻んだらっきょう、塩、こしょう、サラダ油を混ぜ合わせる。

焦がししょうゆスープ
鮭フレークをサラダ油で炒め、しょうゆを加えて焦がす。水を加えて沸騰させ、刻んだらっきょうを加える。

蚕起食桑

かいこおきて
くわをはむ

5/21 → 5/25頃

絹を生み出す蚕が、桑の葉をもりもり食べて成長する頃。
ここから1カ月ほどで、蚕はまゆを紡ぎはじめます。

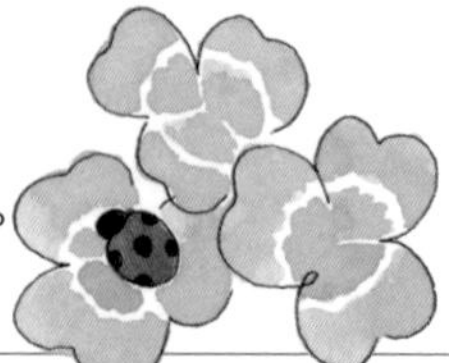

消化を促して心身をすっきりさせる

生き物は、たくましくエネルギーを摂取して成長していきます。これと同様に、目標を掲げて邁進することは悪くはありませんが、自分の心や体のことに気が回らなくなりがちなので、その点には気をつけて。毎日外食続きで、胃腸の調子がいまいち…なんてことになっていませんか？　脂っこいものやアルコール類をとりすぎると、胃腸は、消化の負担となる脂肪分や老廃物がたまった状態になります。そんな状態では、胃がムカムカして、眠りも浅くなることに。また、訳もなくイライラして、ついネチネチと小言を言ってしまうこともあり、周囲との関係を悪化させることにもなりかねません。まずは「胃」の熱を冷ます食薬を取り入れて、心身を鎮めましょう。

この時季の食薬

そば

胃の動きを活発にし、消化を促進します。熱を鎮め、軟便、下痢、おりもののトラブルも落ち着かせてくれるといわれます。また、神経の働きに関係し、糖質の代謝を促して疲労を回復する、ビタミンB1が豊富です。

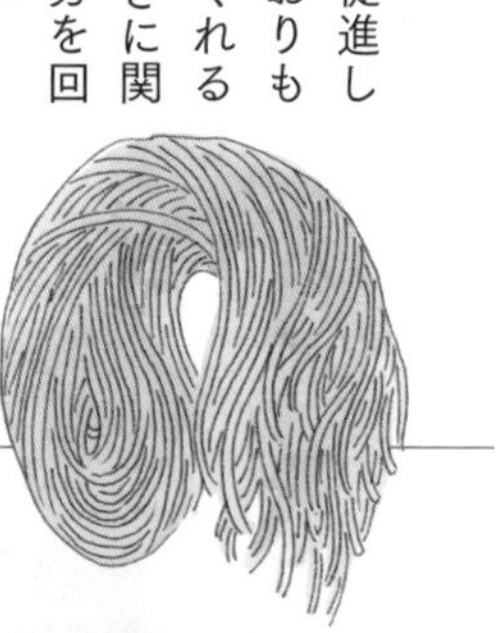

烏龍茶

体の余分な熱を冷まし、脂肪の燃焼を助け、消化を促進することから、胃がすっきりします。また、リラックスさせて不安な気持ちを鎮め、心へのデトックス作用もあるといわれます。

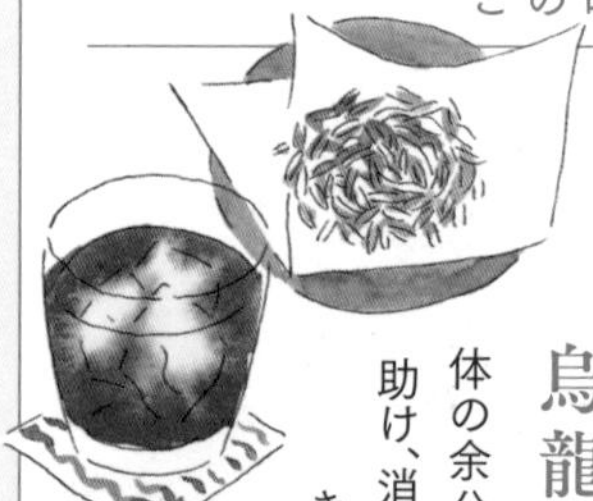

おすすめアクション

そわそわして落ち着かないときは、へその下の「丹田《たんでん》」を意識し、目を閉じて深く呼吸を。その位置は、仰向けに寝て少し上半身を起こしたときにかたくなるあたりです。この呼吸で、気持ちが静かになり、自分の体の状態にも目が向けられるように。

この時季のおすすめレシピ

烏龍茶かきたまそば

胃を元気にする食薬のコンビ。やさしいとろみもうれしい

材料　2人分

そば…2束
烏龍茶…2カップ
溶き卵…2個分
めんつゆ(3倍濃縮)…大さじ4
片栗粉…大さじ1
水…大さじ1
小ねぎ(小口切り)…適宜

作り方

1 そばをゆで、湯をきる。

2 烏龍茶とめんつゆを鍋に入れ、火にかけて沸騰させ、水で溶いた片栗粉を加えてとろみをつける。溶き卵を回し入れて火を止め、ふたをして少し蒸らす。

3 器に**1**を盛り、**2**をかけ、小ねぎをのせる。

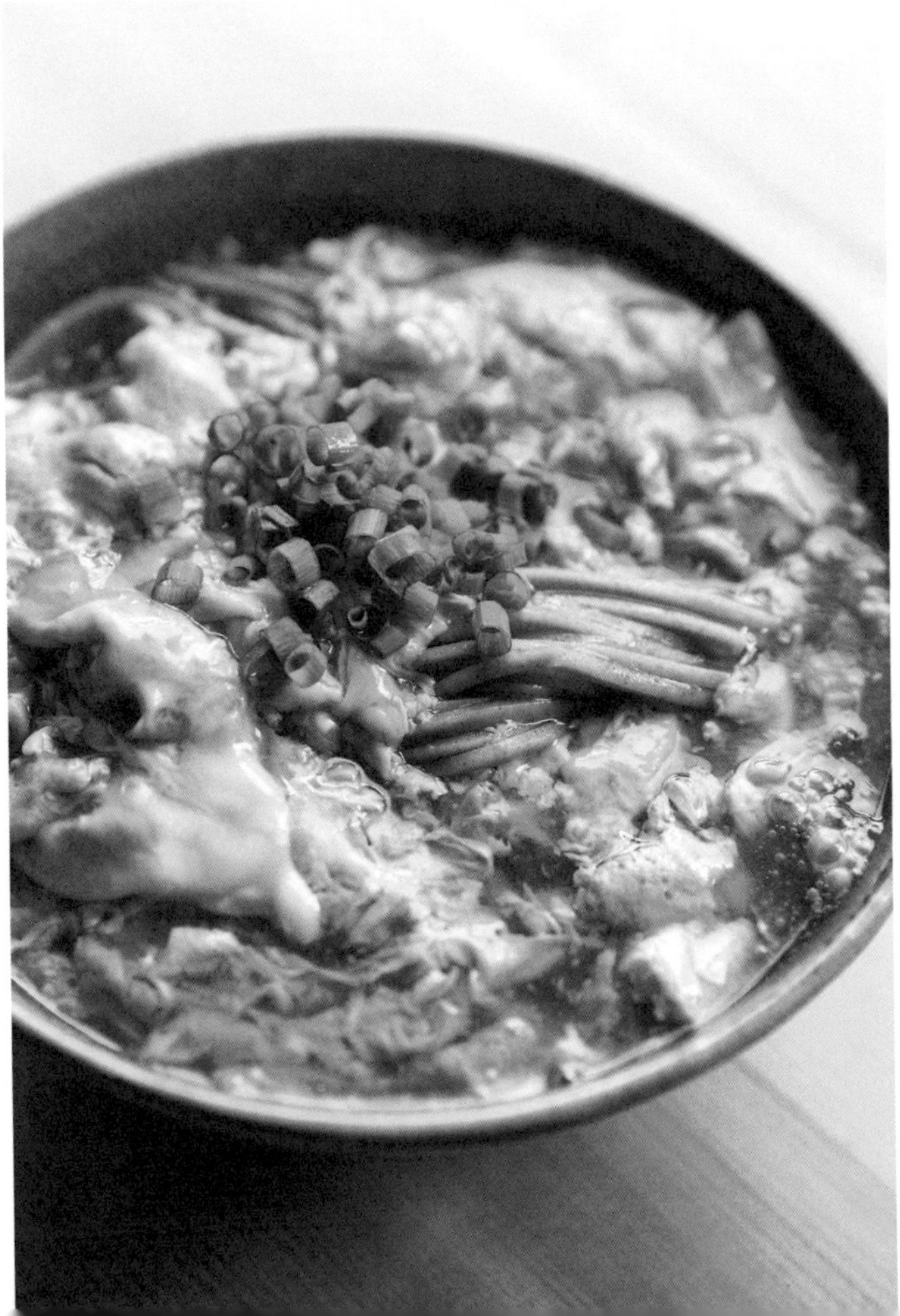

こんなレシピもおすすめ

みそ汁

器にかつお節、みそ、白すりごまを入れ、温めた烏龍茶を注いで溶き合わせ、ゆでたそばを加え、七味をふる。

梅スープ

器に梅干し、鶏がらスープの素を入れ、温めた烏龍茶を注いで溶き合わせ、ゆでたそばを加える。食べるときに梅干しを崩して。

烏龍茶めかぶそば

そばをゆで、水でしめる。烏龍茶とめんつゆを混ぜたつゆをかけ、めかぶをのせる。

烏龍茶すだちそば

そばをゆで、水でしめる。烏龍茶とめんつゆを混ぜたつゆをかけ、すだちを搾る。

紅花栄《べにばなさかう》

紅花が咲き誇り、鮮やかに彩られる頃という意味。
紅花は古来、染め物に用いられてきた花です。

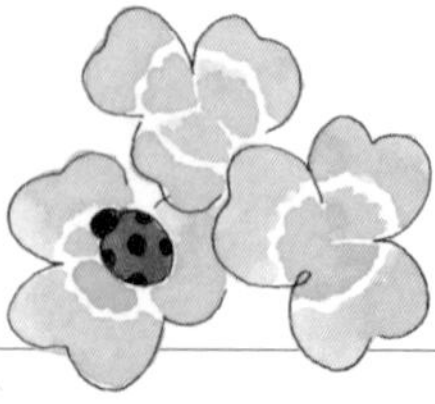

5/26
↓
5/30頃

「脾」をいたわって「気」を補う

紅花の色は、生気に満ちていることのしるし。こんなふうに、体の内側からエネルギーで輝いていたいものです。

ところが、ストレスの多い毎日が続いていると、胃腸の調子が悪くなったり、それなのについつい過食してしまったり、ということに…。これによって、「脾」の働きが低下していきます。すると、活力の元である「気」が食べ物からうまくつくられなくなり、停滞してしまいます。精神的には、気が滅入る、不安を感じるといった症状が出るほか、疲れやすい、手足に力が入らないといった、体の不調にもつながっていきます。「気」を補う食薬で心をコントロールしていくとよいでしょう。

この時季の食薬

大豆

心身の疲れによって不足した「気」を補い、回復させる働きがあるほか、弱った「脾」の機能を高めるとされます。睡眠に関わる神経伝達物質のセロトニンの材料となる、必須アミノ酸のトリプトファンも豊富です。

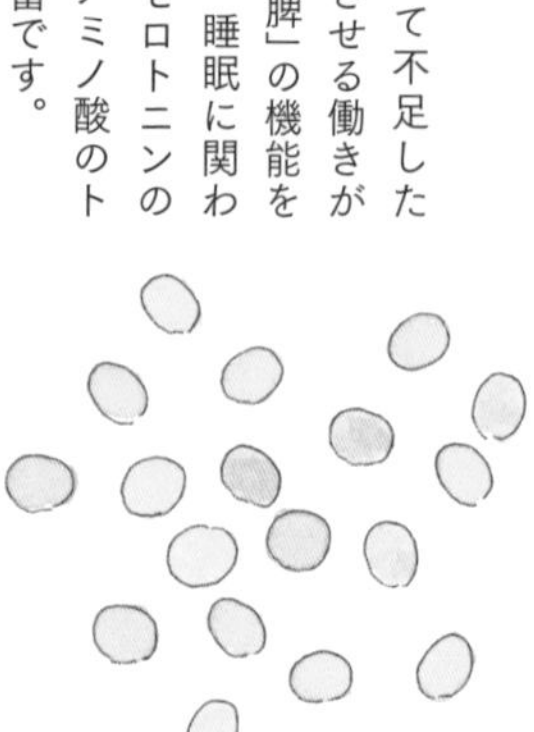

さやいんげん

弱った胃腸の調子を整え、余分な水分を取り去る作用があるので、蒸し暑さからくる体の重だるさ、膨満感、便秘、水分代謝の悪化による下痢などによいとされます。加えて、疲労回復によいビタミンB群が豊富に含まれています。

おすすめレシピ

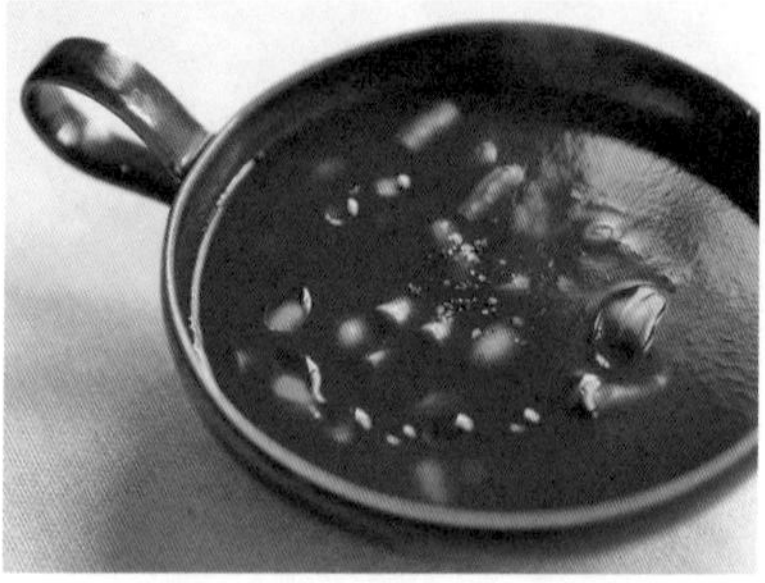

大豆といんげんのトマトスープ

たっぷりの豆が疲労を回復!

2㎝長さに切った**いんげん4本分**、**大豆（水煮）100g**、**トマトジュース2カップ**、**顆粒コンソメ小さじ1**、**塩・こしょう各少々**を電子レンジで3分加熱する。器に盛り、**あらびき黒こしょう・オリーブ油各少々**をかける。

麦秋至《むぎのときいたる》

5/31
↓
6/4 頃

麦の穂が熟し、麦畑に吹き渡る風が、金色に輝く穂をなびかせる頃。「麦秋」は、麦の収穫期を迎える初夏を意味します。

自覚なくたまったストレスを解消

日の光を目指してまっすぐに伸びる植物のように、前向きでいたいもの。でも、頑張り屋で努力家の人は、知らず知らずのうちに心に負担をかけがちです。何となく体調が悪い、疲れが取れないという場合、精神的な不調からきているものかもしれません。特に、「自分はストレスがないし、心も強いから大丈夫」と無理をしがちな人こそ、ストレスを少しずつ蓄積させ、やがて深刻な状況に陥ることが考えられます。ストレスとは、つらいことやネガティブなことだけではありません。環境の変化や一見喜ばしい出来事も、心を刺激して重荷になっていることがあるのです。心を養う食薬で、早めにケアしましょう。

おすすめレシピ

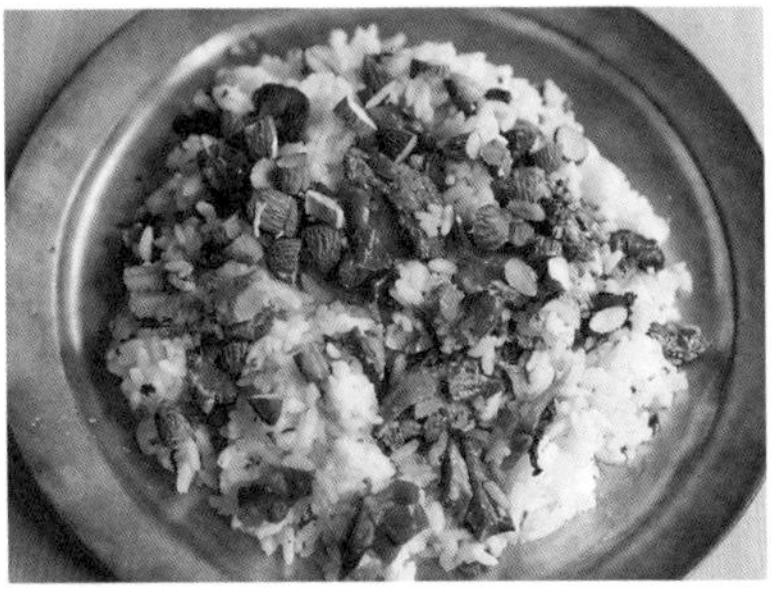

いわしとアーモンドの混ぜごはん

ザクザク・ポリポリ食べて精神安定

温かい**ごはん2膳分**、汁けをきった**いわしかば焼き缶1缶**、ざく切りにした**アーモンド20g**、ざく切りにした**柴漬け20g**を混ぜ合わせる。

この時季の食薬

アーモンド

不安を鎮めて不眠を解消するとされている食薬です。また、神経調整作用のあるマグネシウムが豊富なほか、抗酸化力のあるビタミンEも多く含み、血流アップに働きかけます。

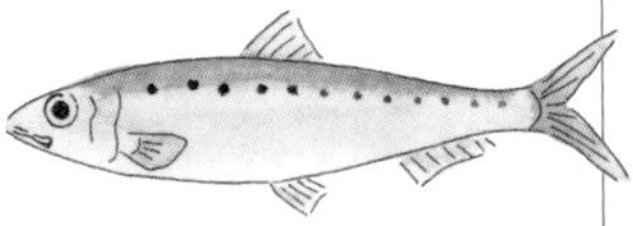

いわし

カルシウムと、その吸収をよくするビタミンDが豊富で、神経の働きを調整して情緒を安定させます。漢方でも、「気」「血」を補い、血流をよくして心も落ち着かせるとされます。

おすすめアクション

しんどいときは無理せず休んで。ボーッとしてみるほか、誰かに頼ってみてもいいかもしれません。

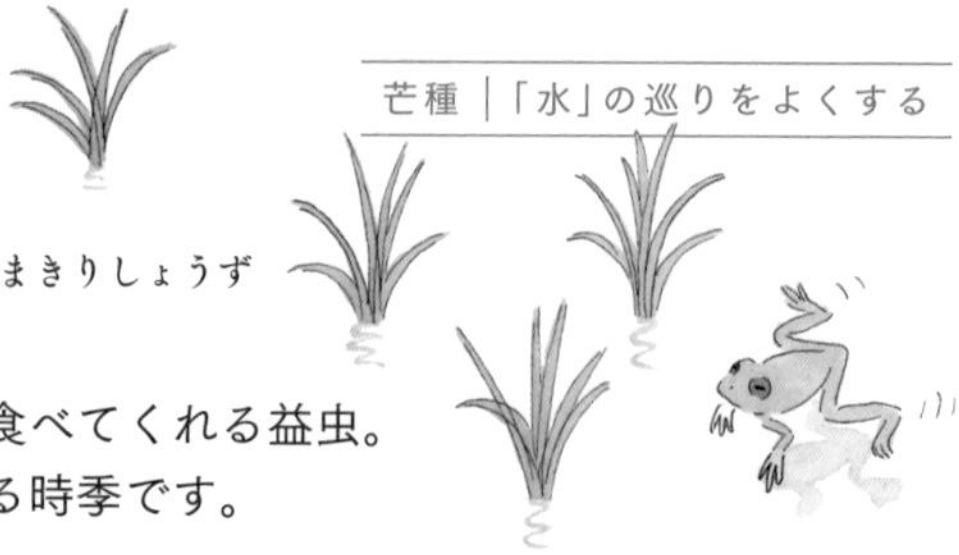

螳螂生《かまきりしょうず》

6/5
↓
6/10頃

カマキリは、稲にたかる害虫を食べてくれる益虫。
その赤ちゃんが、次々に誕生する時季です。

水分代謝を高めてやる気も高める

雨の日が続くと鬱陶しく思えてしまいますが、植物の生長を促す恵みでもあります。家の中で読書や勉強などをして、心の栄養を取り込むのもいいですね。そうはいっても、**家にこもって運動不足が続くと、体が重くて何もする気が起きず、疲れやすい状態になりがち。**これは、体内に余分な水分がたまりやすくなることが原因です。水分には重みがあり、巡らせるにはエネルギーが必要ですが、「脾」の働きが弱ってエネルギーが不足すると、「水」の巡りはどんどん悪くなって、心や体が疲れやすくなるという悪循環に。この時期は「水」を巡らせる食薬を積極的にとり、まずは低下した代謝機能を復活させて。そして、自然にエネルギーが湧き出てくるのを待ちましょう。

この時季の食薬

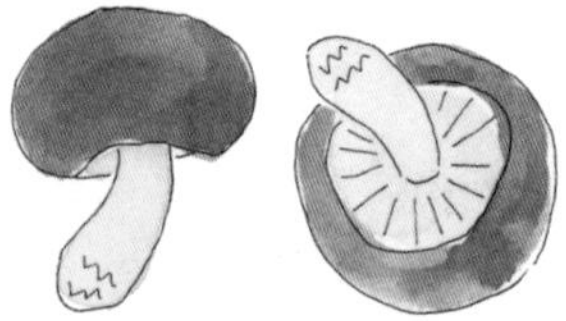

しいたけ

「気」を補う働きが高く、体力を高めて、心と体に元気をチャージ。豊富な食物繊維は腸内環境を整え、自律神経や免疫の働きを高めることにもつながるため、心身の強さを支えます。

高菜

余分な水分が滞って起こる下痢などを改善。心と体の重さをすっきりさせます。また、長雨で冷えた体を温める効果も期待できます。高菜漬けが手軽ですが、塩分のとりすぎには注意しましょう。

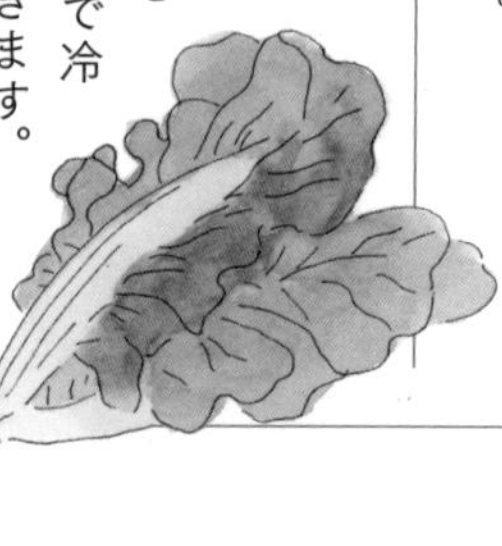

おすすめドリンク

はと麦を煮出したお茶を、ホットでもアイスでもお好みで。はと麦は、漢方薬の「ヨクイニン」として用いられます。肌トラブルを改善するほか、胃腸の機能を整え、体内の余分な水分を排出してむくみを解消するのに有効とされています。

この時季のおすすめレシピ

しいたけ、高菜、鶏肉のこっくり煮

ごはんがどんどん進むうえに体も心も軽くしてくれる

材料 2人分

しいたけ…6枚
高菜漬け…50g
鶏もも肉…1枚
A
オイスターソース…小さじ2
しょうゆ…小さじ2
砂糖…小さじ1
水…¼カップ
サラダ油…小さじ2

作り方

1 鶏肉はひと口大に切る。しいたけは石づきを落とし、半分に切る。

2 フライパンにサラダ油を熱し、鶏肉の皮目をこんがり焼く。裏返し、しいたけ、高菜漬け、Aを加え、中火で5分ほど煮る。

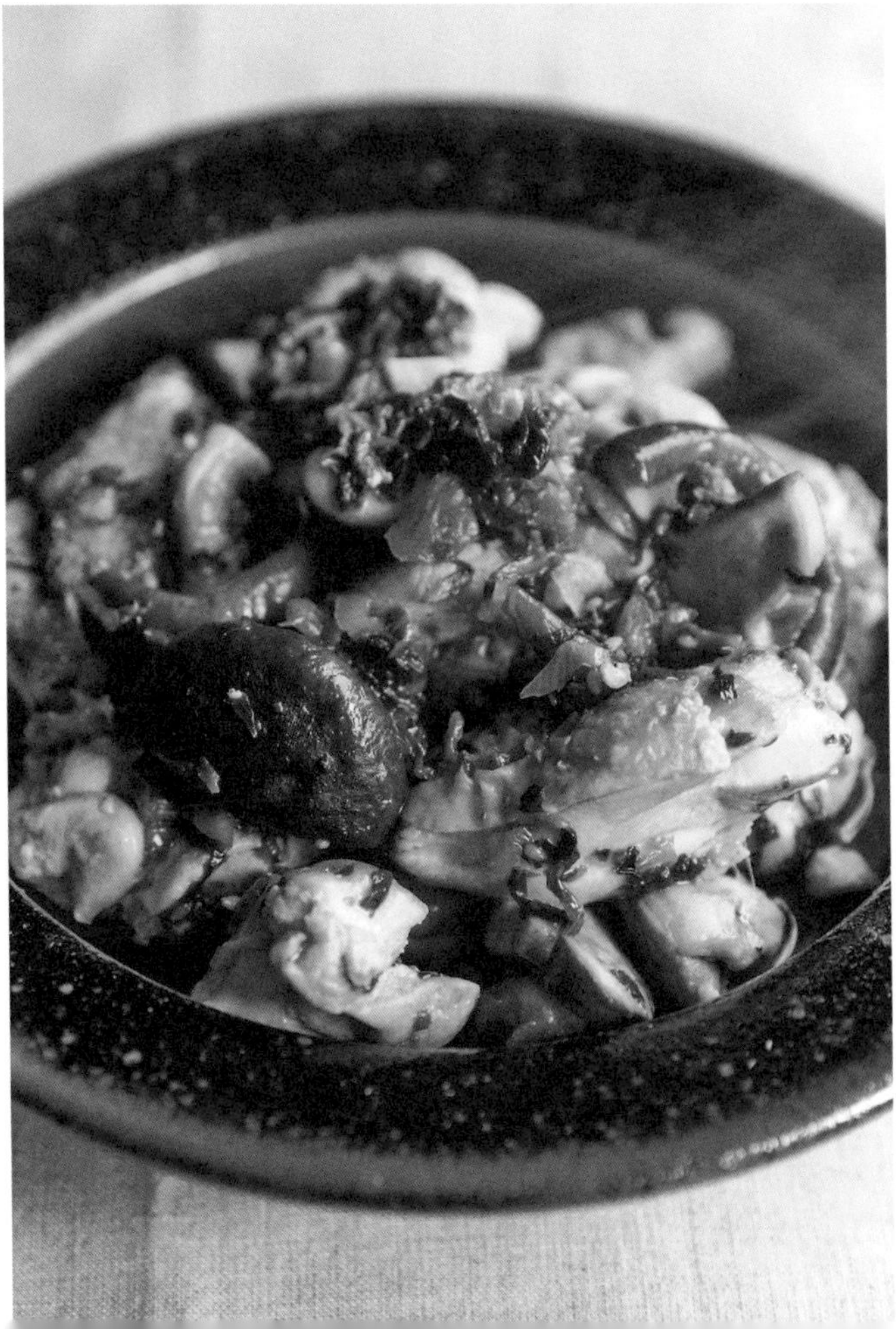

こんなレシピもおすすめ

厚揚げ入りとろみ炒め

厚揚げ、しいたけ、高菜漬けをサラダ油で炒める。しょうゆ、砂糖を加え、水溶き片栗粉でとろみをつける。

チーズ焼き

軸を取ったしいたけに高菜漬けを詰める。ピザ用チーズをのせ、トースターか魚焼きグリルで焼く。

にゅうめん

鍋に水、めんつゆ、薄切りにしたしいたけ、高菜漬けを入れて火にかけ、沸騰させる。そうめんを加えて煮る。

高菜漬けスープ

小鍋に水、薄切りにしたしいたけ、高菜漬け、鶏がらスープの素を入れて火にかけ、沸騰させる。

腐草為蛍《くされたるくさほたるとなる》

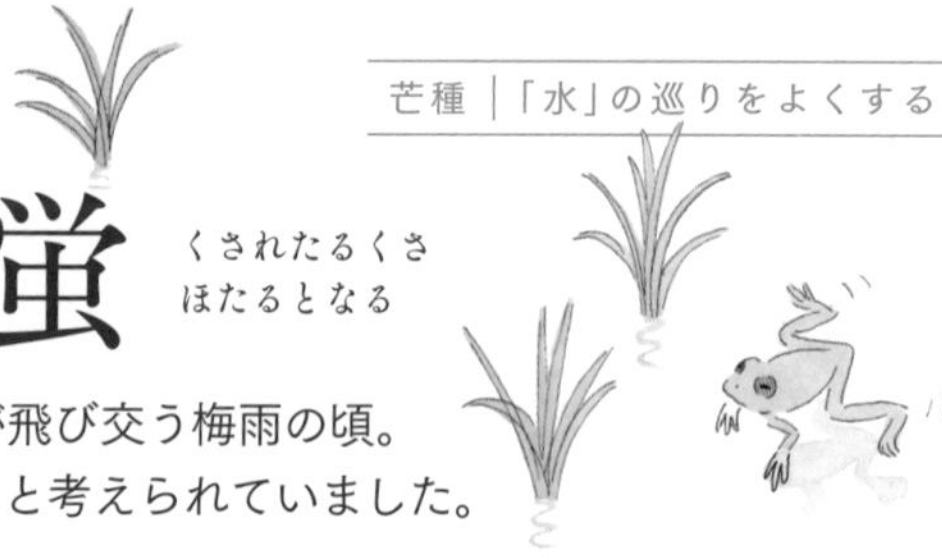

6/11
↓
6/15頃

川辺に幻想的な光を添える、蛍が飛び交う梅雨の頃。
昔は、蒸れて腐った草が蛍になると考えられていました。

「湿気負け」しないような対策を

スイーツドリンクやアイスクリームの新製品など、冷たくておいしいものが多く出回りはじめますね。このタイミングで、頭が重い感じがする、めまいや消化不良が起こるほか、太りやすくなる、にきびが出るなど、体調や美容に影響が起こることもあるでしょう。湿気が多いこの時季は、ただでさえ水分の排出機能がうまく働きません。それに加えて冷たいスイーツで体を冷やしすぎると、余計に「痰湿《たんしつ》」（P.47参照）や老廃物が体内に滞りがちになり、不調につながるのです。そのため、「水」の巡りをよくすることを意識して過ごすのがおすすめ。水分のとりすぎにも注意し、「湿気負け」を改善する食薬を取り入れましょう。

おすすめレシピ

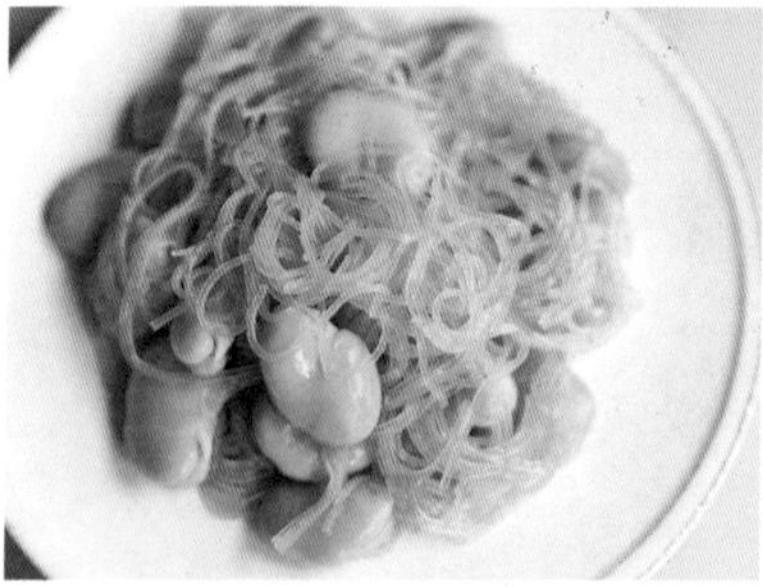

そら豆のピリ辛春雨

水分代謝が高まって体がすっきり

水½カップに**春雨30g**を入れ、1分おいて食べやすい長さに切り、水ごと電子レンジで3分加熱する。ゆでて薄皮をむいた**そら豆20粒**、**ラー油・しょうゆ・酢各大さじ1**、**砂糖小さじ2**と和える。

この時季の食薬

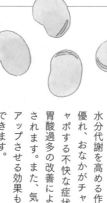

緑豆春雨

緑豆は体内にたまった熱を鎮め、余分な水分も排出。デトックス作用があるので、赤く熱を持ったにきびや、口内炎などの炎症を抑える働きもあるといわれています。

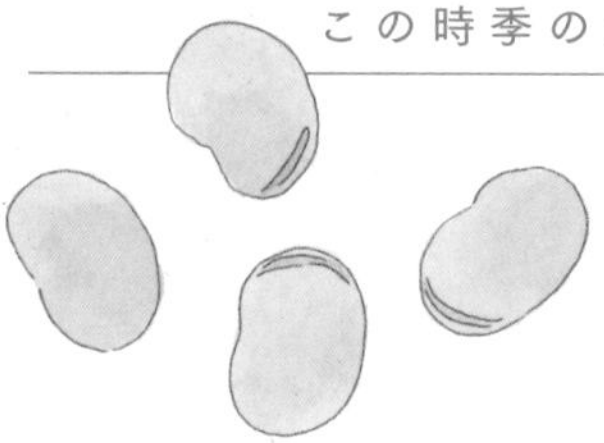

そら豆

水分代謝を高める作用に優れ、おなかがチャポチャポする不快な症状や、胃酸過多の改善によいとされます。また、気力をアップさせる効果も期待できます。

おすすめしない食事

飲み物は、常温であっても体温より低ければ体を冷やすので要注意。少し温めてから飲みましょう。

梅子黄 うめのみきばむ

6/16 ↓ 6/20 頃

青梅が薄黄色に色づくという、梅が熟成した度合いを示します。
「梅雨」には、梅の実が熟す時季に降る雨という意味があるとの説も。

「血」を補って心身を晴れやかに

太陽の輝く夏が待ち遠しいこの時季。つい、くよくよ考えすぎたり、落ち込んでしまったりしていませんか？ その根本的な原因は、水分代謝が悪くなることにあります。水分がたまって体がむくむと、血管が圧迫されて、血液の巡りも悪くなりがち。そのため、「血」が足りない「血虚《けっきょ》」に陥ります。これでは体に栄養が回らないので力が出ず、訳もなく調子が悪い、といった状態につながるのです。そんな不調は心にも影響し、元気がなく何事にも積極的になれないといったように、ぐずついた状態が続きます。余分な水分を排出する食薬を取り入れて、梅雨どきでも、せめて心と体だけは晴れやかな状態を保ちましょう。

この時季の食薬

キャベツ

余分な熱と水分を取り除き、胃の働きを高めます。栄養素では、胃酸を抑えて胃粘膜の修復を促すキャベジンを含むほか、ストレスで失われやすいビタミンB群もあります。

わさび

体を温める作用のほか、体内の水分を巡らせる働きがあり、体にこもる余分な湿気が引き起こす不調を改善するとされています。また、辛味成分が「気」を巡らせ、鬱々とした気分を晴らしてくれます。

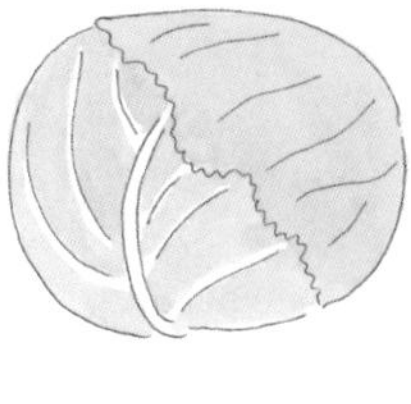

おすすめレシピ

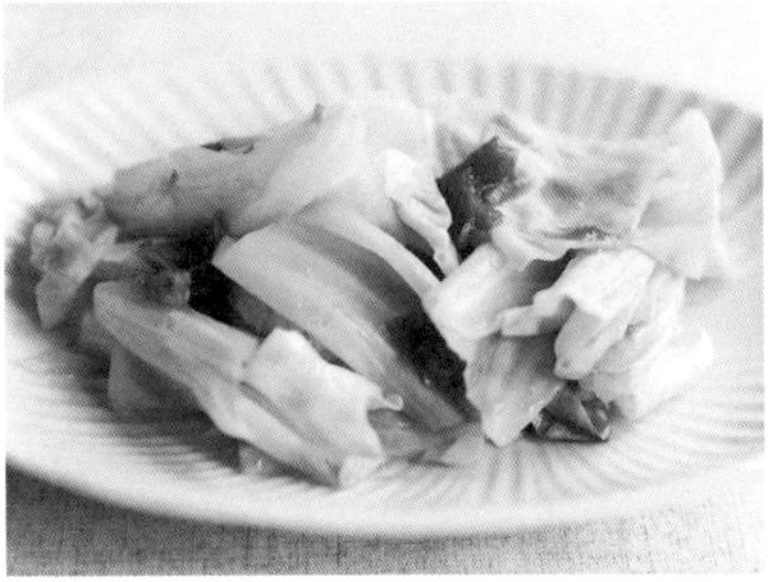

梅わさびキャベツ

さっぱり味でさらに気分爽快

種を取ってちぎった**梅干し1個分**、**しょうゆ・水各小さじ½**、**わさび少々**をポリ袋に入れ、もんで混ぜる。ちぎった**キャベツ3枚分**を加え、軽くもむ。

乃東枯《なつかれくさかるる》

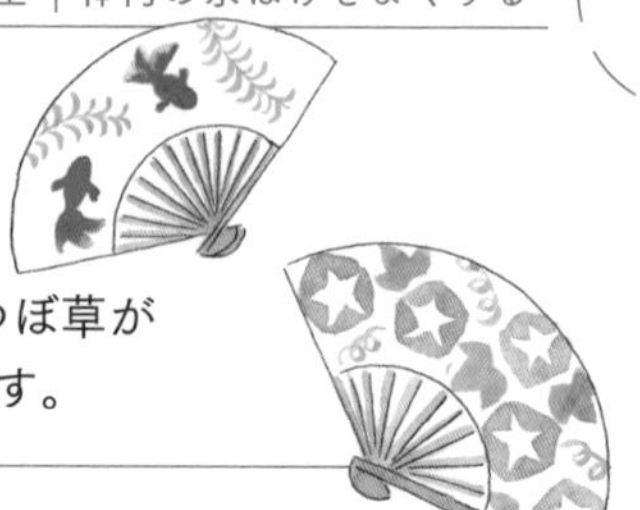

6/21
↓
6/26頃

冬に芽を出し夏に枯れる「なつかれくさ」、別名うつぼ草が枯れる頃。この枯れた花穂は、漢方薬に用いられます。

「脾」を元気にして水分代謝を正常に

夏本番に向けて、身も心も伸びやかに開放していきたいもの。それなのに、**心も体もすっきりせず、くよくよと思い悩むことが多いのでは？**　この時季の蒸し蒸しする暑さは「脾」を弱らせてしまうので、胃がもたれる、体がだるい、疲れやすいなど、さまざまな不調が出てきます。加えて、「水」の巡りが滞り、体内に余分な水分がたまりやすくもなることから、気持ちが内向的になってしまうのです。この心の働きによって「脾」にはさらに負担がかかってしまい、悪循環を招くことになります。生ものを食べすぎないようにすること、冷たいものはなるべく避けることを心がけたうえで、胃腸をいたわって元気にする食薬を積極的に取り入れましょう。

この時季の食薬

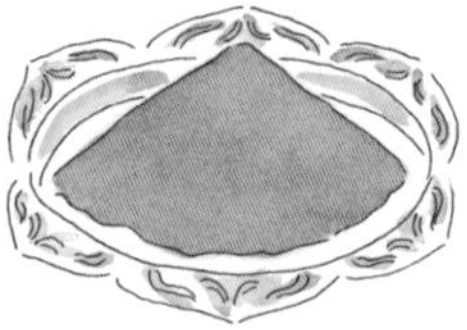

カレー粉

ターメリックやコリアンダー、クミンなど、生薬として使われるスパイスの集合体。ストレスで弱りやすい「肝」を守る働きや、「気」「血」を巡らせ元気にする作用などが総合的に得られます。

砂肝

漢方では、胃腸の生薬として使われます。栄養学的には、高たんぱく質で低脂質、ヘム鉄や亜鉛、ビタミンB_{12}を豊富に含むので、貧血や血流の悪さなど、女性に多い悩みの改善におすすめです。

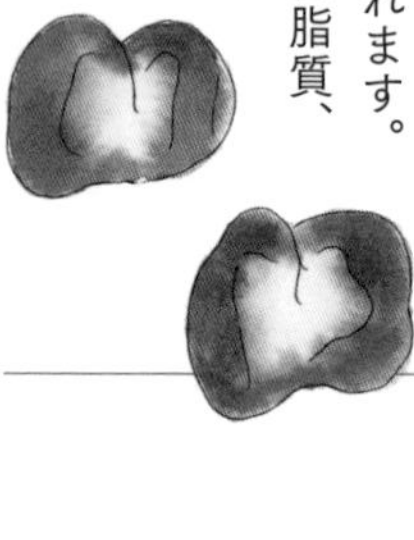

おすすめアクション

毎晩、湯船にお湯を張って浸かるようにしましょう。代謝が高まって汗をかきやすくなるので、余分な水分を排出することができます。また、お湯に柑橘類の果物の皮などを入れると、香りによって「気」が巡り、気分がすっきりします。

この時季のおすすめレシピ

砂肝とミニトマトのカレーオイル煮

生薬としても使われる食材のコンビが元気をもたらす、アヒージョ風おつまみ

材料 2人分

砂肝…150g
カレー粉…小さじ1
ミニトマト…6個
にんにく…1片
塩…小さじ½
オリーブ油…½カップ
バゲット…適宜

作り方

1 砂肝は半分に切り、白い膜をそぎ落とす。にんにくは半分に切る。

2 小さいフライパンに1、カレー粉、塩を入れて絡める。オリーブ油、ミニトマトを加えて中火にかけ、5分ほど煮る。

3 器に盛り、バゲットを添える。

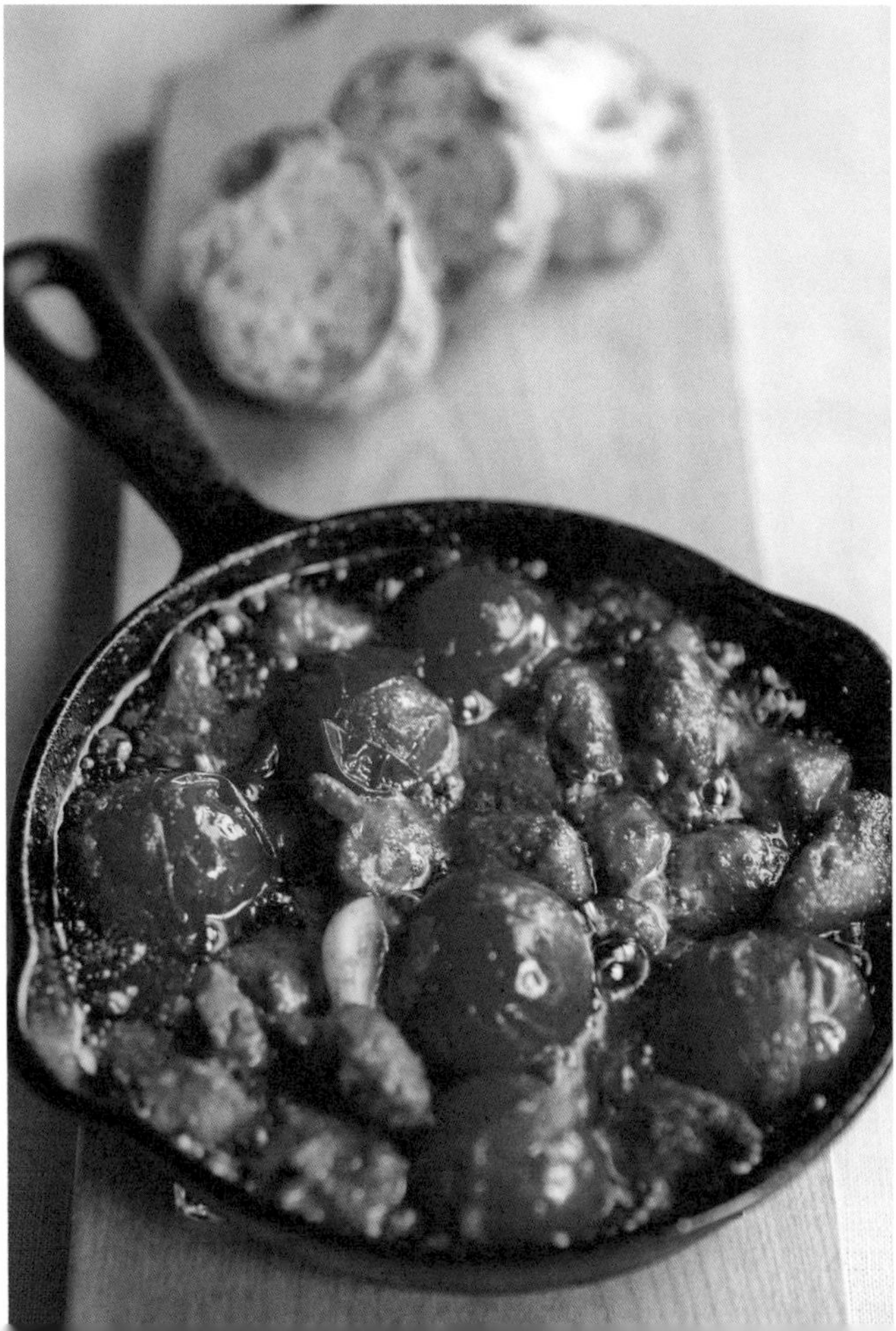

こんなレシピもおすすめ

長ねぎ入りカレー風味蒸し

砂肝に塩、カレー粉を絡め、長ねぎ、ごま油を加え、電子レンジで加熱する。

おかずサラダ

砂肝、カレー粉をサラダ油で炒め、ポン酢しょうゆを加え、レタスなどお好みの葉野菜にかける。

焼きうどん

砂肝、カレー粉をサラダ油で炒め、うどん、小ねぎを加えて炒め合わせ、中濃ソースをかけて調味する。

カレーヨーグルトスープ

砂肝、カレー粉をサラダ油で炒め、水、鶏がらスープの素、塩を入れて煮立て、ヨーグルトを加えて温める。

菖蒲華《あやめはなさく》

あやめの花が咲きはじめる頃という意味ですが、実際には
この時季、あやめと形のよく似た、はなしょうぶが花を咲かせます。

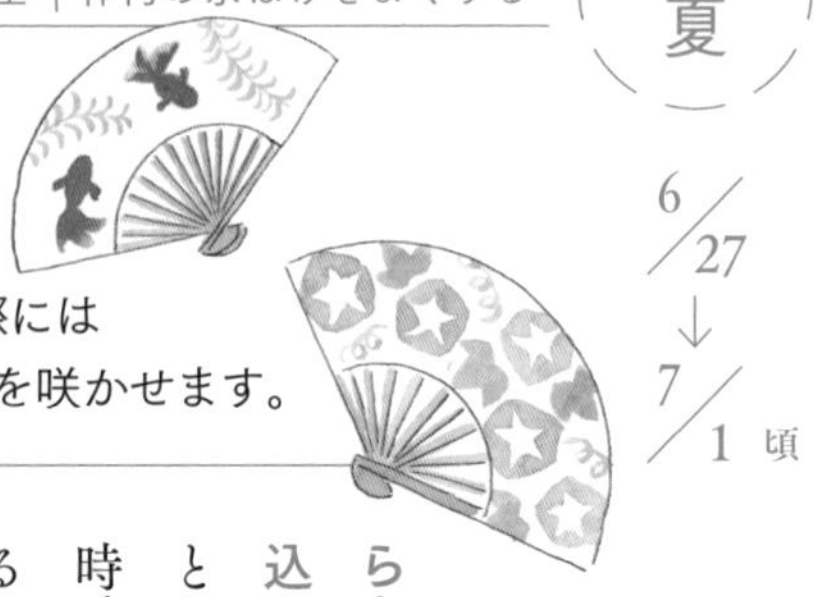

6/27
↓
7/1 頃

体内に湿気を生まない・ため込まない

アクティブに動きたいのに、気分が乗らない、人に会いたくない、気分が落ち込む、といった心の不調が出るかも。まとわりつくような不快な暑さがあるこの時季、必要以上に冷たい水分をとっていると、「湿邪《しつじゃ》」（体内で病気を引き起こす要因となる湿気）からくる不調が現れます。水分補給は大切ですが、とりすぎは害をもたらします。過剰な水分が代謝されず体内にたまると、むくみを引き起こし、さらに代謝が悪くなって、体内に熱がこもります。すると、冒頭のような症状につながるのです。利尿作用やデトックス作用のある食薬で、水分を体外に排出しましょう。また、水分をため込みやすくする塩分のとりすぎにも要注意です。

この時季の食薬

緑茶

利尿作用で体内の湿気を取り除き、水分の代謝を活性化。むくみや下痢も緩和します。また、熱を鎮める作用があり、心の高ぶりも穏やかに。栄養学的には、旨味成分のテアニンにリラックス効果があります。

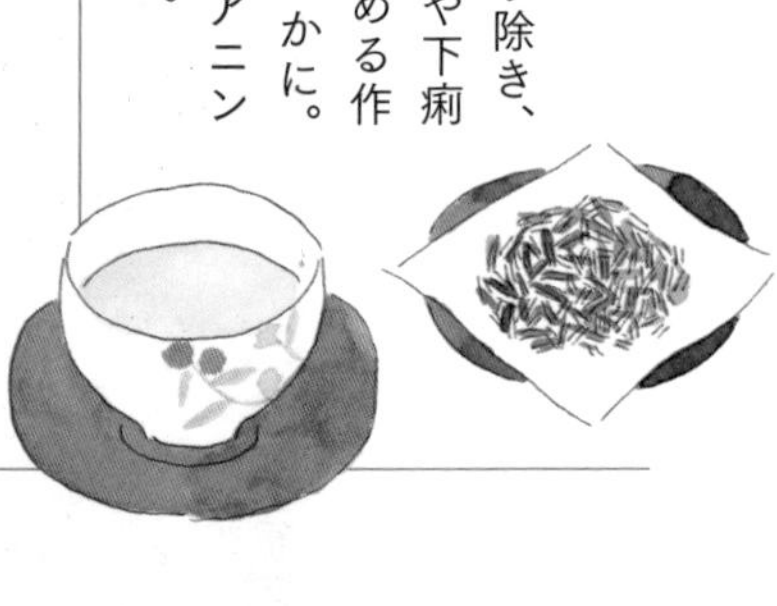

パクチー

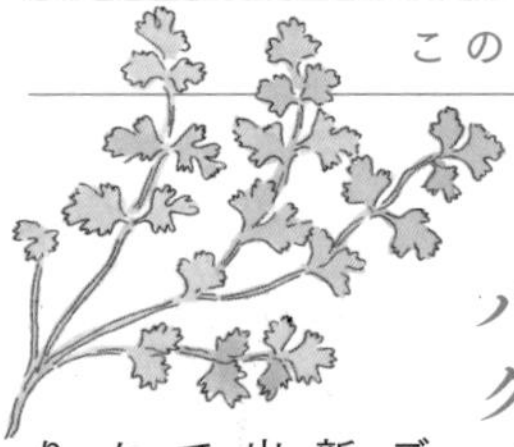

デトックス効果の高さが特徴です。新陳代謝を促す作用で、老廃物を排出。便秘や肌荒れの原因を取り除いてくれます。また、体を温めることから胃腸の調子を整え、おなかの張りを改善するにもよいとされます。

おすすめドリンク

水出しの緑茶を飲むと、高いリラックス効果が得られます。水200㎖に、カップ1杯用のティーバッグを入れて5分おけばOK。渋みが抑えられ、テアニンの働きをより発揮させることができます。粉末タイプを使ってもいいでしょう。

この時季のおすすめレシピ

パクチーそうめん 緑茶のつゆがけ

体の余分な水分を流す、さわやかなエスニックめん。緑茶はペットボトルのものでOK!

材料 2人分

パクチー…1束
緑茶…1½カップ
そうめん…3束
A
ナンプラー…大さじ1
レモン汁…小さじ1
鶏がらスープの素…小さじ½
おろしにんにく…少々

作り方

1 そうめんはゆで、冷水でしめる。
2 パクチーはざく切りにする。
3 冷やした緑茶、Aを混ぜ合わせる。
4 器に1を盛り、3をかけ、2をのせる。

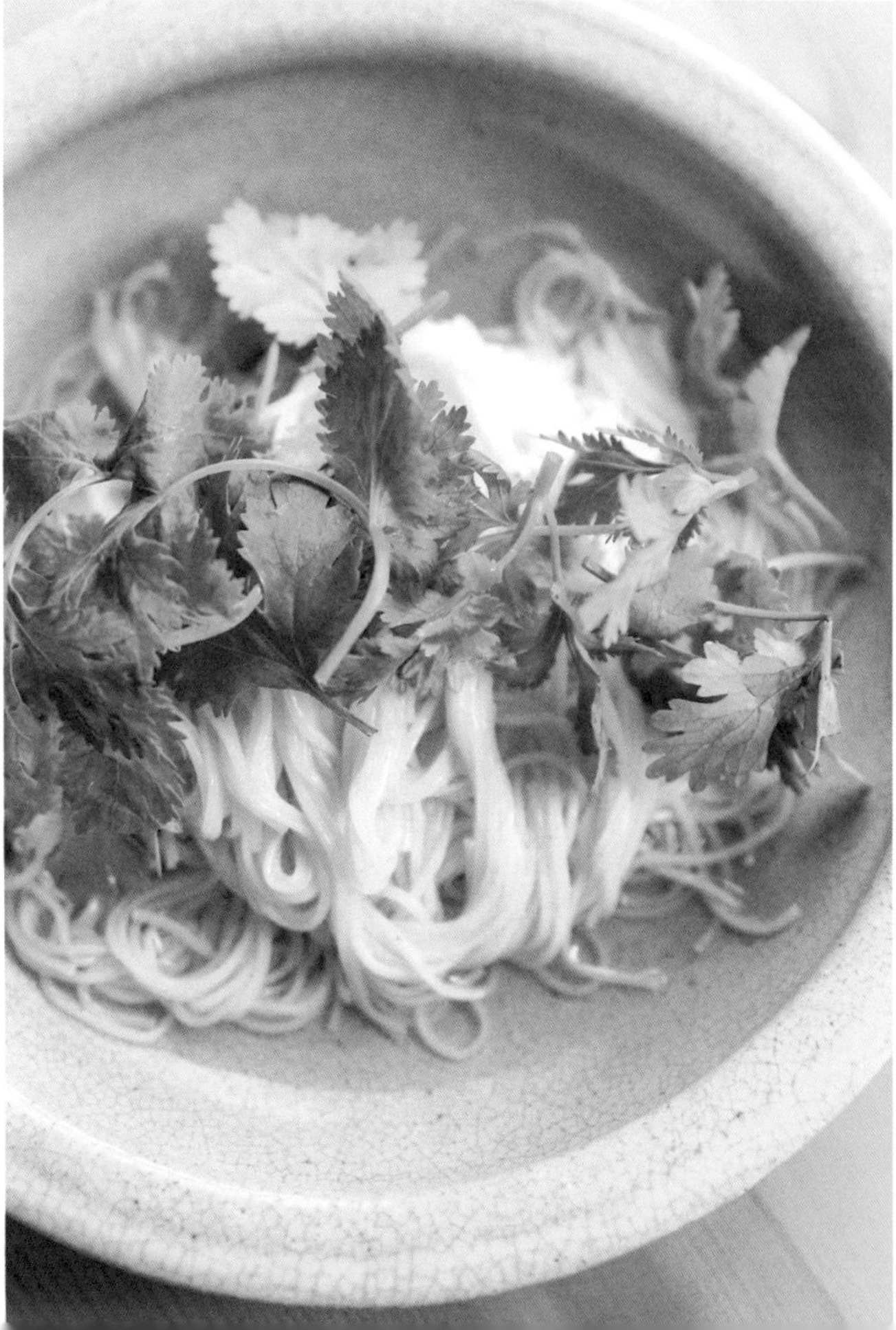

こんなレシピもおすすめ

レンジアクアパッツァ

鯛の切り身、緑茶、おろしにんにく、塩、こしょう、オリーブ油を合わせて電子レンジで加熱し、パクチーをのせる。

チーズソースがけ

緑茶とクリームチーズ(1:2の割合)、塩を電子レンジで温め、柚子こしょうを加えて混ぜ合わせ、パクチーにかける。

スープパスタ

フライパンに緑茶、パスタ、オリーブ油、塩、こしょう、ベーコンを入れて火にかけ、ふたをして煮、パクチーを混ぜる。

冷たいみそ汁

器にかつお節、白すりごま、みそを入れ、少量の緑茶を加えてみそを溶き、1杯分の緑茶を加え、パクチーを加える。

半夏生 はんげしょうず

「半夏」は、「からすびしゃく」という植物の別名。
これが生える頃は大雨が降る、ともいわれています。

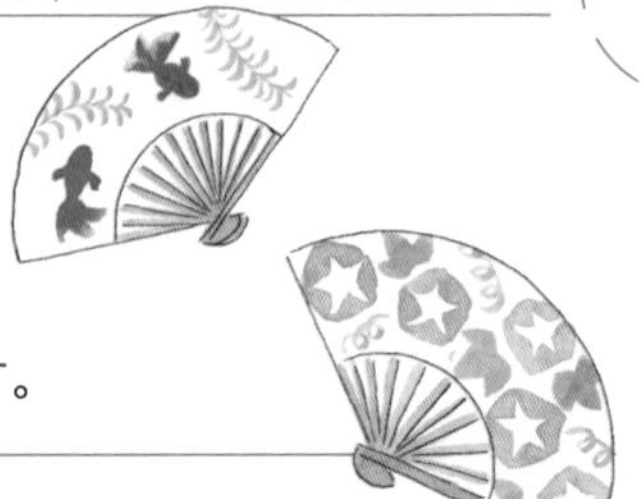

7/2 → 7/6 頃

「水」に加え「気」の巡りもよくする

夏の雨の後には、すっきりとした空が広がるものです。心にたまった余分なものも、そんなふうに洗い流されるといいですよね。ここのところ、**心配や悩みが重なると、ため息をついてしまうことが多くなっていませんか？**　この時季は水分代謝が悪くなるとともに「気」の巡りが悪くなりがち。ハーッと大きなため息をついてラクになったら、「気」の巡りが悪くなっている証拠です。ため息はあまりよいこととされませんが、ストレスによって浅くなった呼吸をリセットして自律神経のバランスを整える、自然な体の仕組みです。また、小さいため息をついているのは、「気」の不足が考えられます。いずれの場合も「気」の巡りをよくする食薬を取り入れてみてください。

この時季の食薬

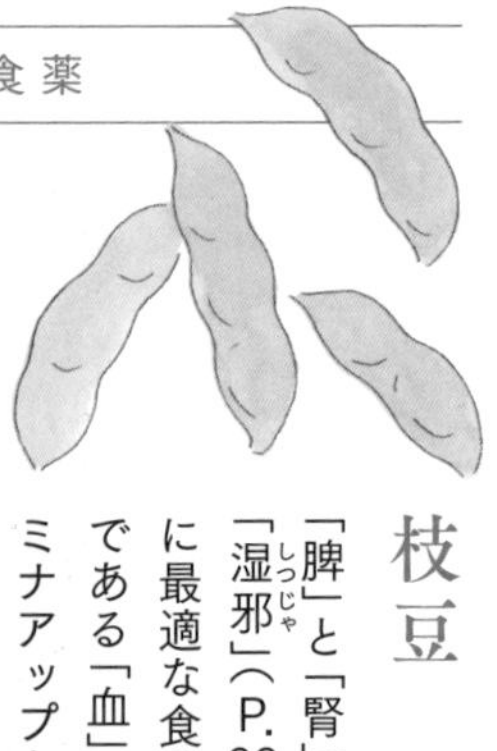

枝豆

「脾」と「腎」の働きを強めるので、「湿邪《しつじゃ》」(P.66参照)を追い払うのに最適な食薬。また、「心」の栄養である「血」も補うことから、スタミナアップも期待できます。

かじき

「気」を巡らせる働きがあります。栄養学的には、心の安定に関わる、ビタミンDやDHAが含まれます。ビタミンDは、「幸せホルモン」ともいわれるセロトニンの調節に関係し、DHAは、脳の働きを活発にするといわれています。

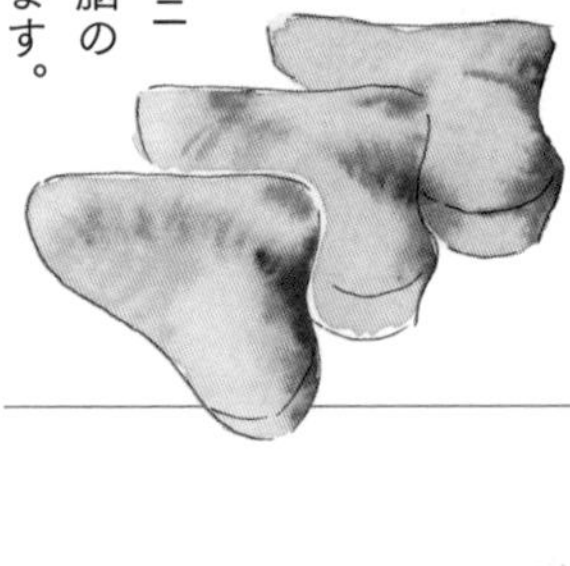

おすすめアクション

誰かにほめてもらったとき、つい謙遜や否定をするのはやめましょう。「ありがとう」と素直に感謝して、さらに、「自信がつきました」「励みになります」など一言添えると、自分も相手も気分がよくなります。

この時季のおすすめレシピ

かじきと枝豆のサクサクパン粉ソテー

食感のいいメインディッシュで気持ちを前向きに

材料　2人分

かじき……2切れ
枝豆(ゆで)…¼カップ
パン粉…½カップ
にんにく(みじん切り)
…小さじ1
塩・こしょう…各少々
オリーブ油…大さじ2

作り方

1 かじきは4等分に切り、塩、こしょうをふる。

2 フライパンにオリーブ油の半量を熱し、1の片面を焼く。裏返して端に寄せ、残りの油、にんにく、パン粉を加え、炒める。パン粉が色づいたら枝豆を加え、かじきと炒め合わせる。

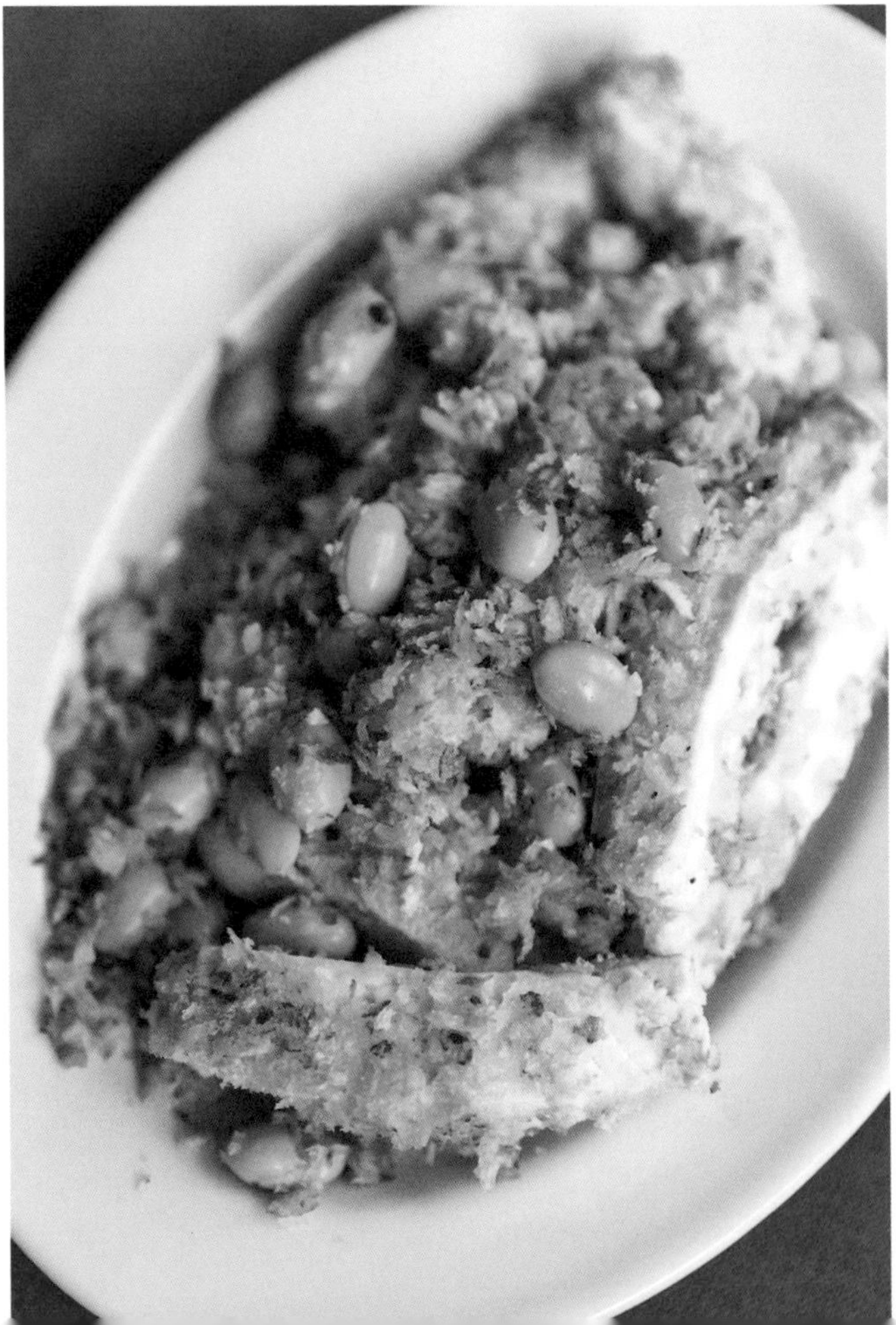

こんなレシピもおすすめ

オイスターレモン煮

かじきの両面をサラダ油で焼き、枝豆、オイスターソース、しょうゆ、砂糖、レモン汁を加えて煮絡める。

塩昆布蒸し

かじきに、塩、こしょう、オリーブ油をかけ、塩昆布を散らし、電子レンジで加熱する。

にんにくバターしょうゆパスタ

細切りにしたかじき、にんにくをバターで炒め、しょうゆ、枝豆、ゆでたパスタとゆで汁を加えて絡める。

コンソメスープ

鍋に水、顆粒コンソメを入れて煮立て、ひと口大に切ったかじき、枝豆、ドライバジル、塩、こしょうを加え、さっと煮る。

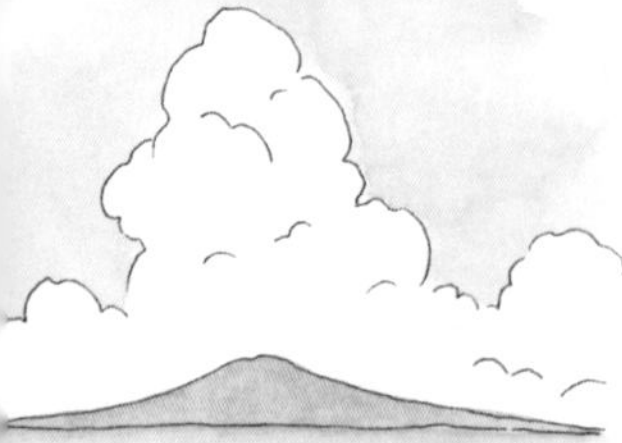

温風至

あつかぜいたる

7/7 ↓ 7/11頃

梅雨明けの頃に吹く風を「白南風《しらはえ》」と呼びます。
暖かく湿った南風は、天気の急変をもたらします。

「血」を補って潤いを取り戻す

夏にみずみずしさを増す南国の草花や果物は、蠱惑的にも思えます。つやつやした髪ややわらかい肌など、美しさのもとでもある潤いは失わないようにしたいものですね。とはいえ加齢とともに、のどが渇きやすい、汗をかきやすいなど、夏に弱い体になって疲労がたまりがちに。漢方では、体に必要な潤いを「陰」と呼びますが、これが不足する「陰虚《いんきょ》」の状態になると、不調が現れます。もの忘れの多さや寝つきの悪さも、その一つです。陰は、忙しさやストレス、濃い味つけに偏った食生活などによっても失われやすいもの。そこで、「血」を補い、潤いを加え、余分な熱を取る食薬がおすすめです。香辛料が入った辛すぎるものは体の水分を奪うので、控えめに。

この時季の食薬

いか

「血」を補い、めまいや動悸、不眠、脳の疲労や疲れ目などを和らげる効果があるとされています。また、ホルモンバランスや、若々しさに関連する「腎」の働きを高め、維持する作用も期待されています。

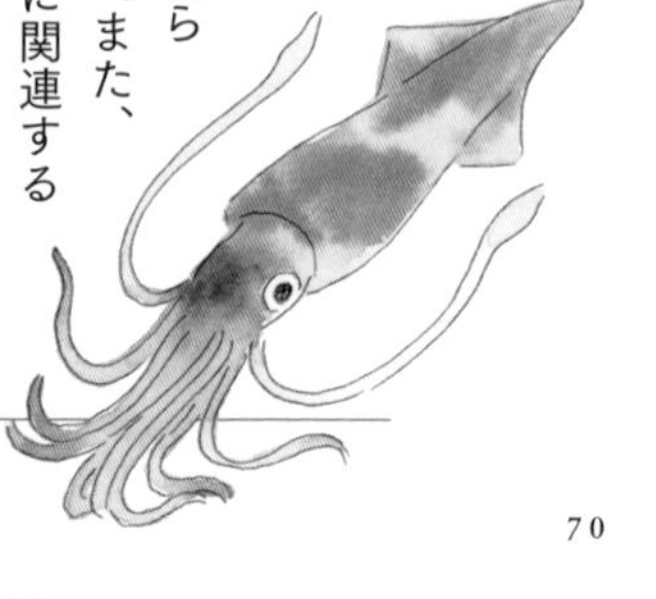

オクラ

「陰」を補い「腸」を潤し、便秘を解消。胃腸を健康にして消化不良を改善します。栄養学的にも、豊富な食物繊維が腸内環境を整えるほか、粘り成分には胃の粘膜を保護し、たんぱく質吸収を促進する働きが。夏バテ予防にぴったりです。

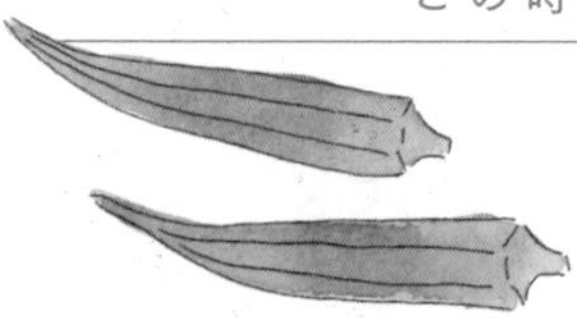

おすすめアクション

質のよい睡眠をしっかりとりましょう。漢方では、「陰」は夜の間につくられると考えます。寝る直前までテレビやスマホを見るのは避けて。エアコンは、寝入った後に冷えすぎないよう、おやすみモードにしましょう。

この時季のおすすめレシピ

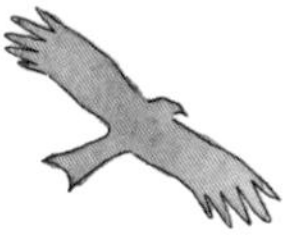

あたりめとオクラの炊き込みごはん

いかの旨みがたっぷり！
体を潤してくれる一品

材料 2人分

あたりめ…20g
オクラ…4本
しょうが（薄切り）…2枚
米…1合
白だし（市販）…大さじ1

作り方

1 オクラは板ずりし、小口切りにする。

2 炊飯釜に米、白だし、1合の目盛りまでの水を入れて混ぜ、あたりめ、しょうがをのせて普通に炊く。

3 炊き上がりに**1**を加えて混ぜ、5分ほど蒸らす。

こんなレシピもおすすめ

ねばねばサラダ 香味ダレ
刻んだオクラ、白すりごま、おろししょうが、ポン酢しょうゆ、オリーブ油を混ぜ、ざく切りにした水菜といかの刺身にかける。

赤じそ香り和え
いかの燻製、赤じそふりかけ、小口切りにしたオクラ、ごま油を和える。

塩辛のペペロンチーノ
おろしにんにく、塩辛をオリーブ油で炒め、ガクをむいた丸のままのオクラを加えて火を通し、塩、七味をふる。

さきいかスープ
鍋に水、さきいか、しょうゆ、おろししょうがを入れて煮立たせ、小口切りにしたオクラを加え、さっと煮る。

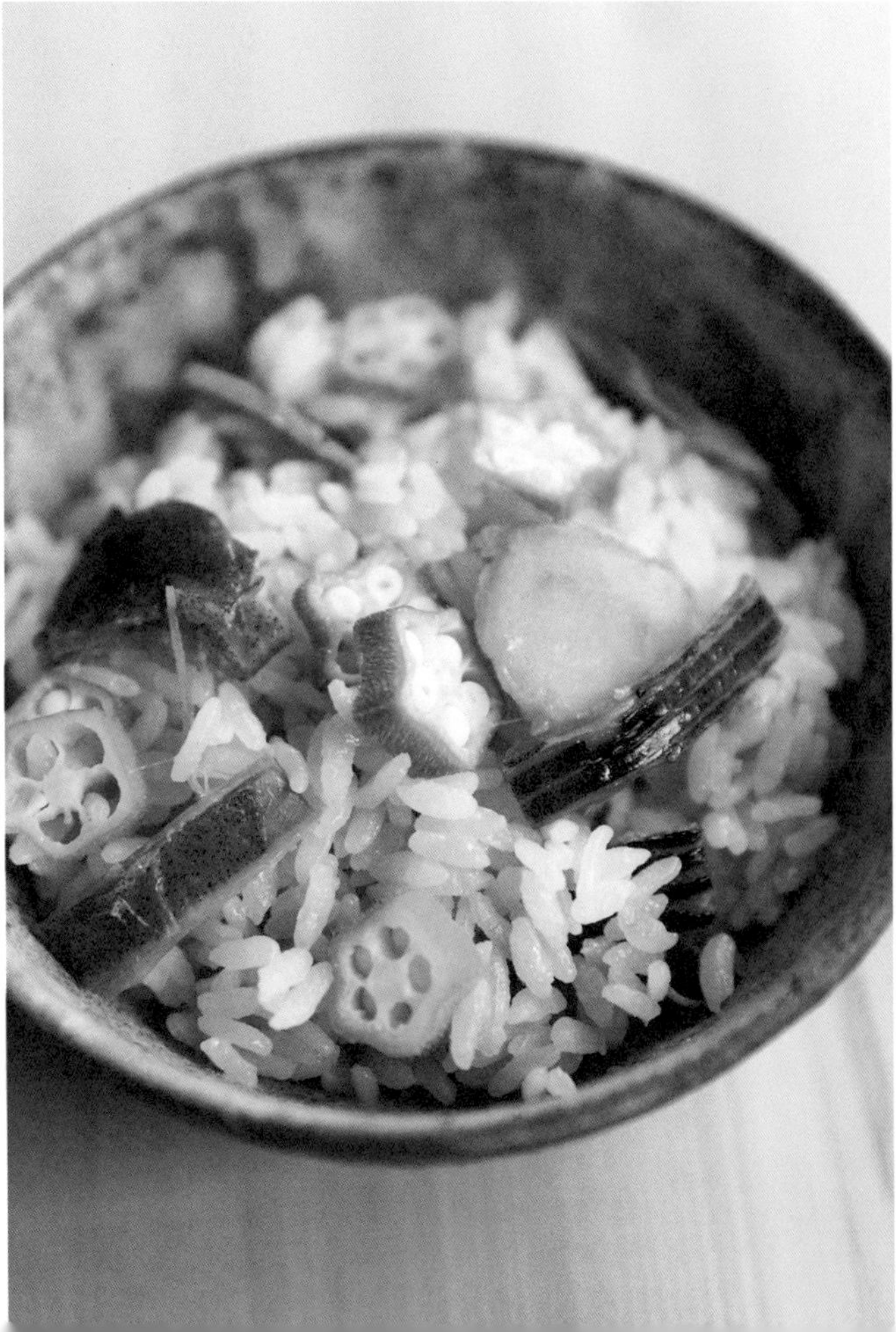

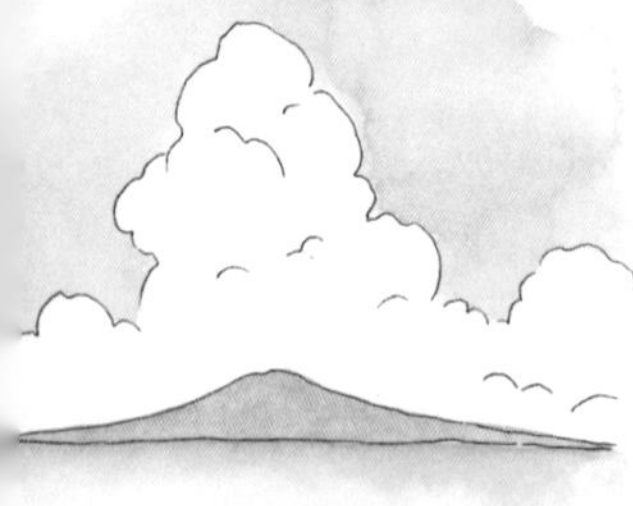

蓮始開

はすはじめてひらく

7/12
↓
7/17頃

蓮が、清らかなつぼみをほころばせる頃です。
「蓮始華（はすはじめてはなさく）」と呼ぶことも。

過剰な熱を冷まし適正なバランスに

夏の太陽のように、身も心も元気に輝きたいものです。体温維持や新陳代謝を司る熱のエネルギーは、生きていくうえでとても大切。ただし、過剰に「熱」がある状態を、漢方では「実熱《じつねつ》」といい、バランスが崩れていると考えます。その場合、**落ち着きがない、興奮しやすい、汗をかきやすい、ニキビができるなどの不調を呼びやすくなります**。また、「熱」が多い人は頭に血が上りやすく、気持ちが先に立って体に無理をさせがち。外出先では元気でも、家に帰ると疲れが一気に出る、ということはありませんか？「熱」を冷ます食薬を積極的にとり、潤い不足にならないように気をつけて。仕事なども、あまり頑張りすぎず、自分で意識してブレーキをかけることが大切です。

この時季の食薬

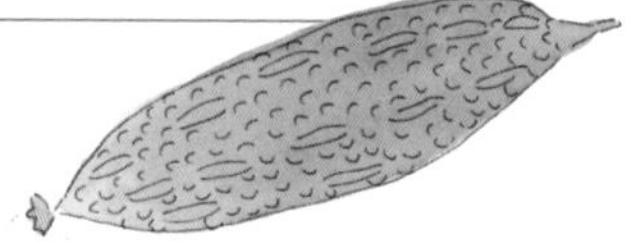

ゴーヤー

体の熱を冷まし、老廃物や水分をデトックスします。ビタミンC・Eといった抗酸化ビタミンやミネラルが豊富で、夏バテ防止に最適。特有の苦みには、胃腸の粘膜を保護するほか、神経に働きかけて気持ちをシャキッとさせる作用が。

昆布

熱を冷ますほか、デトックス作用も。便秘やむくみに対して効果が期待できます。また、カルシウムやマグネシウムが豊富なので、骨を強くし、神経の興奮を鎮めて気持ちを落ち着かせる働きがあります。

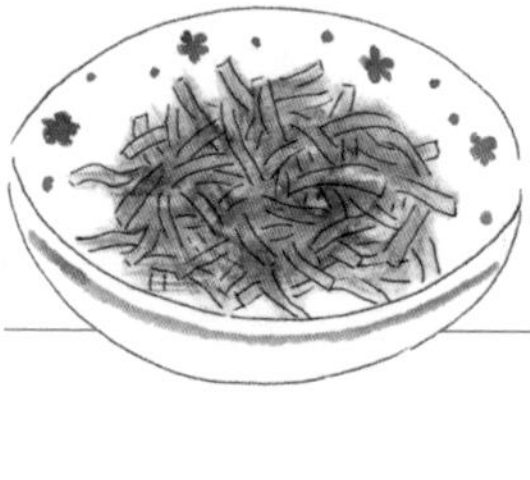

おすすめアクション

運動をして、あり余る熱を発散させましょう。といっても、週に一度ヘトヘトになるまでやるというより、ストレッチやウォーキングなど毎日の習慣にできるような軽い運動を始めるのが◎。続けやすいよう、楽しんでできるものを探しましょう。

この時季のおすすめレシピ

ゴーヤーととろろ昆布のサンラータン

クールダウンにぴったりのすっぱおいしい中華風スープ

材料　2人分

ゴーヤー…½本
とろろ昆布…2つまみ
水…2カップ
A
酢…小さじ2
鶏がらスープの素…小さじ1
塩…小さじ½
ラー油…少々

作り方

1 ゴーヤーは薄切りにして塩少々(分量外)でもみ、水洗いして水けを絞る。
2 鍋に水、A、1を入れて火にかけ、沸騰させる。
3 器に盛り、とろろ昆布をのせ、ラー油をかける。

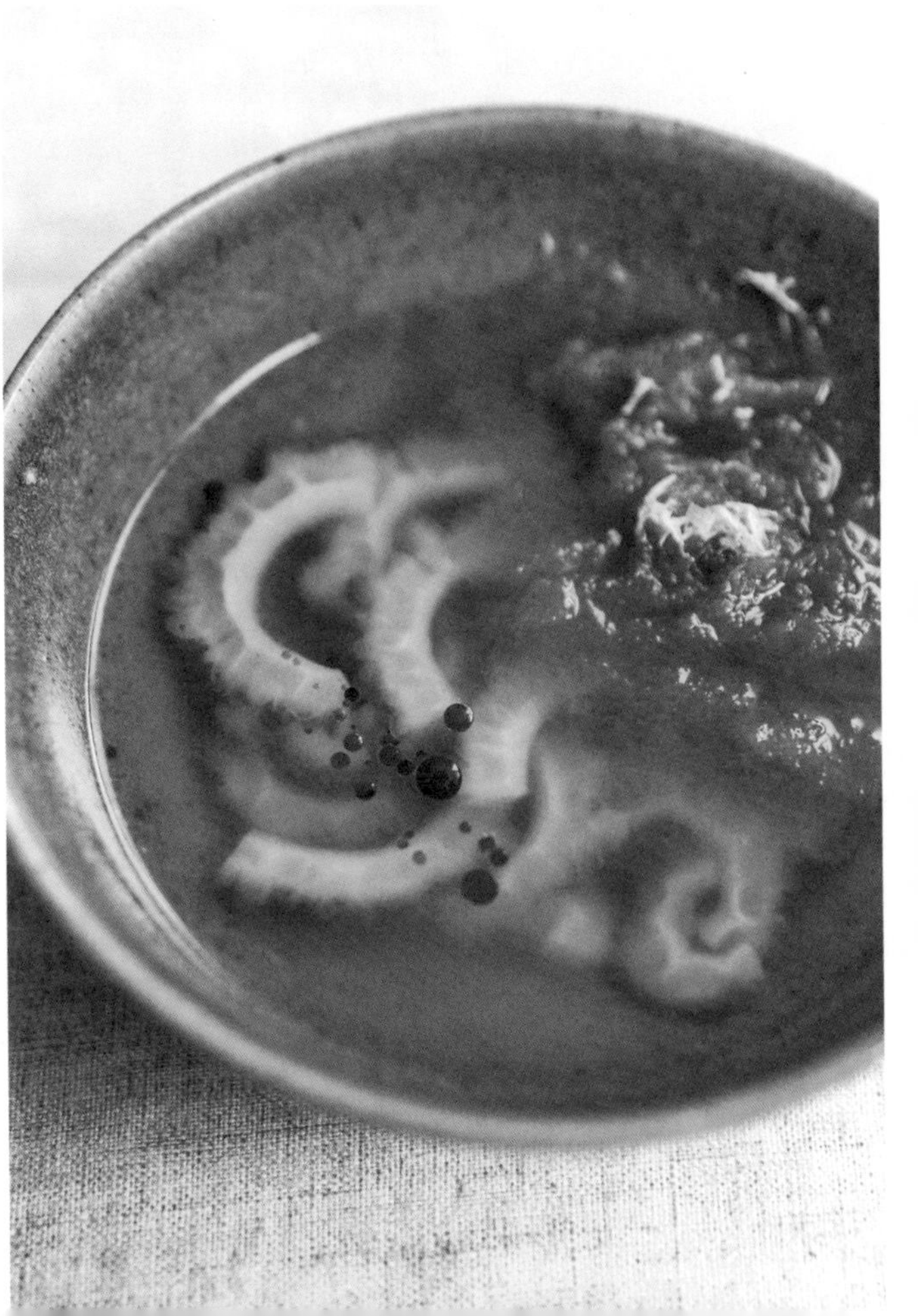

こんなレシピもおすすめ

チャンプルー
豚肉をサラダ油で炒め、薄切りにしたゴーヤー、塩昆布、しょうゆ、こしょうを加えて炒め合わせる。

ナムルのっけ飯
薄切りにしたゴーヤーを塩もみして水けを絞り、ごま油、塩、おろししょうが、とろろ昆布で和え、ごはんにのせる。

塩昆布和え
薄切りにしたゴーヤーを塩もみして水けを絞り、サラダ油、塩昆布で和える。

昆布茶甘酢マリネ
薄切りにしたゴーヤーを塩もみして水けを絞り、昆布茶、酢、砂糖を混ぜたマリネ液に漬ける。

鷹乃学習

たかすなわちわざをならう

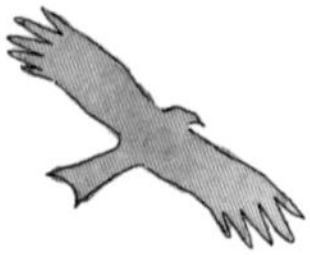

7/18 ↓ 7/22頃

初夏に卵からかえった鷹の雛が、飛び方を覚えて
巣立ちに備える頃。鷹は、古くから狩りに用いられてきました。

「血」の巡りに負担をかけない

暑い今だからこそできることがいっぱいなので、アクティブに過ごしたいですね。ただし、冷房などで自律神経が乱れやすいため、注意が必要。気分が高まってはしゃいだり大笑いをした後に、がっくり落ち込んでしまうなど、気持ちのアップダウンが激しくなっていませんか？ 冷房がきいた場所から炎天下に出ることを繰り返すと、その度に血管が収縮・拡張し、血液の巡りに影響が出てきます。また、冷たいものの飲みすぎや、よく冷えた部屋にノースリーブや素足でいることなどによって、体の冷えも進行。体を温める「陽」の食薬と、「血」の巡りをよくする食薬で、体内のバランスを整えていきましょう。

この時季の食薬

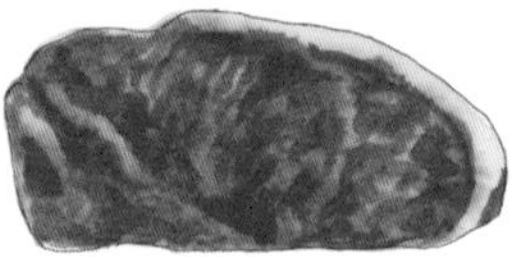

牛肉

胃腸を丈夫にする働きがあり、体の冷えからくる食欲不振に用いられる食薬です。「気」「血」を補い巡らせる働きが強いので、やる気が出ない、体がだるいなど、気力不足のときにパワーをつける効果が期待できます。

水菜

体に必要な潤いを補うので、夏に最適です。血流をよくする効果もあるので、血液をサラサラにする対策としても取り入れたいところ。胃腸にやさしく、ビタミン、カリウム、カルシウムなど栄養も豊富です。

おすすめレシピ

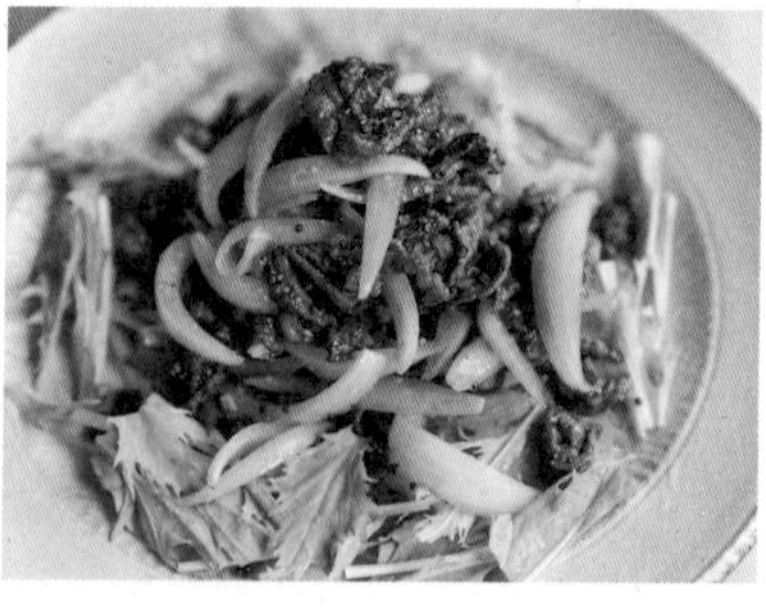

牛肉のハニーマスタードサラダ

夏特有の冷え対策にも有効

塩・こしょう各少々をふった**牛こま切れ肉150g**、くし形切りにした**玉ねぎ½個分**を**サラダ油小さじ2**で炒め、ざく切りにした**水菜½束分**とともに器に盛る。**粒マスタード・しょうゆ各大さじ1、はちみつ小さじ2**を混ぜ合わせたタレをかける。

7/23 → 7/27頃

桐始結花《きりはじめてはなをむすぶ》

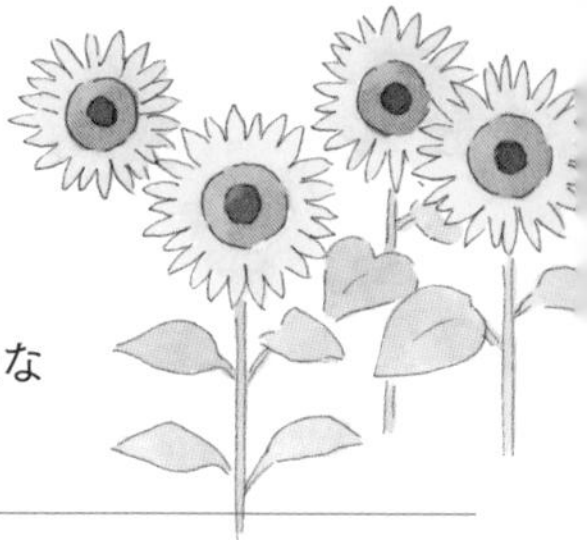

たんすや箱などの材料として日本人の暮らしに身近な桐が、次の年に咲く花のつぼみをつける頃です。

適度に熱を冷まし胃腸や心を元気に

夏真っ盛りのこの時季、暑さを思いきり楽しみたいという気持ちも強くなってきますね。だからといって、冷たいものをがぶ飲みするのは避けましょう。現代の生活では、エアコンがきいた室内で一日中過ごすことも多く、体内は思いのほか冷えているものです。冷たいもののとりすぎは、**胃腸の働きを低下させて「気」の巡りを停滞させるので、体内に余分な熱や「水」をため込んでしまうという結果を招きます。**夏野菜を取り入れることで熱を冷ます一方で、体を温めて発汗を促す作用のあるしょうが、ねぎ、わさび、パクチーなどの食薬も利用して、冷やしすぎを予防しましょう。

おすすめレシピ

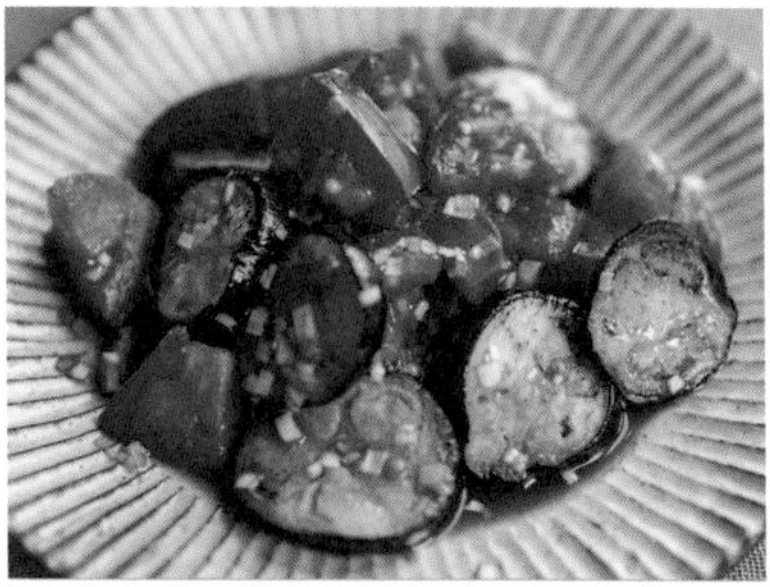

焼きなすのトマトマリネ

体を冷まして前向きな気持ちに

輪切りにした**なす2本分**を**オリーブ油大さじ2**で焼く。粗みじん切りにした**長ねぎ大さじ2、酢・しょうゆ各大さじ3、砂糖小さじ1 ½、こしょう少々**を混ぜたマリネ液に、ざく切りにした**トマト1個分**とともに入れる。

この時季の食薬

なす

血流をよくして、体にこもった熱を冷まします。胃腸の働きをよくし、胃もたれ、食欲不振などを改善。夏バテ予防に持ってこいです。また、前向きな気持ちが空回りして怒りっぽくなっているときなどに、心を鎮める作用も。

トマト

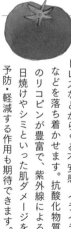

体内に潤いをもたらし、熱を冷ます食薬。ストレスなどからくる不安感、イライラなどを落ち着かせます。抗酸化物質のリコピンが豊富で、紫外線による日焼けやシミといった肌ダメージを予防・軽減する作用も期待できます。

おすすめアクション

疲れた体は、15～20分の昼寝で回復。コーヒーや緑茶を飲んでから眠ると、目覚めやすくなります。

土潤溽暑《つちうるおうて　むしあつし》

7/28 ↓ 8/1 頃

大気に満ちる湿気で土も潤い、草花にはうれしい時季。
人間にとっては、蒸し暑く過ごしにくい日々が続きます。

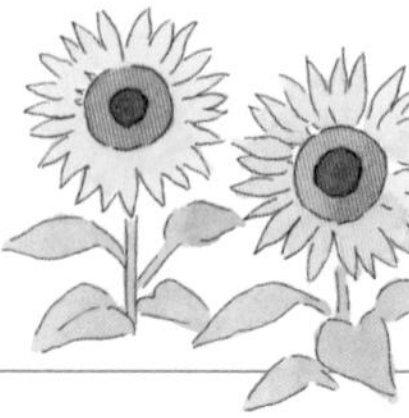

体と心の負担を減らす

暑気払いやビアガーデンなど、飲酒する機会が増える時季。お酒を飲むと、暑さとともにストレスも吹き飛ぶように思われますが、実際には、**いつの間にかネガティブになっていて、過去の失敗を思い出してはクヨクヨしていませんか？**くれぐれも、飲みすぎないように注意しましょう。アルコールは、体の中に湿気をもたらし、肝臓に負担をかけ、胃腸の働きも低下させます。加えて、心をネガティブにさせます。この流れは、飲酒時だけでなく、甘いものをとりすぎた場合にもいえることです。こうした不調のせいで、さらにストレスをためてしまうという悪循環に陥っては、エネルギーの無駄遣い。食薬で体の調子を整え、心と体のよい循環を生み出しましょう。

この時季の食薬

とうもろこし

消化機能を高める効能があります。汗とともに流れてしまうエネルギーを補うとされるので、暑さで弱っているときの栄養補給にぴったり。ちなみにヒゲは、むくみ解消の生薬としても用いられます。

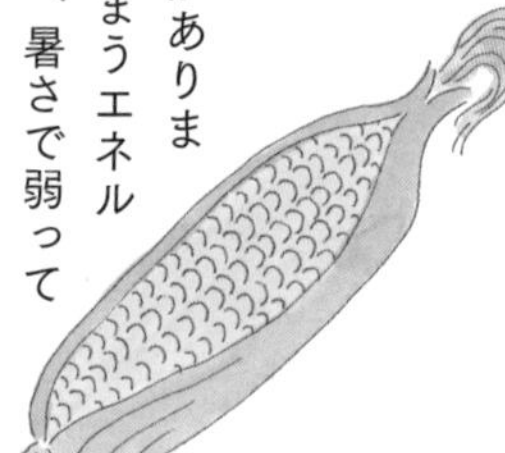

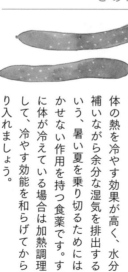

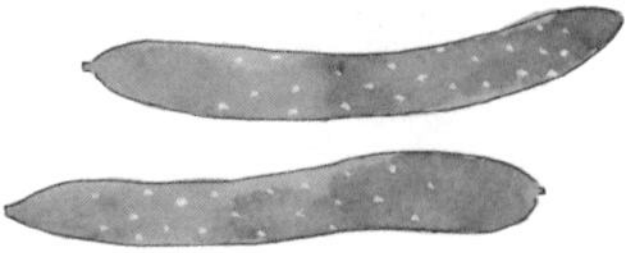

きゅうり

体の熱を冷やす効果が高く、水分を補いながら余分な湿気を排出するという、暑い夏を乗り切るためには欠かせない作用を持つ食薬です。すでに体が冷えている場合は加熱調理をして、冷やす効能を和らげてから取り入れましょう。

おすすめドリンク

炭酸水でいれた、ハイビスカスティーやミントティーで「気」の巡りをよくしましょう。500㎖のペットボトル入り炭酸水の中身を少しだけ減らし、ティーバッグを入れて15分おいたものなら、ノンアルコールカクテル風に！

この時季のおすすめレシピ

きゅうりととうもろこしの冷やしおでん

材料　2人分

きゅうり…1本
とうもろこし…1本
さつま揚げ…4枚
しょうが(薄切り)…4枚
白だし…大さじ3
塩…少々
水…2カップ

作り方

1 きゅうりは皮を縞目にむき、長めの乱切りにする。とうもろこしは4等分に切る。

2 水1カップ、白だし、塩、とうもろこし、さつま揚げ、しょうがを鍋に入れて火にかけ、沸騰させる。きゅうりを加え、中火で3分ほど煮て火を止める。

3 水1カップを加える。煮汁の表面にラップをかけ、そのまま冷蔵庫で冷やす。

とうもろこしの甘みが溶け出たスープが絶品。体と心を癒やして

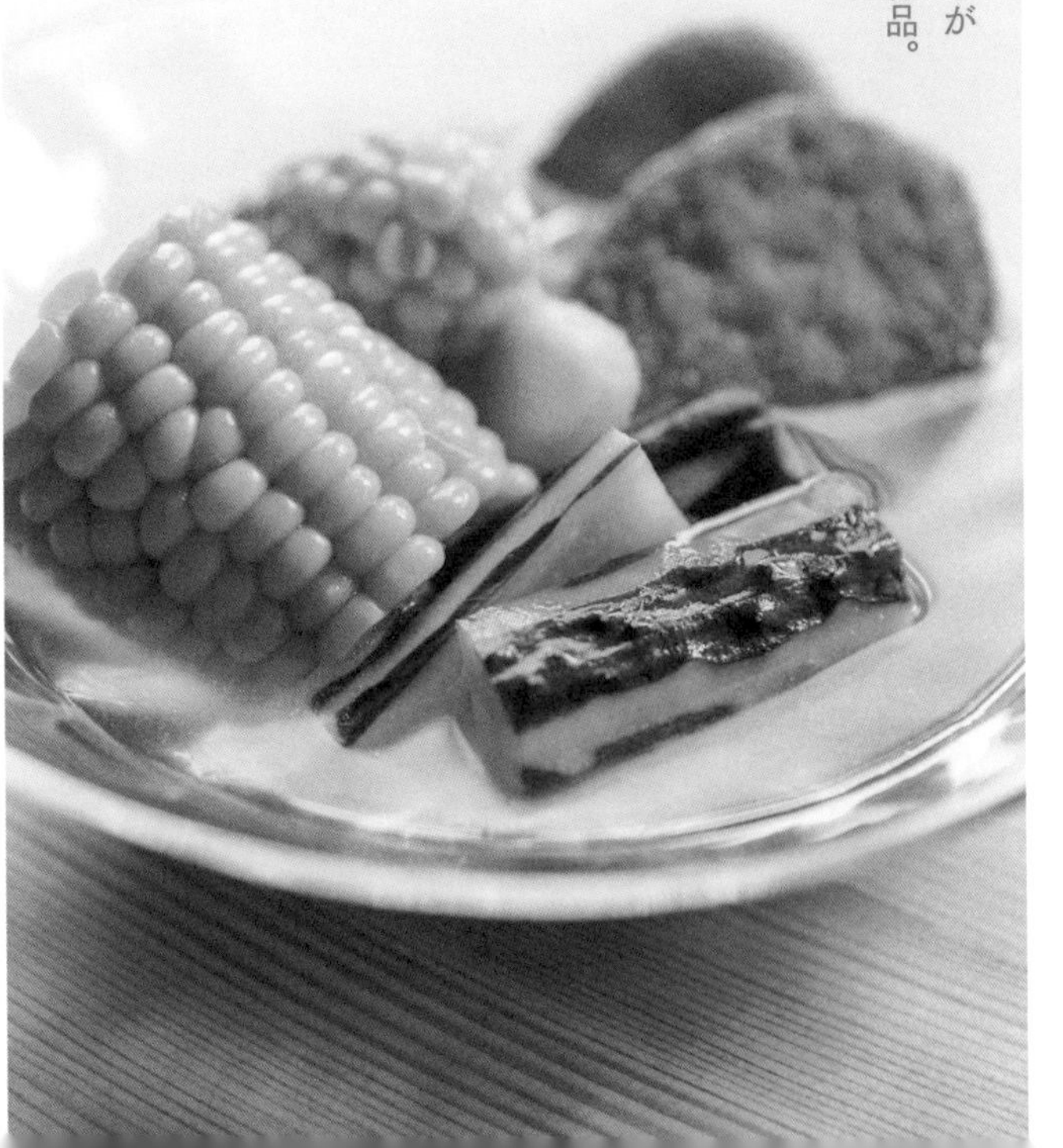

こんなレシピもおすすめ

おかかラー油がけ

たたいたきゅうりを塩もみし、汁けをきったコーン缶、しょうゆ、おろししょうがを混ぜ、かつお節、ラー油をかける。

そぼろサラダ

豚ひき肉、コーンをサラダ油で炒め、豆板醤、オイスターソース、しょうゆを加え、たたいたきゅうりにかける。

柚子こしょうパスタ

薄切りにしたきゅうり、コーンをオリーブ油で炒め、しょうゆ、柚子こしょうを加え、ゆでたパスタと炒め合わせる。

担々スープ

豚ひき肉、きゅうり、コーン、おろしにんにくをサラダ油で炒め、水、鶏がらスープの素を加えて煮て、みそを溶く。

大雨《たいう》時行《ときどきにふる》

8/2
↓
8/6頃

「たいうときどきふる」と読むことも。ひとしきり降った後はカラリと晴れ上がるのも、この時季の特徴です。

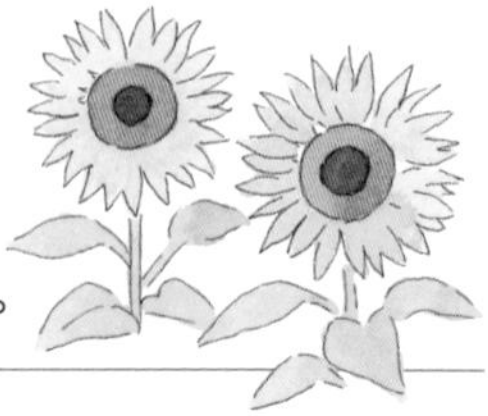

酷暑による免疫力低下に対抗する

ときに困難に直面しても、乗り越えたときには気持ちが晴れ晴れとし、自分がひと回り成長していることに気づきます。このように、ストレスに負けない心と体をつくりたいものです。それなのに、仕事や勉強に集中できない、疲れが取れない、かぜをひきやすい、といった不調はありませんか？

夏の強い紫外線や高い気温は、知らず知らずのうちに体にダメージを与え、思いのほか疲労させられています。だからといってつい冷房を強めにして寝ると、手足の冷えや倦怠感の原因となります。こうした夏特有の疲れから身を守るべく、免疫力を高めてストレスの害を除去する作用のある食薬をとりましょう。

この時季の食薬

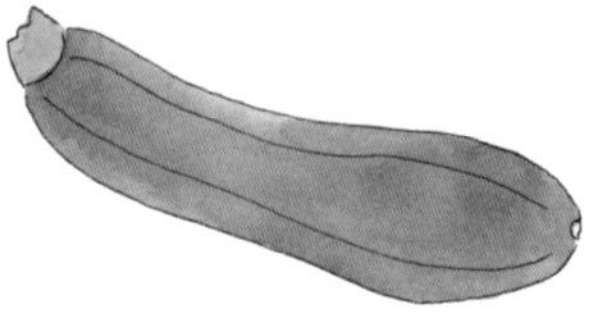

ズッキーニ

β-カロテンが体内でビタミンAとなり、活性酸素除去や粘膜保護の作用によって、免疫力をアップさせます。また、冷房などによって体が冷えると滞りがちな「水」の巡りをよくするにもよいとされます。

みょうが

血流をよくして体を温め、頭をすっきりさせる芳香成分のα-ピネンを含みます。色素成分のアントシアニンや、ビタミンC、ビタミンEなど、抗酸化物質も含有。皮膚や粘膜を健康に保ち、肌に潤いを与えます。

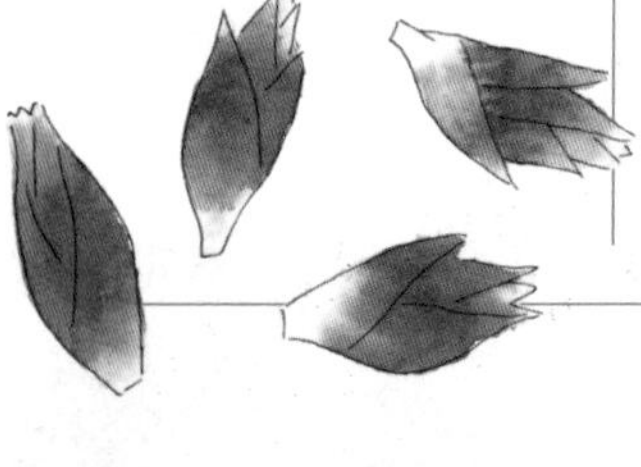

おすすめアクション

うっかり冷房を強めにして寝てしまい、起きたときにだるさや手足の冷えがある場合は、朝、うなじや首に熱めのシャワーをかけましょう。首には太い動脈が通っているので、短時間で体を温めることができます。

この時季のおすすめレシピ

ズッキーニとみょうがのスパニッシュオムレツ

みょうがの香りがアクセント。たんぱく質とビタミンで免疫力をアップ

材料 2人分

ズッキーニ(小)…1本
みょうが…2個
溶き卵…4個分
塩…小さじ½
こしょう…少々
オリーブ油…大さじ2

作り方

1 ズッキーニは輪切りにし、みょうがは縦4等分に切る。

2 フライパンにオリーブ油を熱し、ズッキーニ、塩、こしょうを入れて炒める。しんなりしたら溶き卵を流し入れ、大きく3〜4回混ぜ、みょうがを加える。ふたをして、弱火で3分ほど焼く。

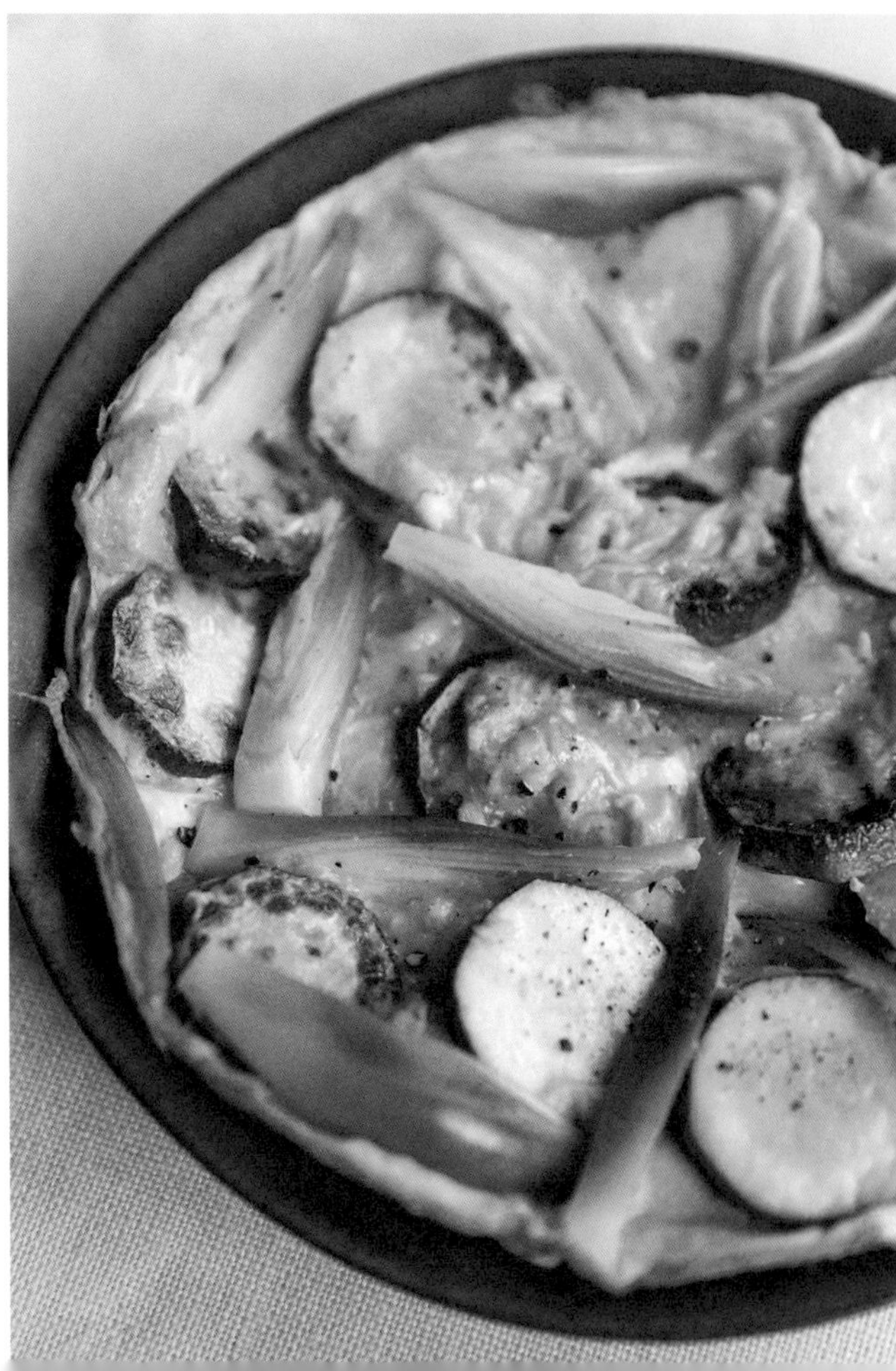

こんなレシピもおすすめ

塩レモンステーキ

ズッキーニを切ってサラダ油で焼き、しょうゆを加え、刻んだみょうが、塩、レモン汁を混ぜたタレをのせる。

明太トースト

薄切りにしたズッキーニとみょうがを塩もみし、ほぐした明太子と混ぜ合わせ、トーストにのせる。ごはんにのせても。

梅和え

薄切りにしたズッキーニとみょうがを塩もみし、梅肉、ごま油で和える。

みそ汁

輪切りにしたズッキーニをサラダ油で焼き、水、かつお節を入れて煮る。火を止め、薄切りにしたみょうが、みそを加える。

コラム

薬膳の基本 2

私たちの体や食物、そして季節にはそれぞれ五つの性質があるとされています。それらを関連づけて表にした指針が「五行色体表」（五行配当表）で、心身の健康維持に役立ちます。

◆五行色体表《ごぎょうしきたいひょう》◆

五行	木	火	土	金	水
五臓	肝	心	脾	肺	腎
五腑	胆	小腸	胃	大腸	膀胱
五官	目	舌	唇	鼻	耳
五主	筋	脈	肉	皮	骨
五液	涙	汗	涎	涕	唾
五華	爪	顔色	唇	皮膚	髪
五神	魂	神	意	魄	志
五季	春	夏	長夏	秋	冬
五悪	風	熱	湿	燥	寒
五味	酸	苦	甘	辛	鹹
五色	青	赤	黄	白	黒
五志	怒	喜	思	憂	恐

体と自然は五行説をもとに関連づけられている

体内の臓器なども、五行説（P.43参照）に基づき、この世を構成する五要素にそれぞれ対応していると考えられています。例えば、主要な臓器とされる五臓のうち、「肝」は木、「心」は火の性質があります。また、上記の表のように、臓器以外にも、心の状態、食材の味や色なども、「五味」「五色」といったように五行の五つの性質にあてはめられます。五行の要素は相互に影響を与えていますが、体内の臓器なども、五行と同じ関係性で影響を与え合っているとされます。それぞれ対応する季節も決まっており、例えば水の性質がある冬の色は黒とされ、黒に対応する「腎」が冬に弱まるので、黒い食薬を食べて養生をする、というふうに考えます。

◆五神

五臓に宿る精神のこと

魂は評価や判断、意は思考や推測、魄は感覚や感情、志は思考や記憶の保存・維持に、それぞれ関わる。神はこれらを統制する。

◆五臓

「心包」を加えて六臓と呼ぶことも

主要な臓器と、その働きのこと。「肝」「心」「脾」「肺」「腎」の五つに心包(P.120参照)を加え「六臓」と呼ぶこともある。

◆五季

五臓が属する季節のこと

五臓にはそれぞれ対応する季節があり、その季節ごとの影響を受けやすいため、注意が必要になる(P.82参照)。

◆五腑

「三焦」を加えて六腑と呼ぶことも

五臓に対応する内臓と、その働きのこと。胆、小腸、胃、大腸、膀胱からなる。三焦(P.120参照)を加え「六腑」と呼ぶことも。

◆五悪

五臓が嫌う外気

五臓に悪い影響を与えやすい環境変化のこと。風は春一番などの強風、熱は熱気、湿は梅雨の湿気、燥は空気の乾燥、寒は寒さを指す。

◆五官

五臓の不調が現れる部位

五感や、それを司る部位のこと。目、舌、唇、鼻、耳の五つがある。五臓に不調があると、それぞれに対応する部位に症状が現れるとされる。

◆五味

五臓に対応する味

酸、苦、甘、辛、鹹(塩辛さ)という五つの味覚それぞれが、五臓に対応していると考えられている。

◆五主

五臓が司る、栄養を補給する器官や部位

五臓がそれぞれ制御している、栄養を補給する器官や部位のこと。「肝」は筋、「心」は脈、「脾」は肉、「肺」は皮、「腎」は骨を司るとされる。

◆五色

五臓に影響を与える食材の色

五色それぞれに対応する季節や臓器が決まっている(P.82参照)。例えば、春に弱まる「肝」の養生には青いものを食べるのがよい。

◆五液

五臓が病んだときに変化がある分泌液

涙、汗、涎(よだれ)、涕(鼻水)、唾のことで、五臓のいずれかが悪くなると、対応する分泌液に変化があるとされる。

◆五志

五臓変調の際の感情

怒、喜、思、憂、恐という五つの感情のこと。対応する五臓に変調があると、それぞれの感情が表れやすくなる。

◆五華

五臓の変調が現れる部分

爪、顔色、唇、皮膚、髪などの部分を指す。五臓のいずれかが悪くなると、対応する部位が変化する。例えば「肝」の悪化で爪がもろくなる。

五行色体表でわかる
五季五色の養生に適した食材

五行色体表を活用しながら、季節にふさわしい食薬を上手に取り入れて、心身の健康を維持していきましょう。

五季 春 / 五色 青

冬にたまった老廃物を青（緑）の野菜で排出

春の色は、青。食材でいえば、緑の濃い野菜を指す。緑の野菜はデトックス効果が高いことから、冬の間に体内にたまった老廃物を排出してすっきりさせてくれる。

◆ 食材例

山菜／香菜／クレソン／キャベツ／ほうれん草／春菊／三つ葉／せり／きゅうり／セロリ／ミント など

五季 夏 / 五色 赤

熱がこもった体は赤い食材でクールダウン

湿度、気温ともに上昇する夏は、体内に熱がこもることから、イライラや眠りの浅さ、肌荒れなどの不調が現れがち。ビタミンたっぷりの赤い野菜で、クールダウンを。

◆ 食材例

トマト／すいか／赤パプリカ／にんじん／クランベリー／レバー／まぐろ／かつお など

五季 長夏 / 五色 黄

胃腸や体にだるさを感じたら黄色い野菜を

五行では、長夏をまじえた五季があると考える。長夏の色は黄。雨で冷えやすくなり、胃腸への影響もあるので、黄色い野菜でいたわりながら元気を蓄えるのがよい。

◆ 食材例

とうもろこし／かぼちゃ／さつまいも／卵／黄パプリカ／じゃがいも／大豆／パイナップル など

五季 秋 / 五色 白

乾燥した肌や髪には白い食材で潤いチャージ

夏から一転して湿度が下がり、また気温も徐々に低くなる頃。肌や髪、粘膜なども乾燥しやすくなるので、体内をすみずみまで潤してくれる、白い食材をとるのがよい。

◆ 食材例

長いも／玉ねぎ／れんこん／かぶ／大根／ゆりね／豆乳／白きくらげ／白ごま など

五季 冬 / 五色 黒

免疫力の低下や疲れには黒い食材で腎機能アップ

寒さに弱い「腎」の機能が低下しやすく、生命エネルギーも弱まりがちで、冷えや免疫力低下などが起こりやすい。「腎」を整えて活力を補給できる、黒い食材を。

◆ 食材例

黒米／黒ごま／黒豆／黒きくらげ／昆布／わかめ／のり／しいたけ／ごぼう／栗／プルーン／ブルーベリー など

Part 3

秋

AUTUMN

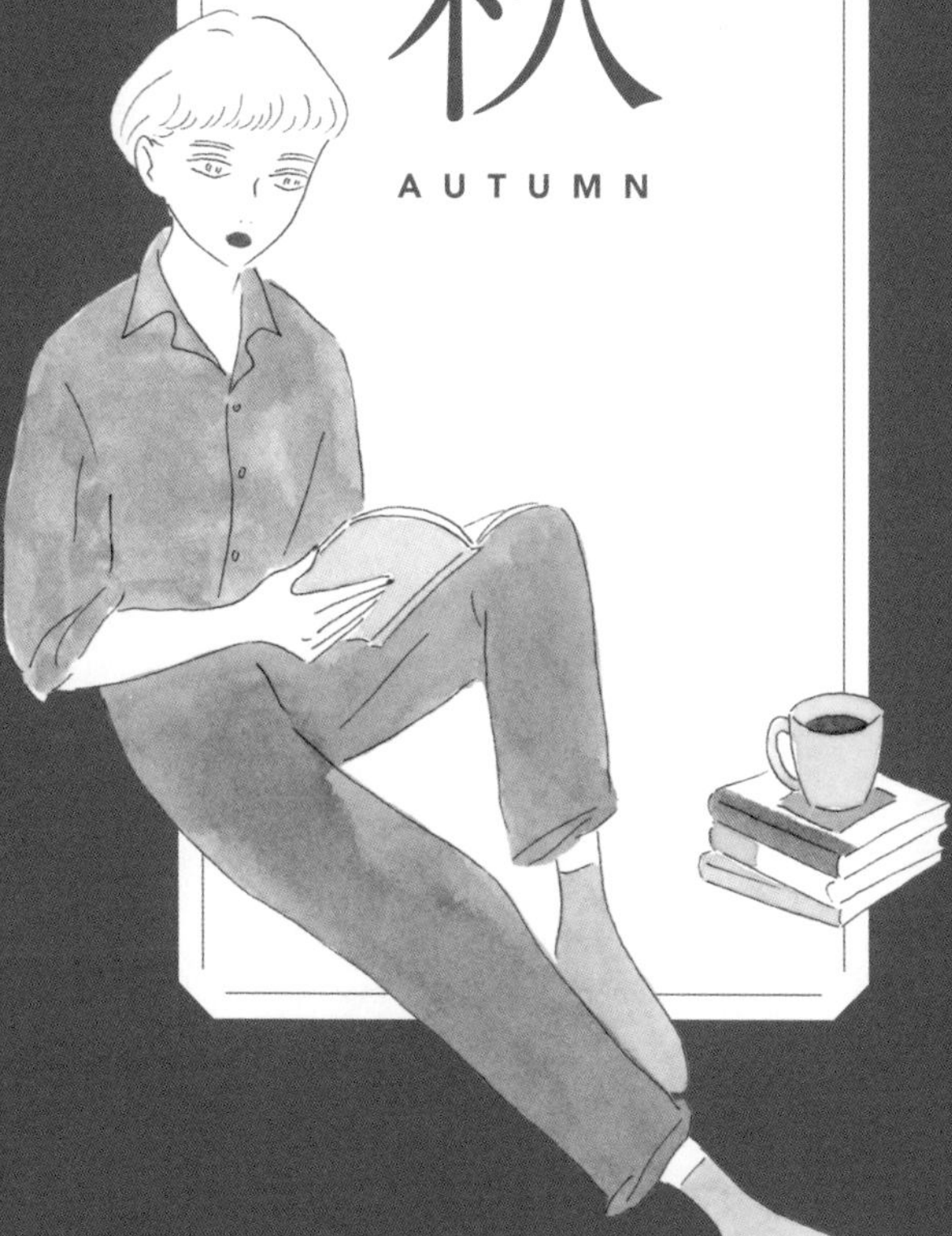

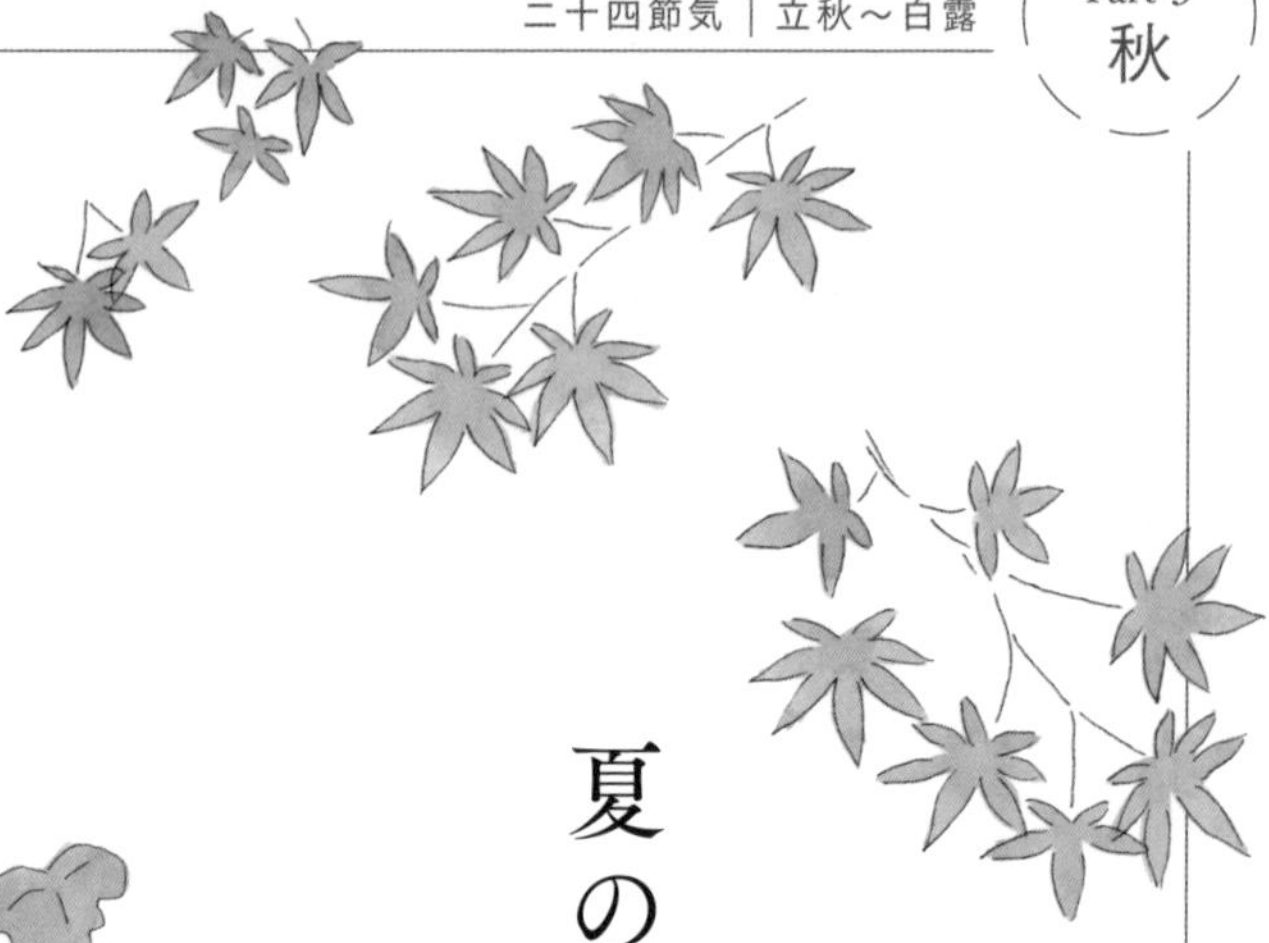

8/7頃

立秋《りっしゅう》

8/7→8/12頃 涼風至 P.88-89

8/13→8/17頃 寒蟬鳴 P.90

8/18→8/22頃 蒙霧升降 P.91

夏のストレスを除去する

暦の上では秋が始まるものの、まだまだ暑さが厳しい頃。紫外線や冷房、台風による気圧の変化など、環境ストレスが心身にダメージを与えます。体は疲れていても神経が高ぶり寝つけない、眠りが浅いなど、睡眠障害も起こりがち。これもバテ症状につながります。そこで、心を安定させる食薬で養生を。また、ストレスが多いと活性酸素によるダメージも増えます。抗酸化物質も積極的に取り入れましょう。

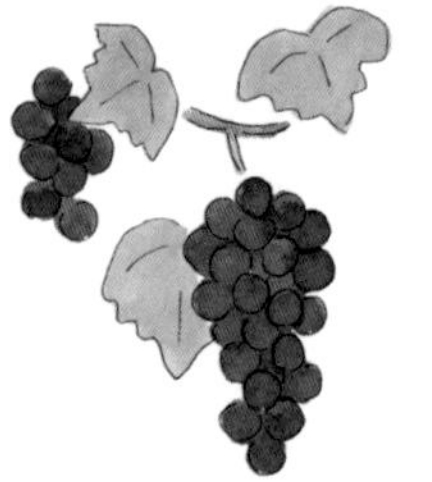

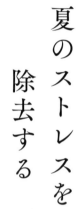

8/23頃

処暑《しょしょ》

8/23→8/27頃 綿柎開 P.92-93

8/28→9/1頃 天地始粛 P.94

9/2→9/7頃 禾乃登 P.95

糖質と上手につき合い、心を守る

暑さが徐々に和らぐ頃とされます。ただし夏の疲れがたまっていて、体や心の不調も心配。暑くて食欲不振だからと、冷たいめん類などの炭水化物や甘いもの、アルコールなどを多くとると、血糖値の上昇・降下が不安定になり、気持ちの揺らぎも招きやすくなります。イライラや不安を感じたり、急に眠気がさしたりするなら、糖質は控えめにし、ゆっくりよくかんで食べる、野菜から食べる、といった食べ方の工夫も加えてみましょう。

9/8頃

白露《はくろ》

9/8→9/12頃 草露白 P.96-97

9/13→9/17頃 鶺鴒鳴 P.98-99

9/18→9/22頃 玄鳥去 P.100-101

体の内側から乾燥対策

暦では秋の気配が深くなる頃。夜は空気が冷え、朝方は草木に真珠のような露が宿ります。この時季は乾燥に注意。夏の紫外線や冷房のダメージで肌や髪がカサカサパサパサしていませんか？ 乾燥は内側にも及び、特に「肺」が心配。漢方では悲しみの臓器で、トラブルがあるとネガティブになるといわれています。また、乾燥に熱症状が加わった「陰虚《いんきょ》」になると、さまざまな不調が起こるとされます。食薬で体に潤いを補給しましょう。

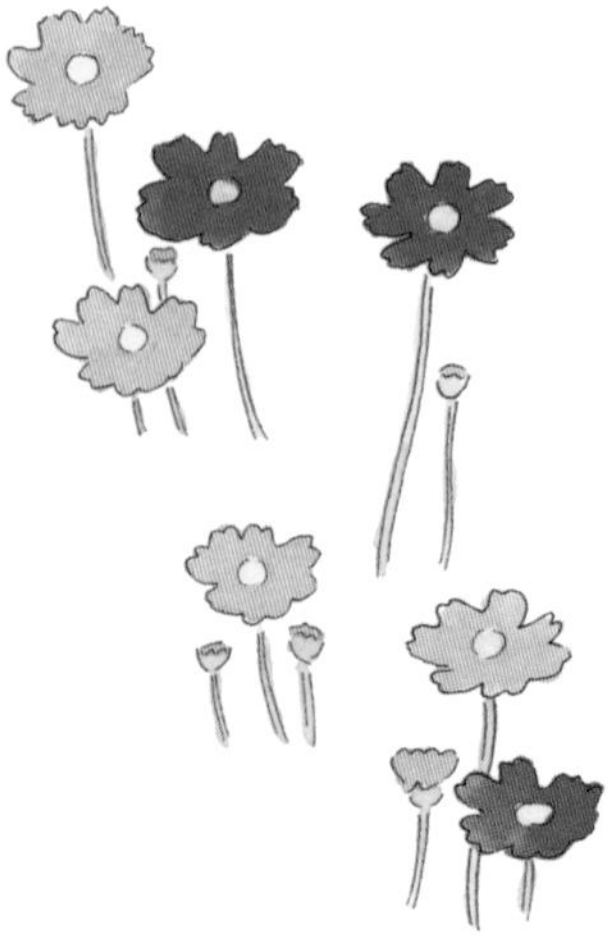

9/23頃

秋分《しゅうぶん》

体を潤し気持ちよく過ごす

9/23→9/27頃
雷乃収声
P.102-103

9/28→10/2頃
蟄虫坏戸
P.104-105

10/3→10/7頃
水始涸
P.106-107

昼夜の長さがほぼ同じになる秋分。これを境に、夜が長くなっていきます。気温の低下とともに乾燥も進み、「肺」がダメージを受けやすくなることに。「肺」の機能が低下すると、気分がふさぎ込み「気」の巡りが阻害されます。そして体に熱がこもり、さらに気持ちがモヤモヤしたり、胸が詰まったような感じにも。「気」を巡らせて体にこもった熱を冷ますとともに全身を潤す食薬をとり、「肺」とつながっている「大腸」もケアしましょう。

10/8頃

寒露《かんろ》

10/8→10/12頃
鴻雁来
P.108-109

10/13→10/17頃
菊花開
P.110-111

10/18→10/22頃
蟋蟀在戸
P.112

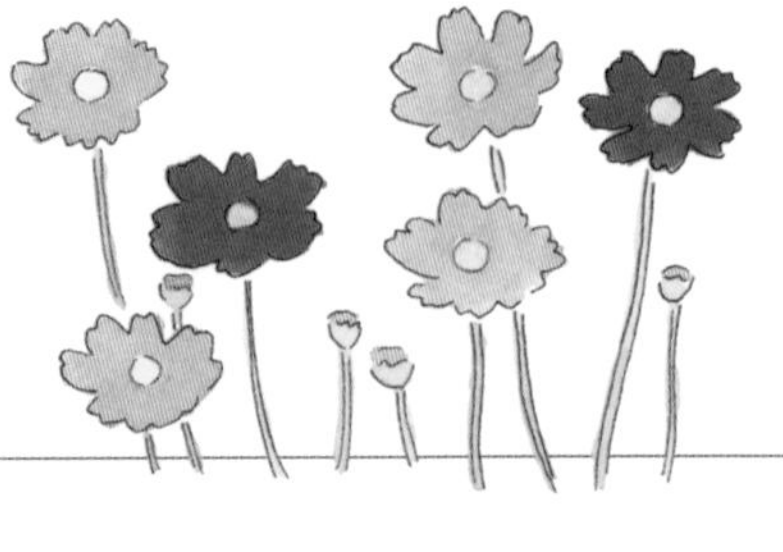

10/23頃

霜降《そうこう》

霜始降 10/23→10/27頃 P.113

霎時施 10/28→11/1頃 P.114-115

楓蔦黄 11/2→11/6頃 P.116-117

冬に備えて心身の守りを固める

暦の上では朝晩の冷え込みがさらに深まり、霜が降りはじめる頃。「陽」と「陰」の「気」が入れ替わる過渡期で、寒くなるとともに日照時間が短くなります。気持ちは、感傷的になりやすく憂鬱に。体は、寒さに備えるためにエネルギーを消耗し疲れやすくなる時季です。冬が来る前にしっかり栄養をつけることが大切。また、秋は、冬に備え「気」を体内に収めていく季節でもあるので、規則正しい生活を心がけ、穏やかに過ごしましょう。

潤いと栄養を補給して前向きに

草木に冷たい露が輝く頃。空気が澄み渡り、冷たさを感じさせるほどに月の光が冴えてきます。ひときわ乾燥してくるので、「肺」を守り、潤いをもたらす食薬で養生を。ただ、乾燥しているからとはいえ、水のとり過ぎには要注意です。一度に大量の水をとっても、そのまま排泄されるだけで、場合によっては水分代謝を低下させ、むくみを招くことにもなりかねません。口が乾かない程度の水を摂取しながら、「水」の巡りをよくしましょう。

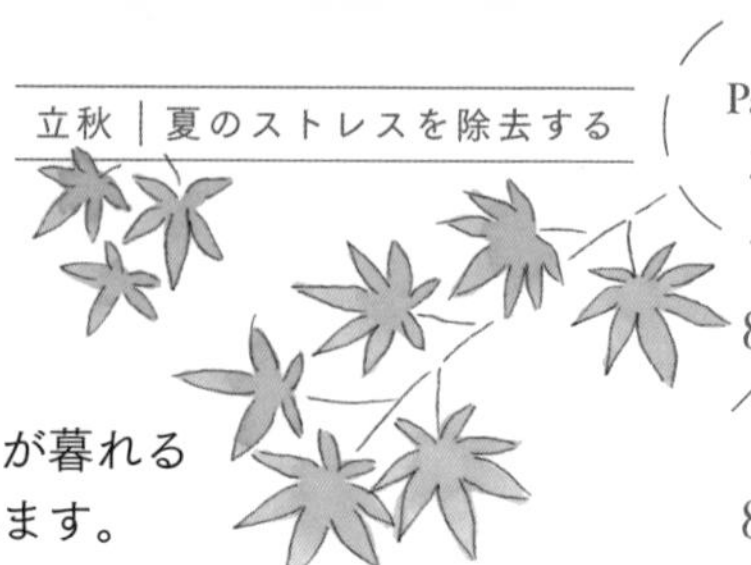

涼風至 すずかぜいたる

8/7→8/12頃

まだまだ太陽はじりじりと照りつけますが、日が暮れる頃には、ふと吹いていく風の涼しさを感じられます。

「胃」を元気にして「心」も健やかに

夏バテからくる胃の不調が起こりやすくなっています。胃が弱るとメンタルも弱くなるので、些細なことを考えすぎて問題をふくらませ、自分を責めてしまいがちになります。物事のよい面を見る習慣を身につけましょう。

また、いったんやる気が出たからといって、一気に片づけてしまおうとするのはNGです。睡眠や食事をおろそかにしてまで仕事などを頑張りすぎると、そのときはよくても、知らず知らずのうちに蓄積した疲れが体に悪影響をもたらし、やがて集中力ややる気の低下につながっていきます。何かと疲れやすくなるこの時季は、胃腸をいたわる食薬を取り入れながら、心も気にかけ、休養を十分にとって、明日への活力を養いましょう。

この時季の食薬

モロヘイヤ

滋養強壮野菜として知られています。独特の粘り成分を含み、胃壁を保護して消化不良や食欲不振を和らげます。また、特にβ-カロテンが豊富で、活性酸素によるダメージを防ぐことが期待されます。

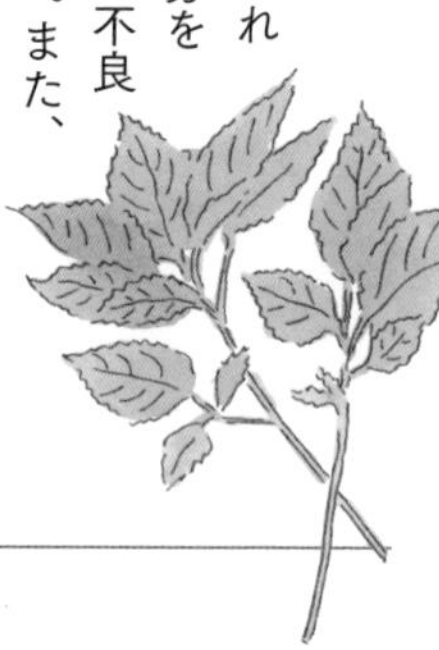

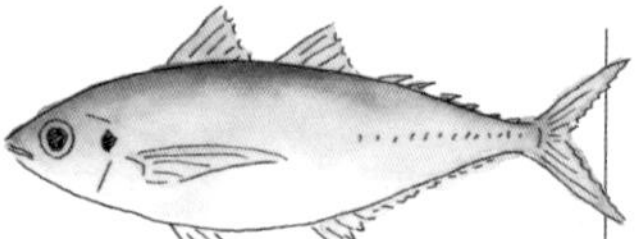

あじ

「胃」を温め、消化機能を活発にして、体力をつけます。たんぱく質のほか、血液をサラサラにするEPAやDHAなど、良質な油も豊富。また、体内の塩分量を調節してむくみを防止するカリウムなども含まれています。

おすすめデザート

ジャスミン茶を使った豆花《トウファ》風スイーツが、「気」の巡りをよくして不安を鎮めます。ジャスミン茶½カップ、はちみつ大さじ2を混ぜ合わせ、絹ごし豆腐¼丁をスプーンですくって入れ、すりおろしたしょうがを加え、冷蔵室で半日おけばでき上がり。

この時季の
おすすめ
レシピ

あじのソテー モロヘイヤポン酢サルサ

消化を助ける食薬の力で胃腸から元気に。とろとろのモロヘイヤを絡めて食べて

材料　2人分

あじの干物…2枚
モロヘイヤ…½束
A
オリーブ油…大さじ2
ポン酢しょうゆ…小さじ2
おろしにんにく…少々
七味唐辛子…適量

作り方

1 モロヘイヤは葉をつんでラップで包み、電子レンジで30秒加熱し、水にとって絞り、ざく切りにする。

2 **1**、**A**を混ぜ合わせる。

3 フライパンであじの干物を焼く。

4 器に**3**をのせ、**2**をかけて七味をふる。

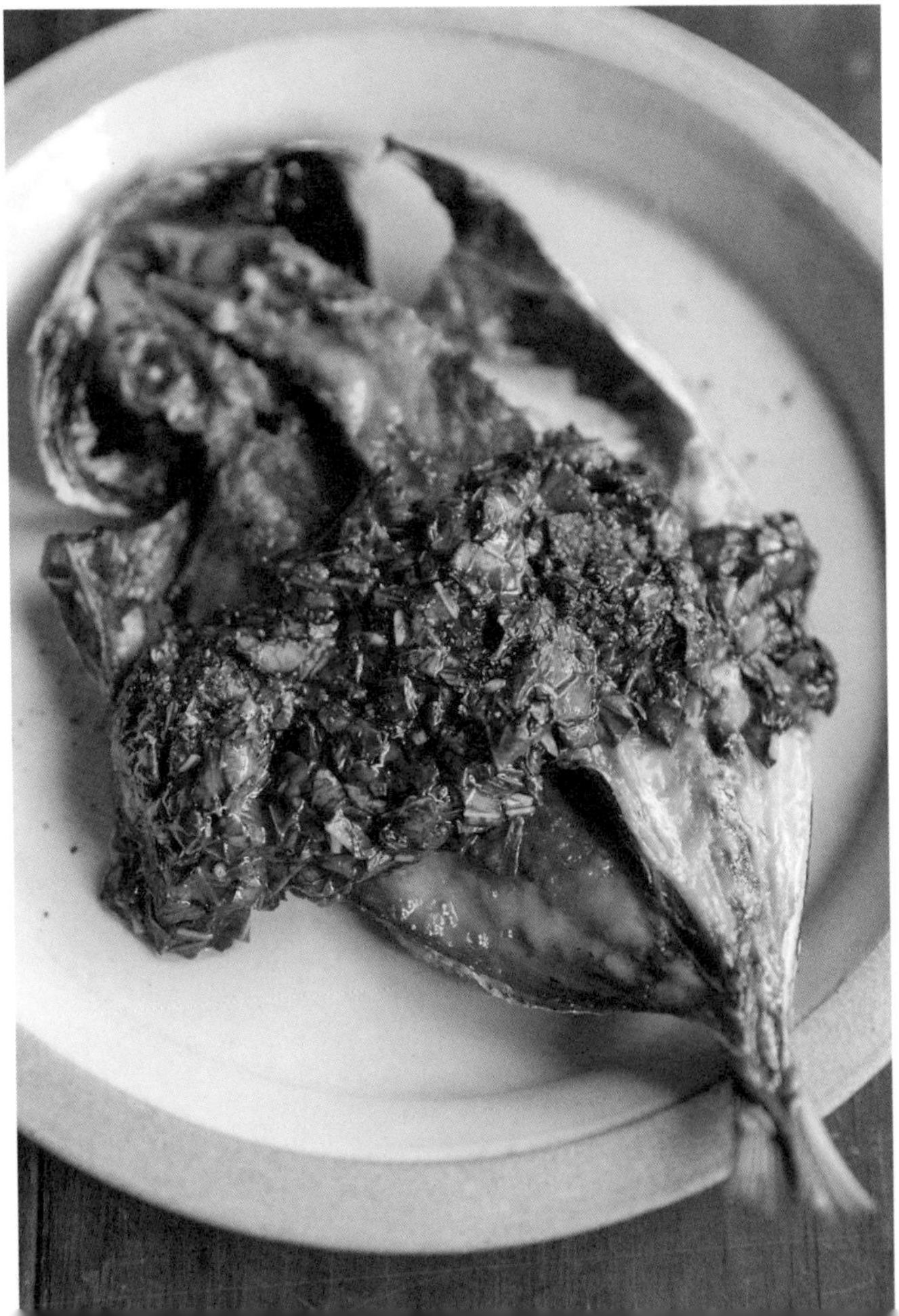

こんなレシピもおすすめ

あんかけチャーハン

焼いてほぐしたあじの干物とごはんを炒め、水、しょうゆ、鶏がらスープの素、片栗粉、刻んだモロヘイヤを煮てかける。

ねばねばそうめん

焼いてほぐしたあじの干物、ゆでて刻んだモロヘイヤ、めんつゆを混ぜ合わせ、そうめんにのせ、白炒りごまをふる。

ジンジャーマリネ

ゆでて刻んだモロヘイヤ、おろししょうが、酢、粒マスタード、塩、サラダ油を混ぜ合わせ、焼いたあじを漬ける。

冷や汁

水、すりごま、みそを混ぜ合わせ、焼いてほぐしたあじの干物、ゆでて刻んだモロヘイヤを加える。

8/13 → 8/17頃

寒蟬鳴《ひぐらしなく》

にぎやかに鳴き立てていたセミの声が、どこかもの寂しい響きを持つひぐらしのものへと変わってくる頃です。

隠れストレスに抗酸化力で対抗

お盆休みのこの時季は、予定が立て込みがち。心は楽しく浮き立っているものの、**疲れを引きずってしまいやすいので、注意が必要です。**うれしい予定でも過密スケジュールでは、やはりストレスとなってしまいます。

漢方では、ストレスが多いと「肝」に負担がかかると考えます。また、その影響で心にもダメージを負って、本来の健やかさや前向きなエネルギーを失ってしまいます。気持ちがピリピリ・イライラしがちなのも、そのためです。暑さによる体への影響も、まだまだ油断できない時季。引き続き、抗酸化力の高い食薬を積極的に取り入れ、体が本来持つパワーを高めていきましょう。

おすすめレシピ

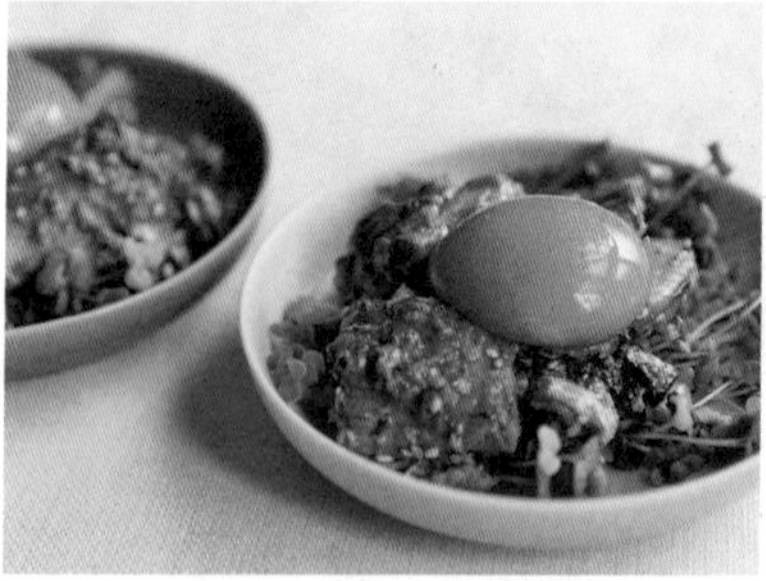

さんまのユッケ風 スプラウト添え

体内の酸化を防いでくれるおつまみ

根元を切った**ブロッコリースプラウト1パック分**を器に盛る。汁けをきった**さんま水煮缶1缶、しょうゆ・ごま油各小さじ1、おろしにんにく・白炒りごま各少々**を和えてかけ、**卵黄2個分**をのせる。

この時季の食薬

さんま

脳の働きを活性化するほか、血流をよくする効果が期待されている、DHAやEPAが豊富です。また、細胞の再生を助けるビタミンB_2や、抗酸化の働きがあるビタミンAなども多く含んでいます。秋が旬ですが、缶詰で手軽に取り入れましょう。

ブロッコリースプラウト

植物特有の化学物質であるフィトケミカルの一種、スルフォラファンが豊富。体内の酵素を活性化させ、活性酸素除去の働きを高めるとして、近年注目されています。

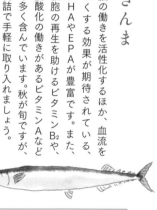

おすすめドリンク

甘酒で、体力回復、整腸、免疫力向上を。レモン汁やトマトジュースを混ぜると、さっぱりした一杯に。

蒙霧升降《ふかききりまとう》

8/18 ↓ 8/22頃

昼は暑くても、朝夕になると空気が湿気を含んで、白く深い霧が立つようになる頃。「霧」は、春の「霞」と同じ現象です。

熱を冷まして栄養と休養を

少しずつ夜が長くなり、集中して物事に取り組めるようになる時季です。ただし、日中はまだまだ厳しい暑さに苦しめられます。**心がざわざわして落ち着かず、睡眠不足が続いてしまうという人もいるのでは？**　きちんと睡眠がとれないと、疲れが取れず、体力を回復できません。

また、冷たい飲食物をとりすぎると、胃腸が冷えて消化・吸収がうまくいかず、栄養が十分にとれない状態になります。昼間にため込まれやすくなる熱を冷まして心を落ち着かせ、たっぷり栄養をとって、しっかり休養しましょう。食薬としては、やはり熱を冷ます働きの高いものがおすすめです。

この時季の食薬

おかひじき

体内の熱を冷まし、ストレスで弱りやすい「肝」をケアして心を鎮静化。栄養学的には、鉄分、体内でビタミンAになるβ-カロテン、ビタミンCが豊富。活性酸素を除去するほか、血液のもとになり、体力をアップさせます。

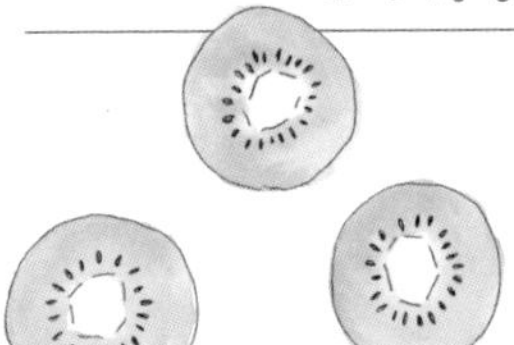

キウイフルーツ

抗酸化作用のあるビタミンC・Eなどが豊富。また、たんぱく質分解酵素の働きで、肉や乳製品などの消化・吸収を高めます。糖質の代謝を促すビタミンB_1も含み、夏バテ解消にぴったり。

おすすめレシピ

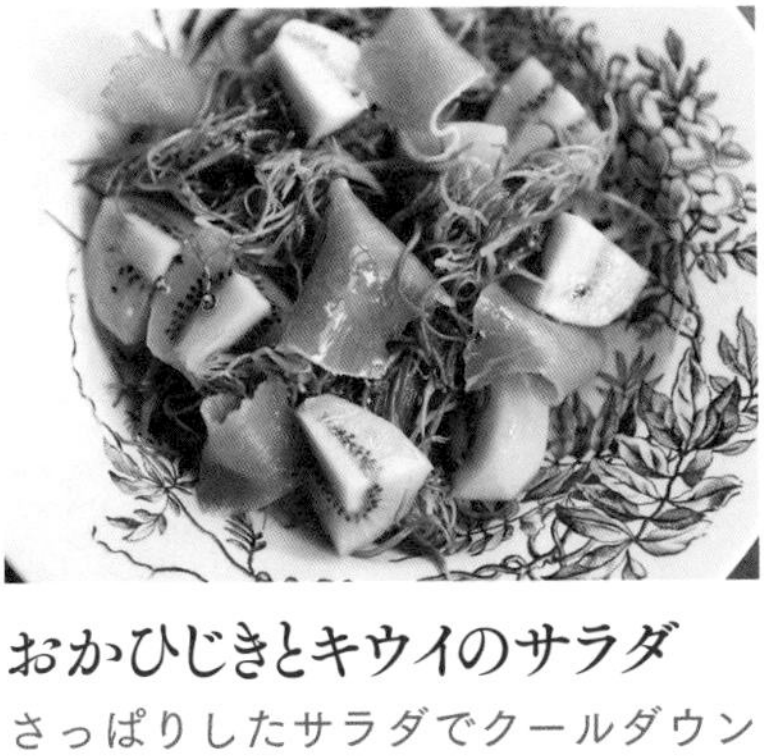

おかひじきとキウイのサラダ

さっぱりしたサラダでクールダウン

硬い茎を切った**おかひじき1パック分**を電子レンジで40秒加熱し、水にとって絞る。**オリーブ油大さじ1**、**酢小さじ1**、**塩2つまみ**、**おろしにんにく・あらびき黒こしょう各少々**を混ぜたタレ、ひと口大に切った**キウイ1個分**、ちぎった**生ハム3枚分**と和える。

綿柎開《わたのはなしべひらく》

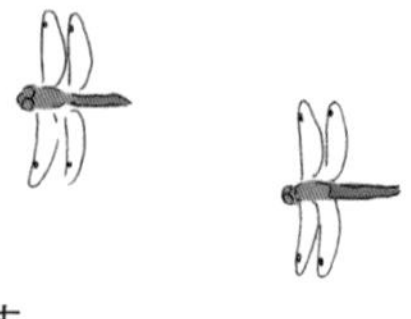

8/23 → 8/27頃

淡くて黄色い綿の花が徐々にピンク色になって枯れた後、実が割れて、ふわふわとした白い綿が飛び出してくる頃です。

糖質過多を見直し、体を抗酸化

綿を紡いで糸にし、布をつくりだすように、仕事や勉強を頑張って成果を生み出したい時季。合間には休憩が大事ですが、疲れると甘いものに手が伸びがち。また、暑いと料理が面倒で、手軽なめんやパンなどに頼ることもあるでしょう。**糖質過多の食事が続くと、疲労感はさらに増し、やる気の低下も招いてしまいます。**そのうえ、体内で余った糖質はたんぱく質を劣化させ、老化を早める恐れがあり、これがシワやシミの原因ともいわれます。また、甘いものを食べないと物足りない、イライラするという場合は、糖質依存かも。糖質に頼らない食生活で、心の制御機能を取り戻しましょう。食薬としては、糖質のとりすぎで起こる体内の炎症反応を抑えるものをおすすめします。

この時季の食薬

えごま油

オメガ3脂肪酸の一つであるα-リノレン酸が多く、体内に起こる炎症を抑える作用があります。また、抗酸化作用があるロスマリン酸も含むため、老化の原因となる活性酸素を除去する効果が期待できます。

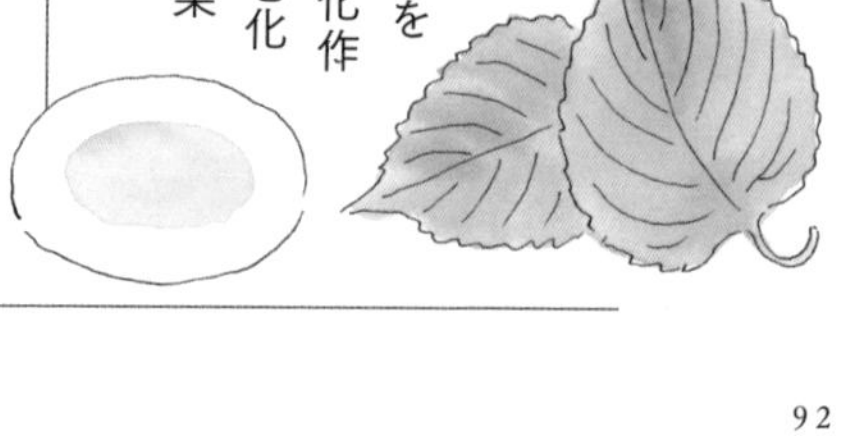

ミックスビーンズ

ひよこ豆、赤いんげん豆、青えんどう豆など、さまざまな豆の組み合わせ。ビタミンB_1、カルシウム、鉄、マグネシウムなど、心を元気にする栄養がまんべんなくとれます。糖質量が白米の約半分なので、主食の代用にするのもおすすめ。

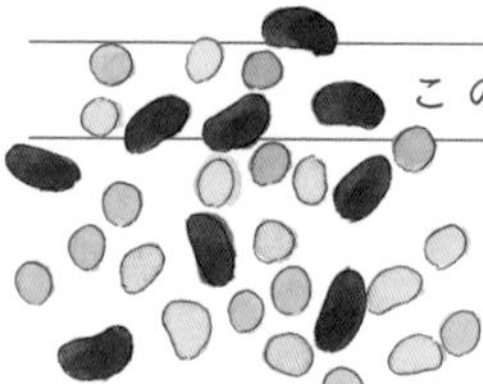

おすすめアクション

食後に、階段の上り下りなど、ちょっときつく感じるくらいの運動を取り入れてみて。糖質は食後すぐにエネルギーとなり、血液中に蓄えられます。このときに筋肉を使ってエネルギーを消費することで、血糖値の上昇が抑えられます。

この時季のおすすめレシピ

ミックスビーンズのチリコンカン えごま油がけ

さまざまな豆から栄養補給。仕上げにえごま油で抗酸化作用をプラス

材料 2人分

ミックスビーンズ…100g
えごま油…小さじ2
合いびき肉…150g
おろしにんにく…少々
A トマト水煮缶(カットタイプ)…½缶
　トマトケチャップ…大さじ2
　塩・こしょう…各少々
ドライパセリ…適量

作り方

1 フライパンを熱し、ひき肉を色が変わるまで炒める。おろしにんにく、A、ミックスビーンズを加え、中火で5分ほど煮込む。

2 器に盛り、えごま油、ドライパセリをかける。

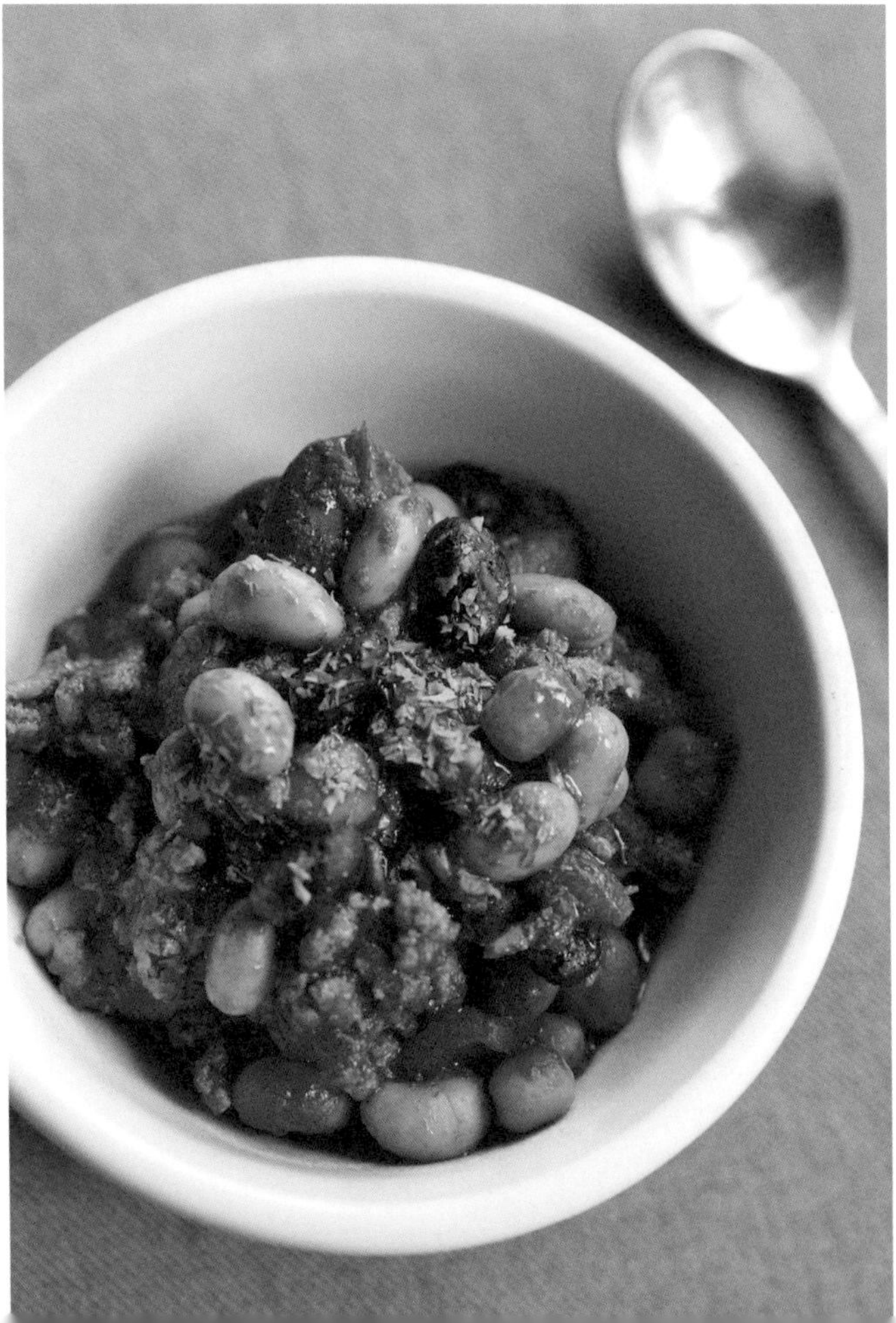

こんなレシピもおすすめ

じゃことミックスビーンズのマリネ
ちりめんじゃこ、酢、しょうゆ、えごま油、みじん切りにしたパセリを混ぜ合わせ、ミックスビーンズを漬ける。

ヨーグルトサラダ
プレーンヨーグルト、おろしにんにく、塩、こしょう、えごま油を混ぜ合わせ、ミックスビーンズを加えて和える。

おからサラダ
おからパウダーを豆乳で戻し、ミックスビーンズ、えごま油、塩、こしょう、マヨネーズを加えて混ぜ合わせる。

春雨スープ
水、春雨、ミックスビーンズ、オイスターソース、塩、こしょうを電子レンジで加熱し、えごま油を加える。

天地始粛《てんちはじめてさむし》

8/28→9/1頃

空、空気、そして大地のすべてに、新しい季節の「気」が行き渡り、少しずつ秋らしい雰囲気が満ちてくる頃です。

乳製品の摂取はほどほどにする

暦の上では、食欲の秋へと移り変わる頃。栄養を蓄えたいという本能が働き、こってりしたものが欲しくなるかもしれません。また、アイスクリームやアイスカフェラテなどもおいしく感じられますが、**牛乳を使った食品のとりすぎには注意が必要。脂質が多いことに加えて、腸内に未消化物がたまりやすくなるため、腸の炎症を招く原因となることがあるから**です。特にスイーツ好きな人には、乳製品と糖質がダブルで影響し、体内の炎症を招きやすくなることもあります。ただ、ヨーグルトのように発酵した状態でとれば、消化を助ける効果も。とはいえ、なるべく乳製品不使用のものを選ぶなどの工夫をしていくとよいでしょう。

おすすめレシピ

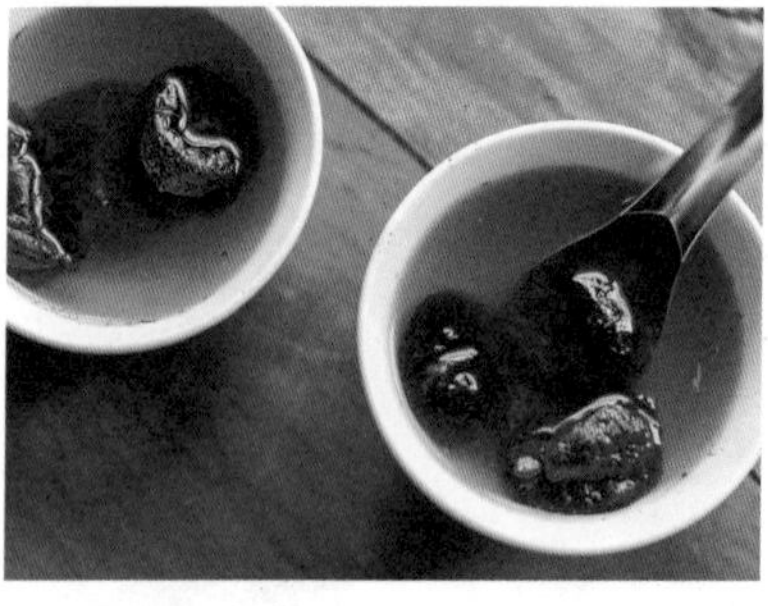

プルーンハニースープ

整腸や抗酸化など美容にもよい

水1カップ、**ドライプルーン6個**、**レモン汁小さじ1**、**塩少々**を混ぜ、電子レンジで2分加熱する。**はちみつ大さじ1**を加え、混ぜる。お好みで、シナモンパウダーをふってもおいしい。

この時季の食薬

はちみつ

抗酸化作用があり、体内で炎症が起きるのを抑制。腸内の善玉菌を増やし、腸内環境をよくする働きもあります。甘いものが食べたいときは、はちみつを使った手作りスイーツがおすすめ。

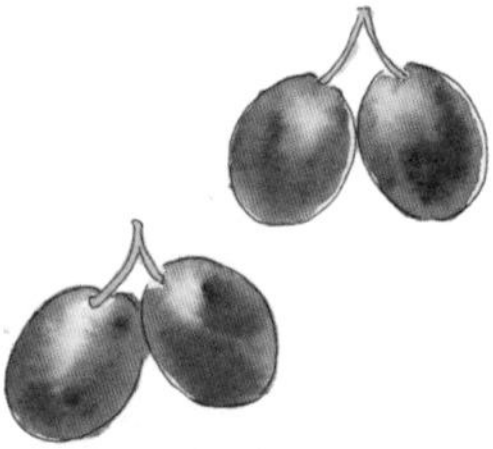

プルーン

食物繊維が豊富。食後に血糖値を大きく上昇させず、また、便をやわらかくして排泄しやすくしてくれます。野菜・果物のなかで、ずば抜けて高いといわれる抗酸化作用も特徴です。

9/2
↓
9/7 頃

禾乃登《こくもの すなわちみのる》

稲や麦、ひえやあわといった穀物が実り、穂先がどんどん重くなっていく頃。人々が豊穣の秋を喜ぶ時季の訪れです。

腸内環境を整えて メンタルも安定化

炊きたての白いごはんがおいしく感じられる頃。でも、おなかいっぱい食べると、幸せに満たされるよりも、イライラしたり、思い悩むことが増えたりしていませんか？ 糖質のとりすぎは、腸内環境の乱れを招いて腸に炎症を起こす原因です。腸はメンタルと深い関係があるので、腸の状態が悪いと、メンタルの落ち着きもなくなります。白米ばかり食べずに、五穀米や玄米も取り入れて。これで、さまざまなミネラルやビタミン、食物繊維を摂取でき、血糖値の急上昇も防げます。加えて、腸内環境を整える食薬を積極的にとりましょう。水溶性食物繊維、生きたまま腸に届くビフィズス菌、オリゴ糖を含むものがおすすめです。

この時季の食薬

なめこ

ぬめり成分に含まれるペクチンが、腸内で糖質の吸収をおだやかにし、血糖値の急上昇を防止。腸内環境を整えて便通をよくし、コレステロールの吸収を抑制する作用で、動脈硬化予防も期待されます。

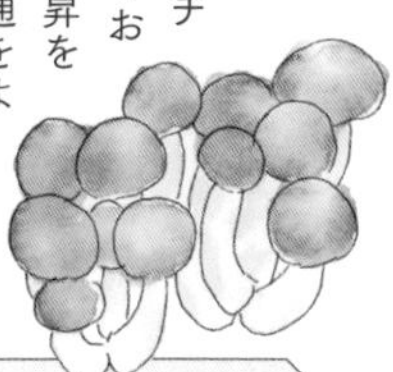

こんにゃく

余分な「水」を排出し「血」の巡りをアップ。整腸作用があり、便秘も改善するといわれています。豊富な水溶性食物繊維が、腸内で善玉菌を増やして悪玉菌を抑えるほか、腸壁を刺激して排便を促す働きもあります。

おすすめしない食事

濃い味つけの料理、揚げ物、過度なアルコールは、体の機能が高ぶり、熱がこもる一因になります。

おすすめレシピ

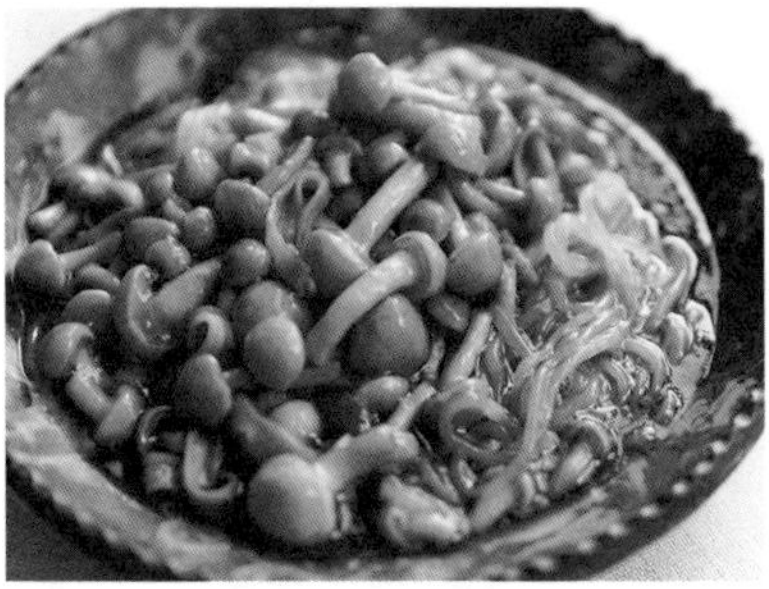

しらたきのなめこあん

つるっと食べて、腸をきれいに

食べやすく切った**しらたき150g**をから炒りし、**ごま油小さじ2**を絡めて器に盛る。鍋に**水1/2カップ、めんつゆ（3倍濃縮）大さじ3、片栗粉小さじ1**を入れて混ぜ合わせ、**なめこ1袋**、ほぐした**かにかまぼこ2本分**を加えて煮立たせたあんをかける。

草露白

くさのつゆしろし

9/8 ↓ 9/12頃

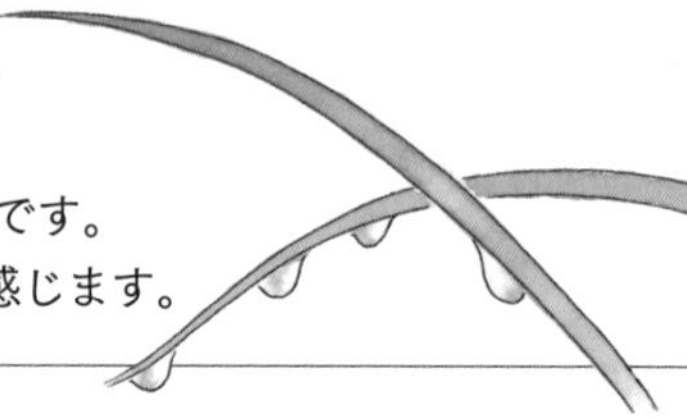

白い朝露が草花に宿り、キラキラと美しく輝く頃です。
夜明けの冷たく清々しい大気に、秋の訪れを感じます。

食薬から「水」をしっかり補う

さわやかな気候の時季は、いつも以上にキラキラと輝いていたいものですよね。ところが、空気の乾燥とともに、実は体内からも潤いが失われています。**洗顔後の肌が突っ張ったり、髪に静電気が起きたりしているのでは？**

漢方では、体の潤いをつくる体液を「津液《しんえき》」または「水」といいます。「水」は体内のすべての臓器にとって大事なものですが、特に「肺」「脾」「腎」と深く関わっています。「水」が不足すると、精神の状態や、消化・代謝機能が影響を受けて、エネルギー不足に陥ります。ただ、潤い不足だからといって、単純に水分をとっても改善はされません。「水」を補う食薬を、積極的に取り入れることが大切なのです。

この時季の食薬

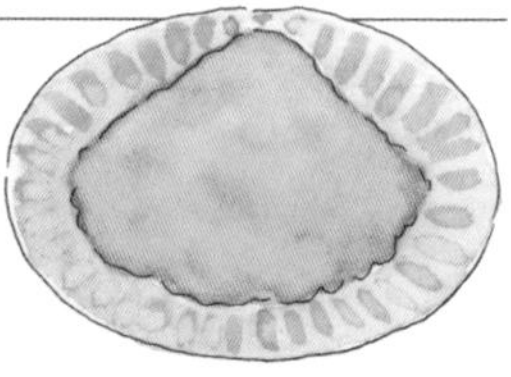

きなこ

大豆を炒ってひき、粉にしたもの。腸内の善玉菌のえさとなる大豆オリゴ糖を含んでいます。また、女性ホルモンに似た働きをする大豆イソフラボンが豊富。アンチエイジング、疲労回復などが期待できます。

白ごま

不溶性食物繊維が豊富で、腸内で水分を吸って膨らみ、便通を促す働きがあります。漢方では「肺」「胃」「大腸」の働きを高めて潤いを与え、からせきや肌の乾燥、水分不足による便秘にも働きかけます。黒ごまにも同様の効果が。

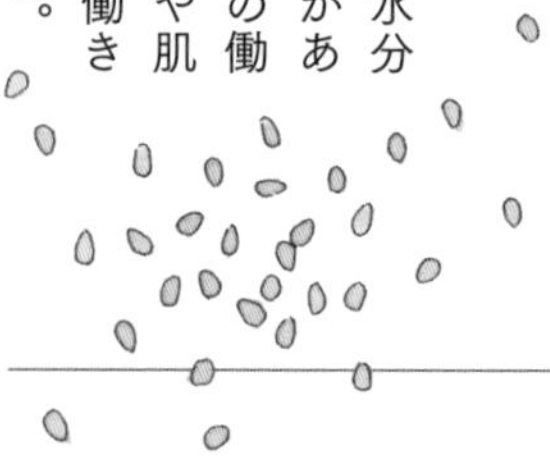

おすすめデザート

ドライマンゴーで、手軽に潤い補給を。そのまま食べてもいいですが、ヨーグルトに漬けて一晩おけば、しっとりふっくらした食感になり、潤い効果もアップします。また、腸内環境を整えて栄養の吸収を高めるので、エネルギー不足を防げます。

この時季のおすすめレシピ

きなこごま粥

香ばしい大豆の風味が◎。
こんなにシンプルな一品で
体内の潤いがぐっと高まる

材料　2人分

きなこ…大さじ2
白すりごま…大さじ2
ごはん…2膳分
A［白だし…小さじ2
　水…2カップ
梅干し…2個

作り方

1 耐熱ボウルにごはん、**A**を入れ、ラップをして電子レンジで3分加熱する。

2 きなこ、ごまを混ぜ合わせる。

3 器に**1**を盛り、**2**をかけ、梅干しを添える。

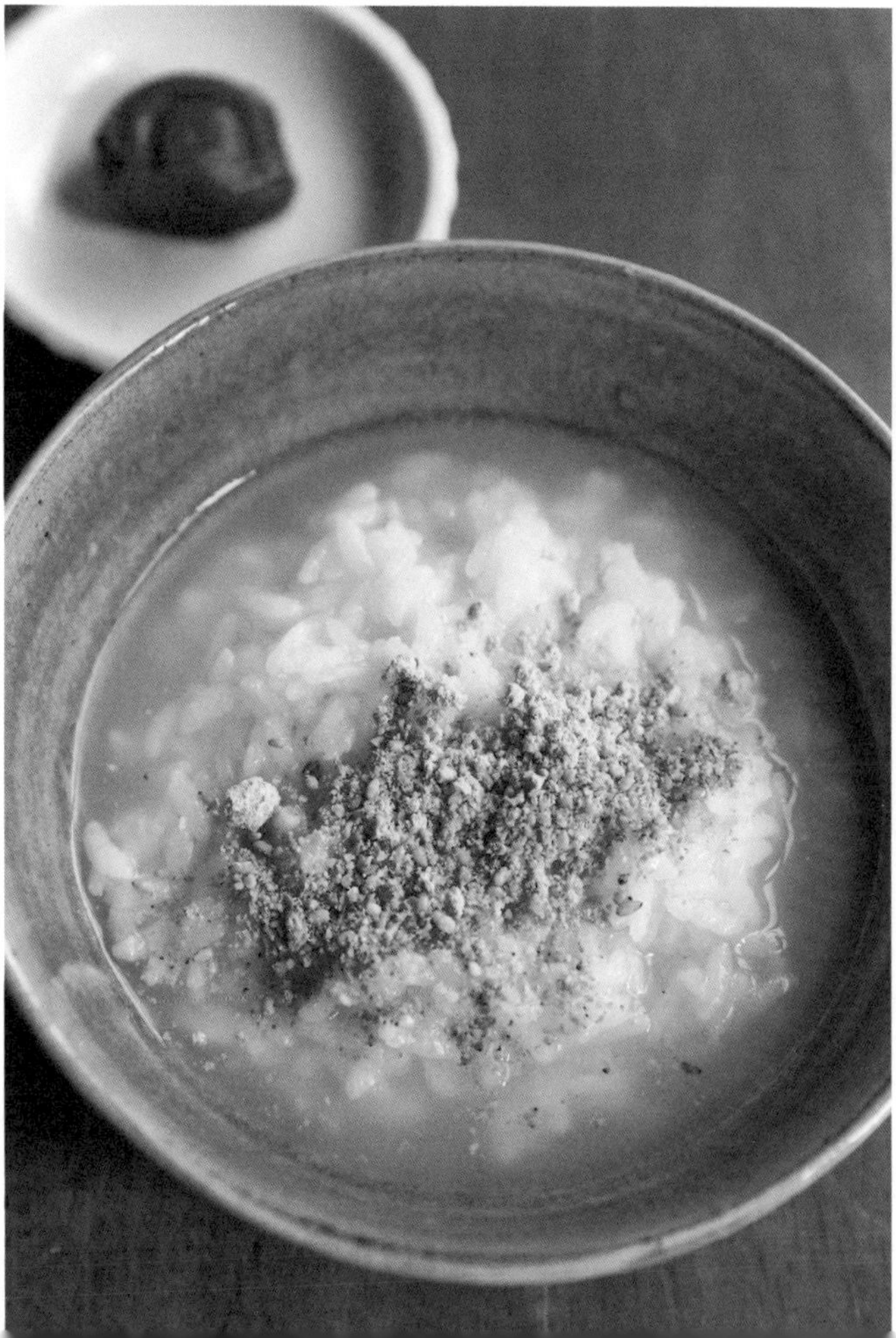

こんなレシピもおすすめ

小松菜和え

電子レンジで加熱した小松菜を水にとって絞り、食べやすく切って、きなこ、白すりごま、しょうゆで和える。

甘酒ココア

きなこ、ココアパウダー、水少々を練り合わせ、甘酒、牛乳を加え混ぜ、電子レンジで加熱し、白すりごまを加える。

みそ汁

きなこ、白すりごま、かつお節、みそを器に入れ、少量の湯を加えてみそときなこを溶いてから、1杯分の湯を加える。

豆腐デザート

白すりごま、きなこ、はちみつ、塩を混ぜ合わせ、絹ごし豆腐にかける。

鶺鴒鳴《せきれいなく》

9/13 → 9/17 頃

長い尾を上下に振って歩いている、住宅街でもよく見かける小鳥の、せきれいが鳴きはじめる頃です。

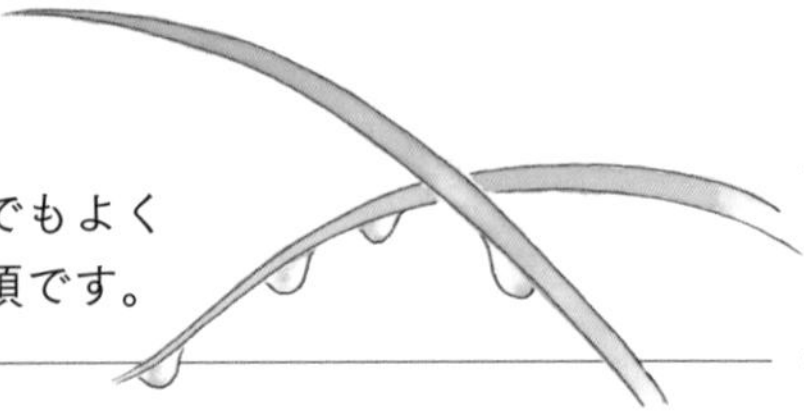

「腸」を潤して有害物質を排出

フットワーク軽く、さまざまなことに挑戦したいですね。それなのに、体が重くて心もなぜか沈んでしまっていませんか？　空気が乾燥するこの時季は、腸もその影響で潤いが不足しがち。水分が減少することで便秘ぎみになります。便秘だと、老廃物が体内に滞留して、腸内環境が悪化するほか、有害物質が腸壁から血中に吸収されるなど、さまざまな悪影響が考えられます。また、腸の状態が悪くなると、ビタミンB群など大切な栄養素が吸収されづらくなり、なかでも、幸福感ややる気をもたらす神経伝達物質がつくられにくくなります。訳もなく悲しい気分になってしまうという場合は、腸内環境を整える食薬を積極的にとりましょう。

この時季の食薬

れんこん

五行で秋の色とされる白い食薬（P.82参照）には、「肺」を潤す働きがあるといわれます。また、れんこんのビタミンCは加熱しても壊れにくいのが特徴。食物繊維とともに、温かい料理でたっぷりとりましょう。

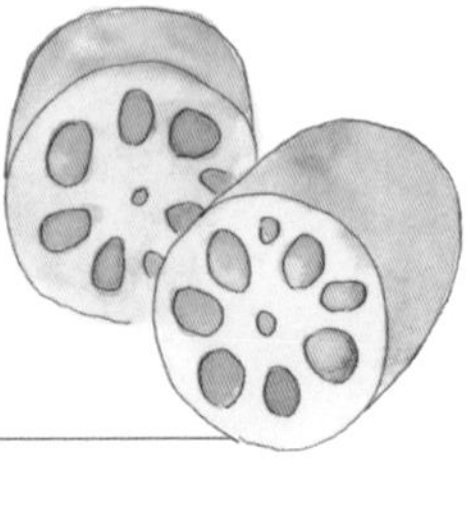

しめじ

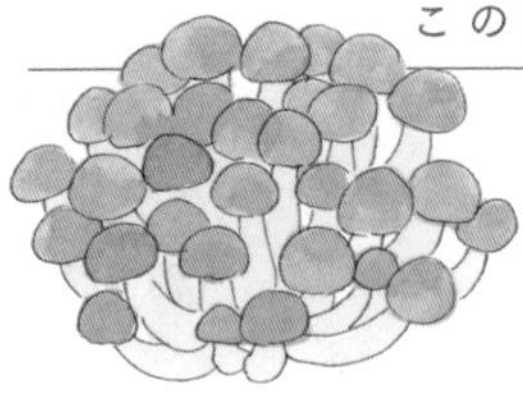

「血」を補い、肌や髪に潤いを与えるほか、便秘を解消する働きもあります。神経伝達に関わるビタミンB群が豊富で、ストレスによるイライラや不安感の鎮静によいとされます。リラックス効果のあるGABAも含有。

おすすめアクション

就寝前は、楽しいことや、うれしい気持ちになることに触れましょう。悩み事などに引きずられて感情がネガティブなままでは、睡眠によってその記憶が定着してしまいがち。好きなマンガを読むなどして、気分を切り替えることも大切です。

この時季のおすすめレシピ

れんこんとしめじ、ソーセージのソテー

便秘知らずの体に導いて
心も軽やかにしてくれる一品。
シャキシャキの食感を味わって

材料　2人分

れんこん…½節
しめじ…1パック
ソーセージ…4本
塩・こしょう…各少々
オリーブ油…小さじ2
粉チーズ…適宜

作り方

1 れんこんは5㎜厚さの輪切りにする。しめじは小房に分ける。ソーセージは斜め半分に切る。

2 フライパンにオリーブ油を熱し、1を中火で3分ほど炒める、塩、こしょうを加え、混ぜ合わせる。

3 器に盛り、粉チーズをかける。

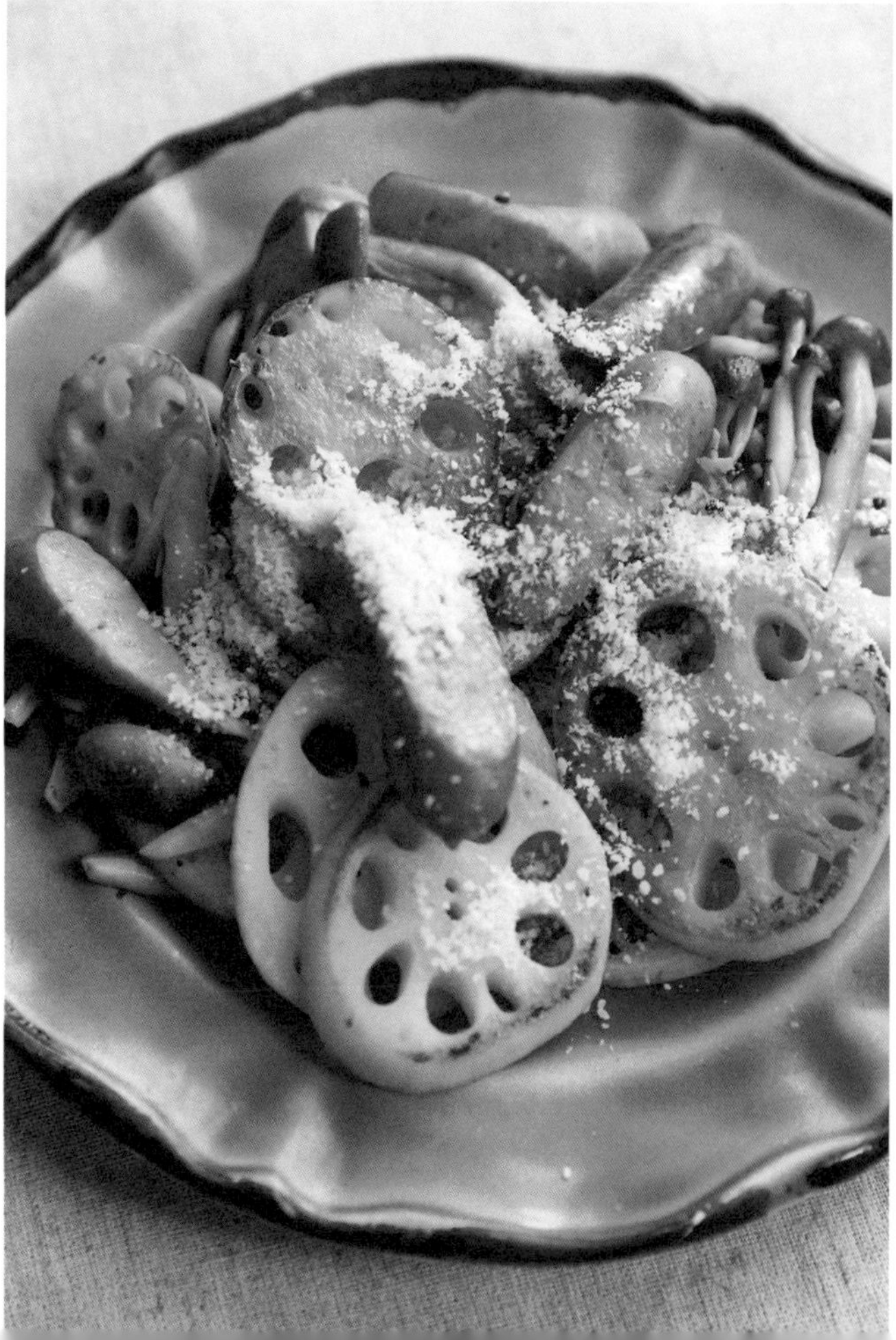

こんなレシピもおすすめ

きんぴら

薄切りにしたれんこん、ほぐしたしめじをごま油で炒め、しょうゆ、みりんを加えて炒め合わせ、白炒りごまをふる。

クイックジンジャーピクルス

薄切りにしたれんこん、ほぐしたしめじ、おろししょうが、酢、砂糖、塩を合わせて電子レンジで加熱し、冷ます。

ちらしずし

薄切りにしたれんこん、ほぐしたしめじ、しょうゆ、みりんを電子レンジで加熱し酢飯と混ぜ、炒り卵、白炒りごまを散らす。

ポトフ

鍋に水、半月切りにしたれんこん、ほぐしたしめじ、鶏手羽元、顆粒コンソメを入れて煮る。塩、こしょうで調味する。

玄鳥去《つばめさる》

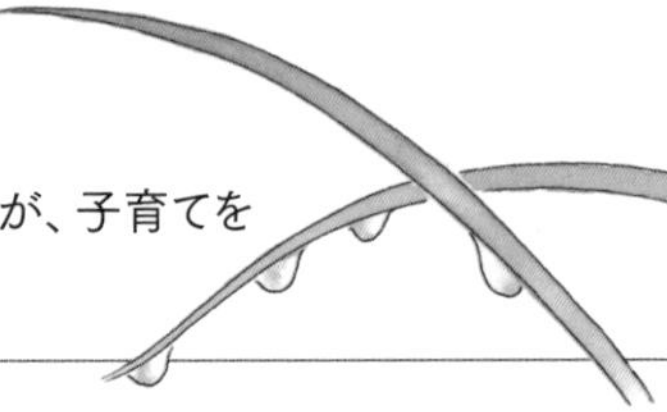

春先にやってきて軒先などに巣を作ったつばめが、子育てを終えて暖かい南に飛び立っていく頃です。

9/18
↓
9/22頃

潤いのある「肺」で、気持ちも明るく

夕暮れ時、ぽつりと明るく灯った人家の窓に、郷愁を覚える頃。家族や身近な人との時間を大切にしたいものですね。この時季は、**これといった理由もなくメランコリックになり、孤独感に襲われることもしばしばあるのでは？** 乾燥に弱い「肺」の働きが低下すると、いくらケアをしても肌がかさつき、からせきが出るようになります。加えて、気持ちが不安定になり、寂しさを感じたり、涙がこぼれたりすることもあるのです。また、水分代謝の低下によって、二の腕などの上半身がぷよぷよしがち。

潤いを補うことが大切ですが、同時に「血」を補うこともおすすめ。乾燥が進んで体が熱っぽい状態のときは、熱を冷ます食薬を用いて対処します。

この時季の食薬

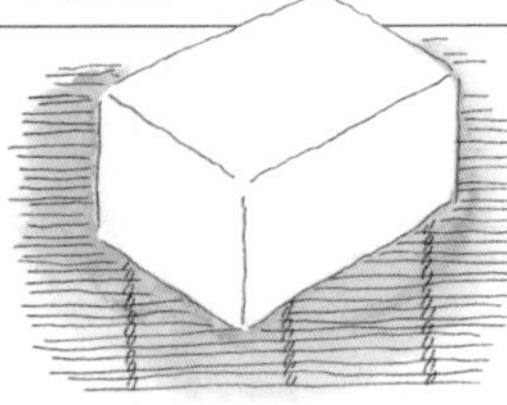

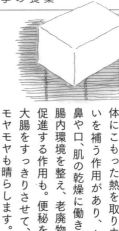

豆腐

体にこもった熱を取り去って、潤いを補う作用があり、からせき、鼻や口、肌の乾燥に働きかけます。腸内環境を整え、老廃物の排出を促進する作用も。便秘を解消して大腸をすっきりさせて、気持ちのモヤモヤも晴らします。

めかぶ

熱を鎮め、整腸作用で便秘を改善に導きます。また、水分代謝を高め、めまい、イライラ、だるさの原因になる老廃物を排出し、症状を和らげるといわれています。

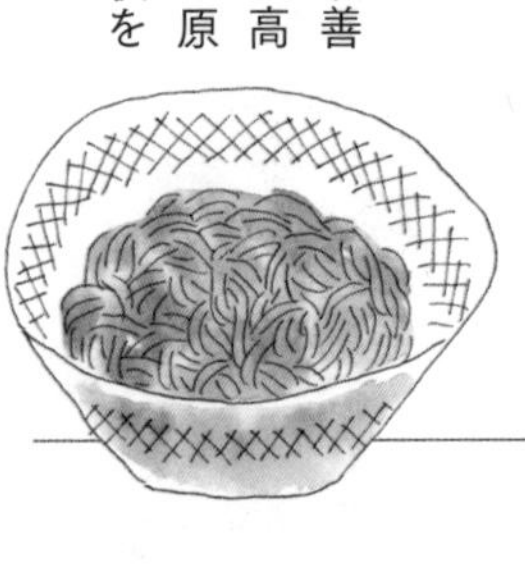

おすすめアクション

足の指のストレッチで、心身をリラックス。足の指の股に手の指を入れて組み、足の指を甲側へ反らしたり、足の裏側へ曲げたりして、普段あまり動かさない足の指をいろいろな方向に伸ばしましょう。むくみケアや冷え対策にもなります。

この時季のおすすめレシピ

めかぶと明太のとろみ豆腐

乾燥からくる症状を和らげてくれる、スープたっぷり温奴

材料　2人分

絹ごし豆腐…½丁
めかぶ…1パック
明太子…½腹
A［水…1カップ
　しょうゆ…小さじ1
　片栗粉…小さじ1
おろししょうが…少々

作り方

1 耐熱容器に豆腐を入れ、ラップをして電子レンジで1分温める。出てきた水分は捨て、器に盛る。
2 明太子はほぐす。
3 鍋にめかぶ、2、Aを入れてよく混ぜ、煮立たせる。
4 1に3をかけ、しょうがをのせる。

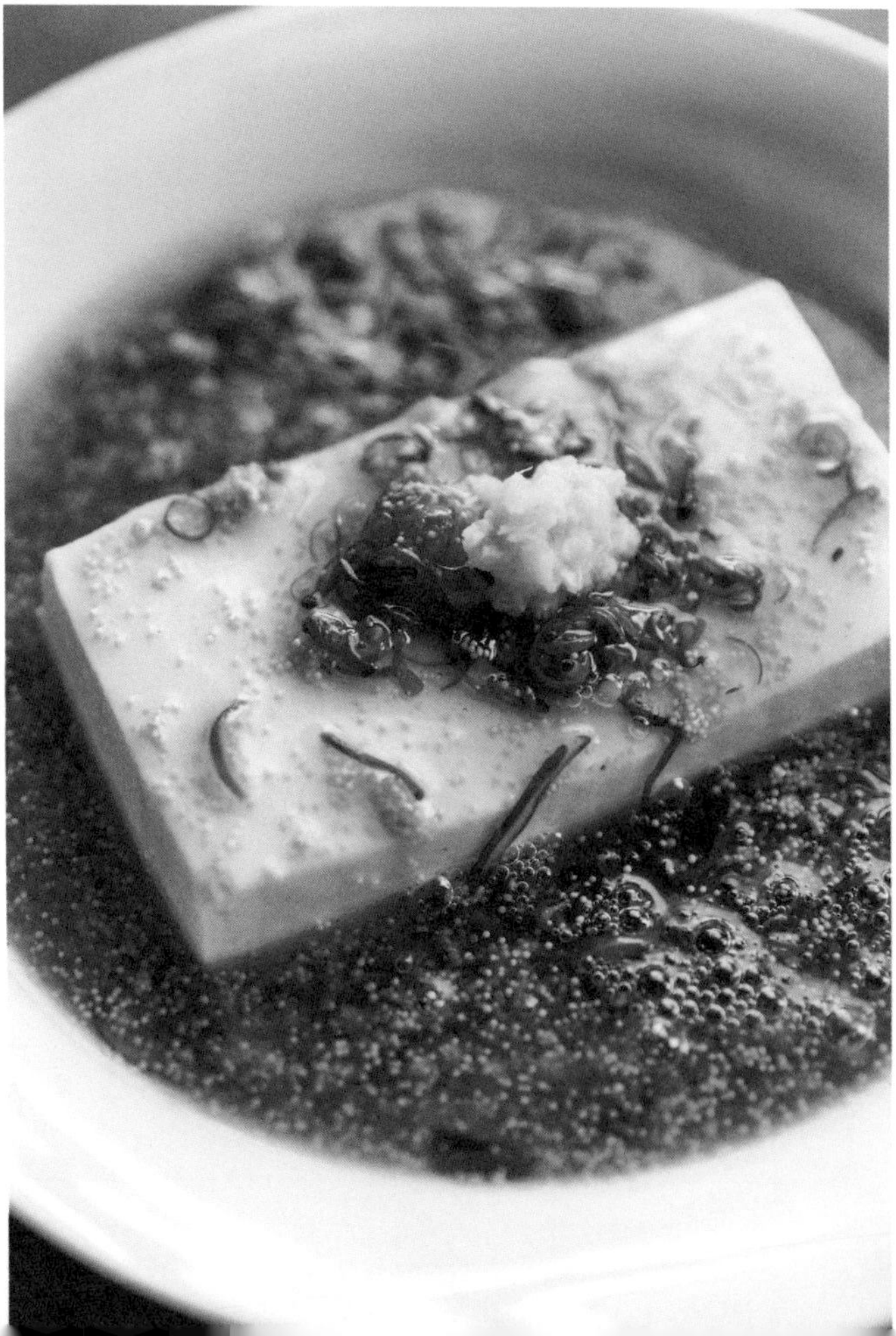

こんなレシピもおすすめ

スープ
鍋に水、鶏がらスープの素、塩、崩した豆腐、めかぶと添付のタレを入れて火にかけ、温める。

ねぎみそ冷奴
めかぶ、みそ、ごま油、小口切りにした小ねぎを混ぜ合わせ、豆腐にかける。

豆腐ステーキ
厚みを半分に切って水けをふいた豆腐をサラダ油で焼き、おろしにんにく、めかぶ、しょうゆを加えて絡める。

たぬき温奴
豆腐を電子レンジで温め、めかぶ、揚げ玉、めんつゆをかける。

雷乃収声《かみなりすなわちこえをおさむ》

9/23 → 9/27 頃

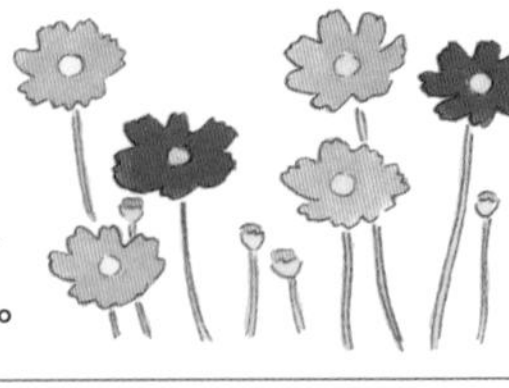

ザーッと音を立てて降る雨やとどろく雷。そんなさわがしさは夏とともに去り、しんみりと物思う季節がやってきます。

潤いを補って免疫力を保つ

しんとして何の音も聞こえないような夜は、静かに過ごしながら、自分の心と対話するのもいいかもしれません。蒸し蒸しして暑苦しい夏が過ぎ去って、過ごしやすくなったかのように思えますが、**この時季は免疫力が下がり、かぜをひきやすくなるので要注意。**鼻やのどの粘膜が乾くと、体のバリア機能が弱まって、ウイルスが体内に入り込みやすくなってしまいます。加えて、朝晩と昼の気温差も、かぜの一因になります。「肺」の機能が低下して、気持ちが弱っていることもあり、油断していると病気になってしまうかもしれません。

潤いを補う食薬を取り入れて、しっかり「気」を巡らせ、心身の強さを保つように心がけましょう。

この時季の食薬

切り干し大根

「気」の詰まりを取り除き、胸苦しさや、もやもやする気持ちを吹き飛ばすとされます。胃腸の働きを高めるため消化不良の改善によく、水分代謝の低下で体内にたまりがちな老廃物を排出するので、心身をすっきりさせる効果も期待できます。

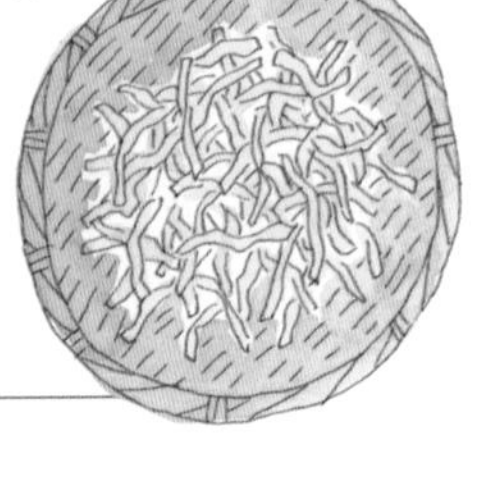

あんず

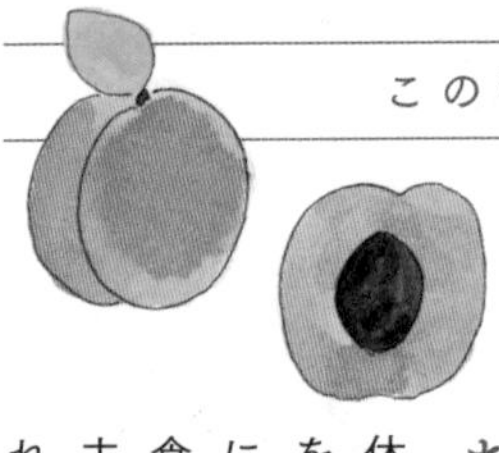

体を温める性質を持ち、「肺」と「大腸」を潤す作用に優れています。栄養学的には、粘膜を保護するβ-カロテンや食物繊維が豊富。鼻やのどの粘膜を丈夫にしてかぜを予防するほか、腸をきれいにして免疫力をアップさせます。

おすすめアクション

「気」を巡らせる呼吸法を取り入れてみましょう。立ったままか椅子に腰掛けた状態で、背筋を伸ばして肩の力を抜き、4秒かけて鼻から息を吸います。そのまま息を4秒止めた後、8秒かけて口から吐きます。これを3～4回繰り返しましょう。

この時季のおすすめレシピ

切り干し大根のあんずトマト煮込み

材料　2人分

切り干し大根…20g
あんずジャム…大さじ1
豚切り落とし肉…100g

A
- トマト水煮缶（カットタイプ）…½缶
- 水…¼カップ
- 塩…小さじ½
- おろしにんにく…少々
- こしょう…少々

ドライパセリ…適量
サラダ油…小さじ2

作り方

1 切り干し大根は水洗いして水けを絞る。

2 フライパンにサラダ油を熱し、豚肉を炒める。1、あんずジャム、Aを加え、ときどき混ぜながら弱火で10分ほど煮る。

3 器に盛り、ドライパセリをふる。

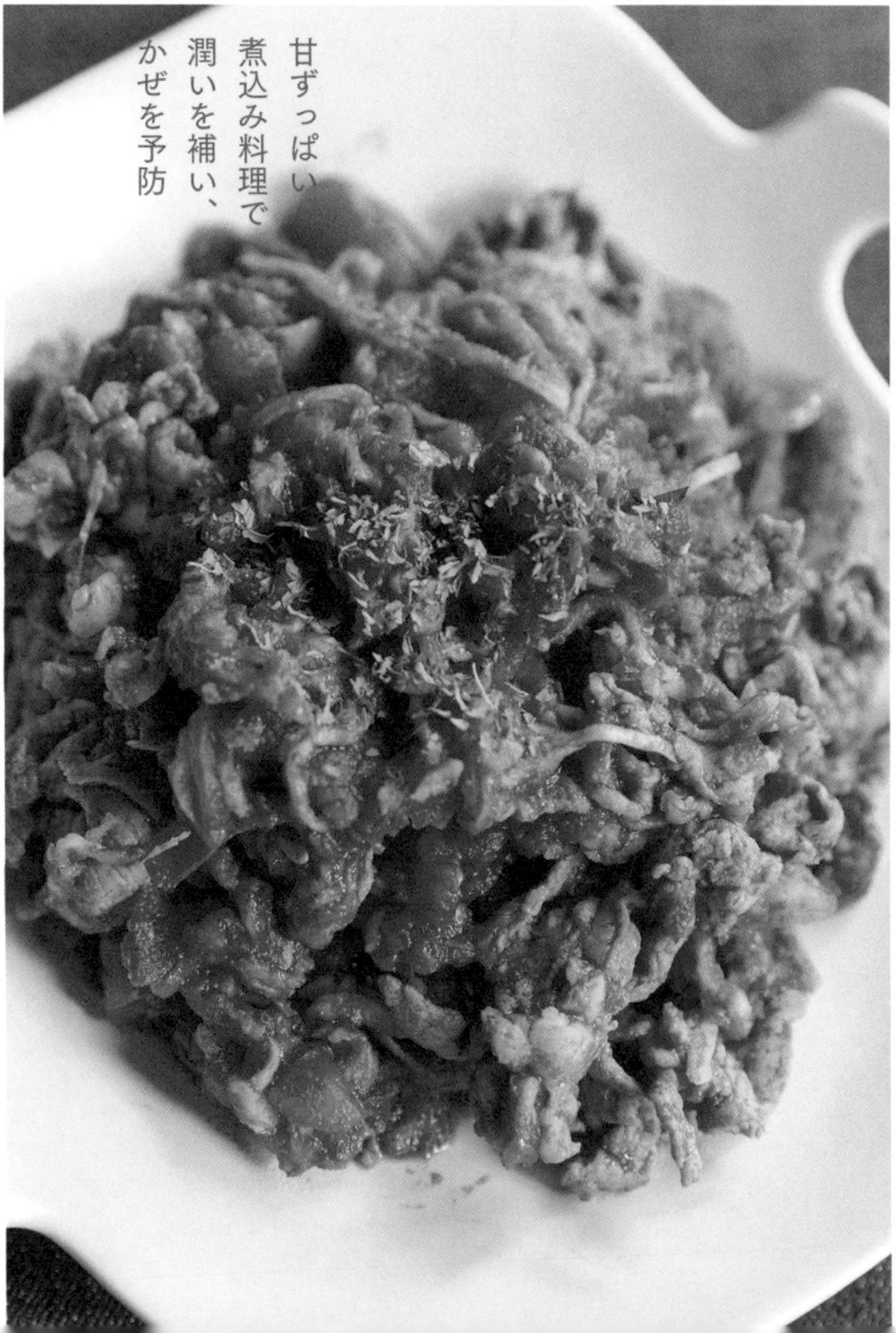
甘ずっぱい
煮込み料理で
潤いを補い、
かぜを予防

こんなレシピもおすすめ

カレー炒め

水で戻した切り干し大根、食べやすく切った干しあんず、カレー粉、しょうゆ、ツナ缶、おろししょうがをサラダ油で炒める。

フレンチ風サラダ

水で戻した切り干し大根、細切りにした干しあんずを酢、塩、こしょう、オリーブオイルで和える。

和風サラダ

水で戻した切り干し大根、4等分に切った干しあんずをポン酢しょうゆ、ごま油で和える。

スープ

鍋に水、鶏がらスープの素、水で戻した切り干し大根、食べやすく切った干しあんず、塩、こしょうを入れて煮る。

蟄虫坏戸《むしかくれてとをふさぐ》

9/28→10/2頃

気温が低くなってきて、虫やとかげといった
小さな生き物たちが土に隠れ、冬眠の準備を始めます。

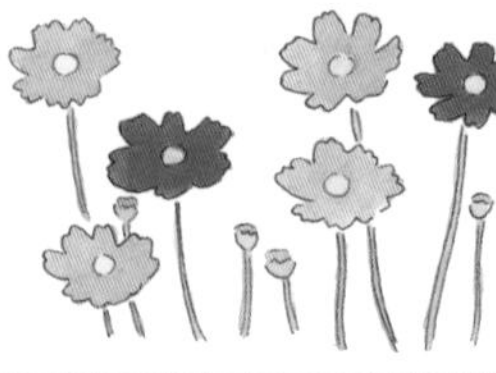

「肺」を潤すなどの「秋バテ」対策を

何事にも積極的にチャレンジしたくなってきます。ただし、心と体のバランスが崩れやすくなるので注意しましょう。**なんとなくそわそわして、眠りが浅い、体が冷えたり逆にほてったりする、などの不調はありませんか？**　この時季は朝晩の気温が一気に下がり、一日の寒暖差が大きくなります。すると、体温を一定にしようとして、自律神経が一生懸命働くことになります。そのとき、大量のエネルギーが消費されるので、体が疲れてしまうのです。これが「秋バテ」。右記のほかにも、人によっていろいろな症状が現れます。それを防ぐために、失われやすくなっている「気」を補って体を整え、心をリラックスさせる食薬を取り入れましょう。

この時季の食薬

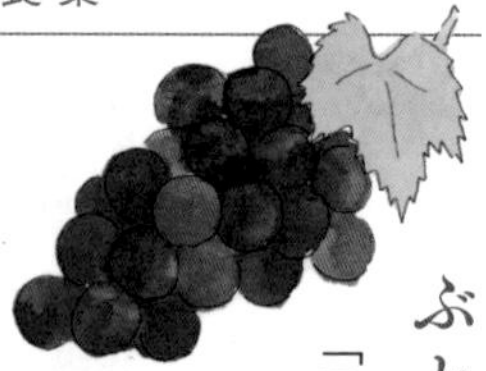

ぶどう

「胃」「肺」「腎」に働きかけて、調子をアップさせます。不安な気持ちをおだやかにして元気を養うほか、むくみ、筋肉疲労、目の疲れなどを和らげる効果も期待できます。

春菊

「肺」を潤し、「気」の巡りをよくします。イライラした気持ちをクールダウンさせ、睡眠トラブルや頭が重い感じ、のぼせなどの改善によいとされます。痰のからむせきが出るときにもおすすめ。旬のものは葉がやわらかく、生食もできます。

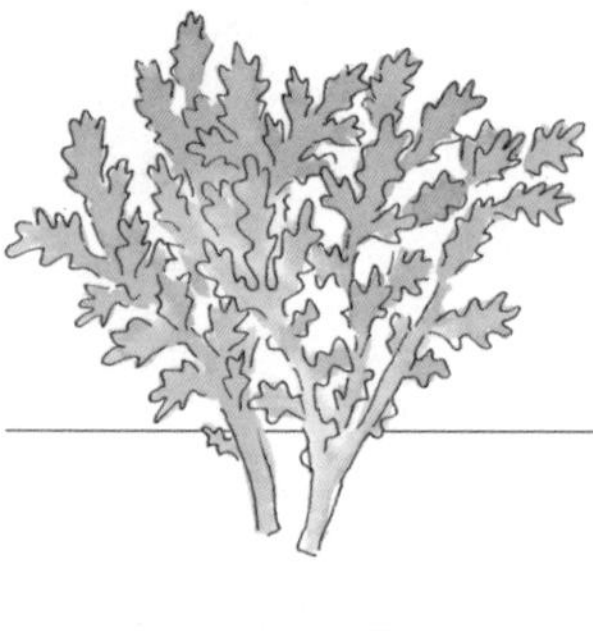

おすすめアクション

座ったままできる首と肩のストレッチで、血流をよくしましょう。両ひじを曲げて肩より上に上げてから、両ひじをゆっくり後ろに引きます。最後に肩甲骨をギュッと寄せたままひじを下げ、力を抜きます。これを5回繰り返して。

この時季のおすすめレシピ

春菊とぶどうの白和えサラダ

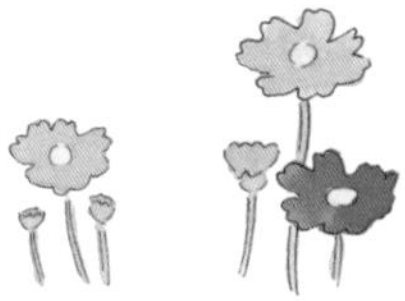

気持ちを落ち着かせて、日々の疲労を癒やしてくれるフルーティーなサラダ

材料　2人分

春菊…½束
赤ぶどう（レッドグローブ）…8粒
木綿豆腐…¼丁
A
白すりごま…大さじ1
マヨネーズ…大さじ1
粒マスタード…小さじ1
ごま油…小さじ1
塩…ひとつまみ

作り方

1 春菊は葉先をちぎる。ぶどうは半分に切る。
2 豆腐はキッチンペーパーで水けを拭く。
3 ボウルに2を入れ、フォークでつぶす。Aを加えて混ぜ、1と和える。

こんなレシピもおすすめ

ぶどうソースのチキンソテー

鶏肉の皮面をカリッと焼いて裏返し、バター、ぶどう、塩、こしょう、しょうゆを加えて煮込み、生の春菊を添える。

黒ごまサラダ

ゆでた豚薄切り肉、半分に切ったぶどうを、ポン酢しょうゆ、ごま油、黒すりごまで和え、生の春菊にのせる。

チョレギサラダ

生の春菊の葉先、半分に切ったぶどうを、おろしにんにく、こしょう、ごま油、酢、しょうゆ、白ごまで和える。

冷製パスタ

生の春菊の葉先、半分に切ったぶどうに、塩、こしょう、しょうゆ、オリーブ油を混ぜ、水でしめたパスタを和える。

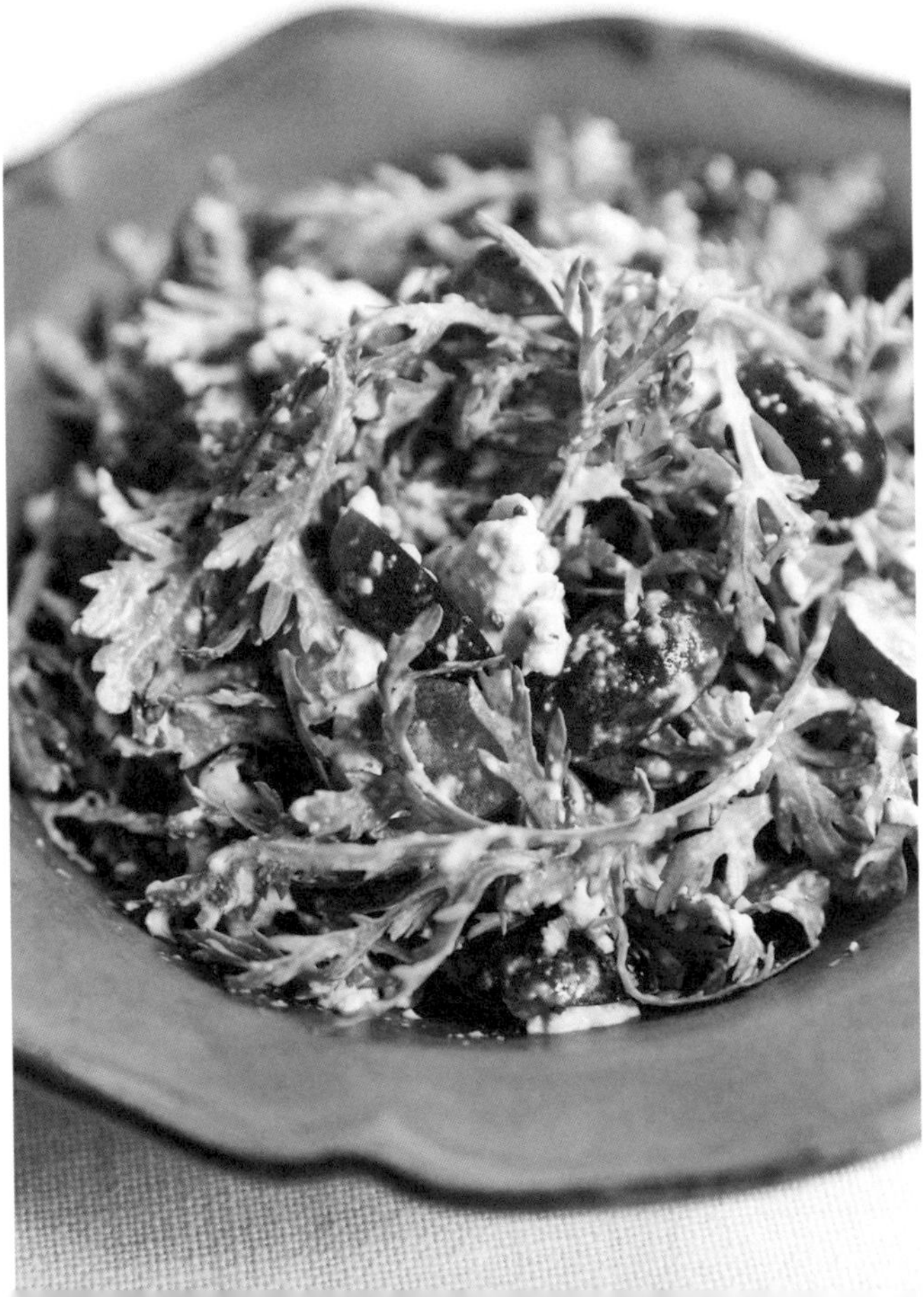

水始涸

みずはじめてかるる

10/3 ↓ 10/7 頃

「みずはじめてかる」と読むことも。水田の水を抜いて乾燥させ、稲の刈り入れを始める頃です。

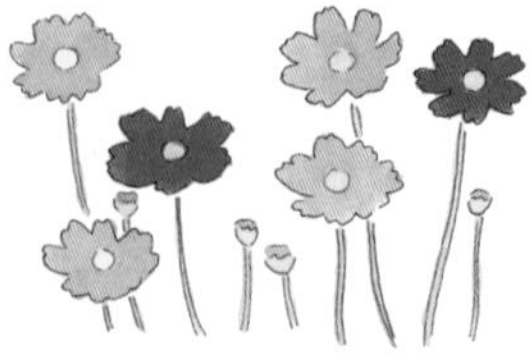

疲労による糖質のとりすぎを防ぐ

おいしいものが満ちて、食欲の秋全開。でもなぜか、旬とは関係のないファストフードやスイーツばかりに目がいっていませんか？　疲れているときほど、体に悪そうなものを欲しやすく、その結果、疲れやすくなる、イライラするなどの不調が起こりがちです。糖質をたくさんとると、脳内で幸せや癒やしを感じるようなホルモンが分泌されますが、代謝の過程でビタミンB群を大量に消費してしまいます。そのせいで、一時的に癒やされたとしてもすぐにまた不調につながるのです。食薬で栄養素を補給して、脳が糖質を求める悪循環を防ぎましょう。疲れたら、まずは休息を。甘いものが欲しいなら、ドライフルーツなど自然な甘味のものをしっかりかんで食べて。

この時季の食薬

ぎんなん

脂質、糖質、たんぱく質のほか、ビタミンA・B群・C、鉄分、カリウムなどが豊富。特にビタミンB_1とミネラルをバランスよく含みます。疲労を回復し、イライラや気力不足といった、心の不調改善にもおすすめです。

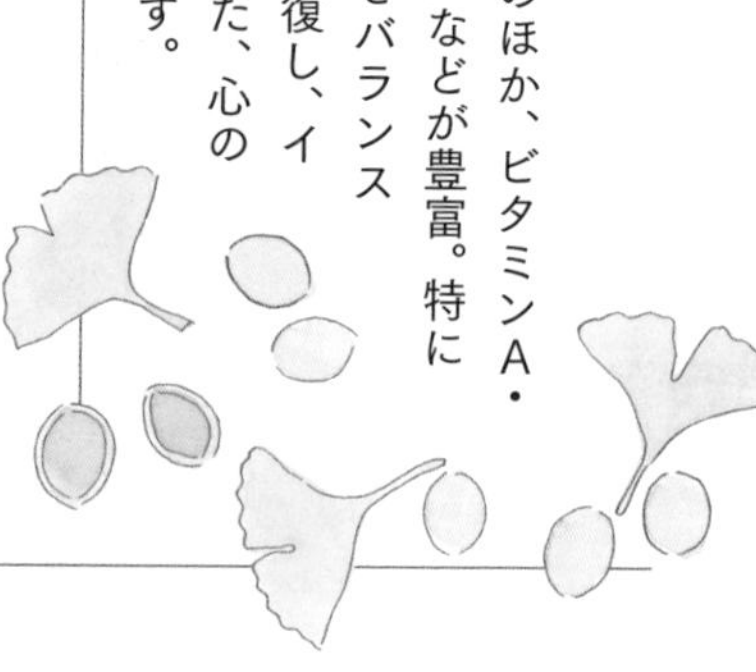

里いも

粘り成分は水溶性食物繊維で、腸を整えて便秘を改善します。また、免疫力を高めてかぜを予防するほか、たんぱく質の消化・吸収を助ける働きも。糖質の代謝を助けるビタミンB_1も含まれていて、疲労回復に最適です。

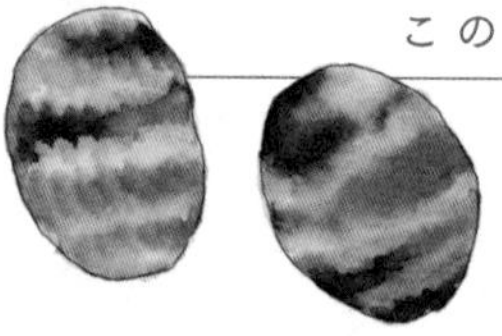

おすすめデザート

里いもをおやつにも使ってみましょう。冷凍里いもを電子レンジで温め、はちみつ大さじ1、しょうゆ小さじ1を混ぜ合わせたタレをかければ、里いものみたらしだんご風の完成。すりごまをたっぷりふれば、ビタミンB_1をさらに補給できます。

この時季のおすすめレシピ

里いも、ぎんなん、牛肉の煮物

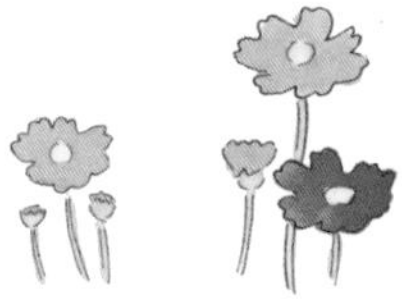

疲れた体と心にしみ渡る、やさしい滋味深さがうれしい。味つけはめんつゆで簡単に

材料　2人分

- 里いも（水煮）…6個
- ぎんなん（水煮）…10個
- 牛切り落とし肉…100g
- 長ねぎ…⅓本
- **A**
  - めんつゆ（3倍濃縮）…大さじ3
  - 砂糖…小さじ½
  - 塩…小さじ½
  - 水…2カップ

作り方

1 長ねぎは1cm幅の斜め切りにする。

2 鍋に**A**を入れて煮立て、牛肉、里いも、ぎんなん、**1**を加え、中火で10分ほど煮る。

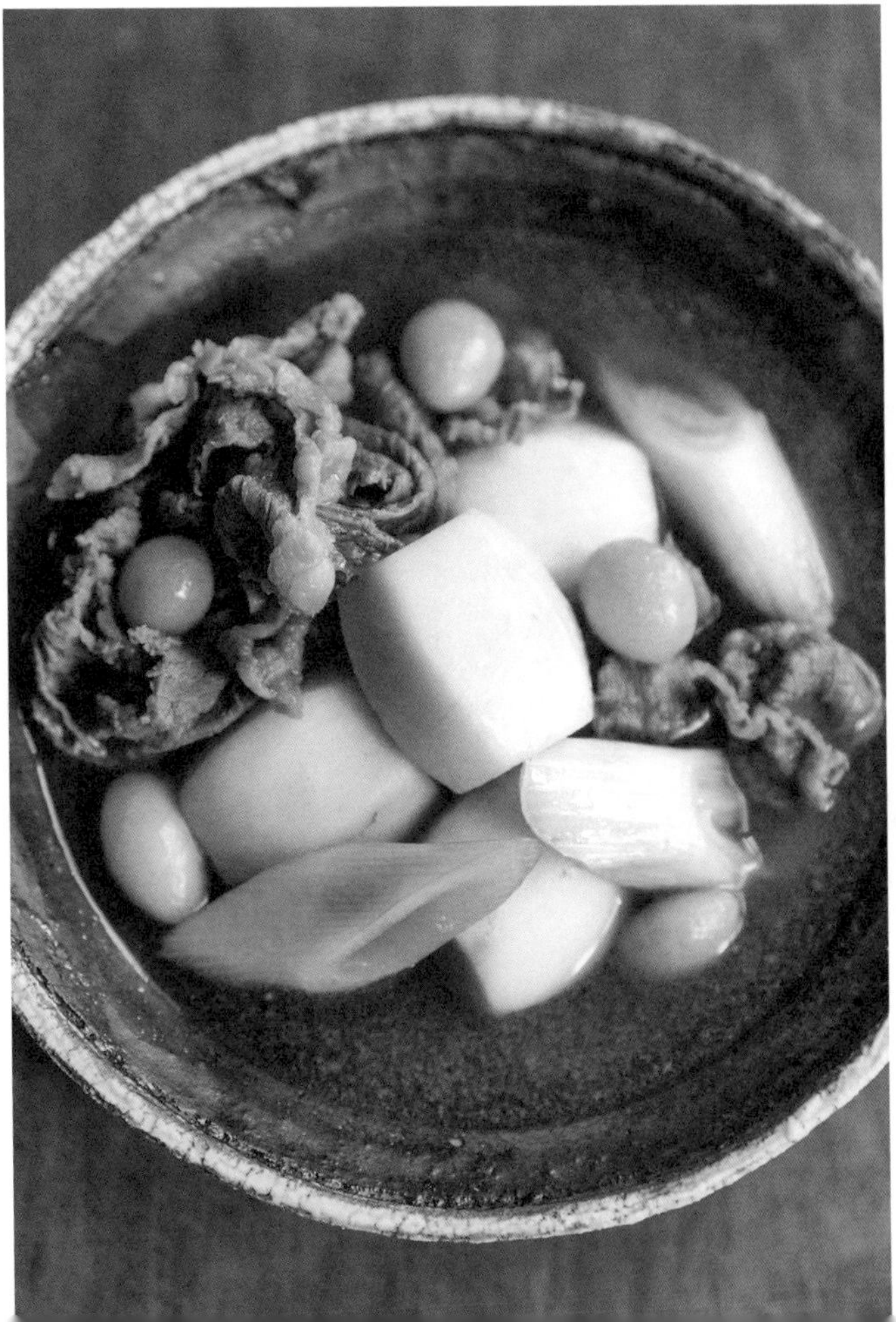

こんなレシピもおすすめ

こんがり炒め

粗くつぶした里いも（水煮）をバターでこんがりと焼き、ぎんなん（水煮）、しょうゆ、こしょうを加えて炒め合わせる。

炊き込みごはん

炊飯釜に米、水、塩を合わせ、里いも（水煮）、ぎんなん（水煮）、ツナ缶（汁ごと）を加えて普通に炊き、こしょうをふる。

ポテトサラダ

電子レンジで加熱した里いも（水煮）をつぶし、ぎんなん（水煮）、酢、オリーブ油、塩、こしょうを混ぜ合わせる。

塩ポタージュ

電子レンジで加熱した里いも（水煮）をつぶし、ぎんなん（水煮）、水、鶏がらスープの素、塩、こしょうを加え、再度加熱。

鴻雁来 こうがんきたる

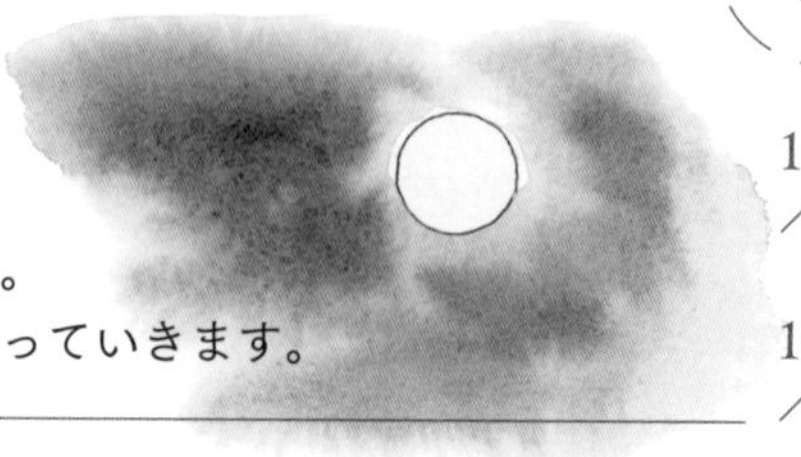

10/8→10/12頃

北のほうから、雁などの冬鳥が帰ってくる頃。
暖かい地域で冬を過ごし、春になるとまた去っていきます。

体内の「陰」と「陽」を整える

清々しい大気を胸いっぱいに吸い込んで、積極的に活動したい時季。でも、そんな気持ちとは裏腹に、**気分が落ち込み、鏡を見れば欠点ばかりが目につく、なんてことにもなりがちです。**心身の調子が悪くなるのは、陰陽のバランスが崩れやすくなっているとき。空気が乾燥する季節には、まず「肺」が弱まり、寂しくなったり、気持ちがネガティブになったりします。すると、体内の「気」の流れも悪くなり、肌や唇、髪がますます乾燥していきます。大腸も水分が不足し、便秘がちに。潤いである「陰」が不足した状態になるのです。夜ぐっすり眠ることで「陰」を養い、早起きして「陽」の元気を取り入れる。このようにして陰陽を整え、冬に備えて元気を蓄えましょう。

この時季の食薬

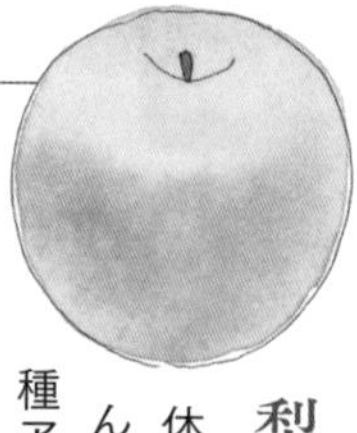

梨

体に潤いを与える「滋陰《じいん》」の働きに富んでいるとされます。アミノ酸の一種アスパラギン酸が、エネルギー代謝を助けて疲労を回復。また、シミの原因であるメラニン色素がつくられるのを防ぐ成分があり、夏に受けた肌のダメージを和らげます。

オリーブ

「肺」を潤して免疫力を強化し、せきや鼻づまり、のどの痛みを和らげるとされます。また、高い抗酸化作用が特徴。ビタミンEやオレイン酸が豊富で、血流アップ、血液サラサラ効果などで、生活習慣病の予防も期待できます。

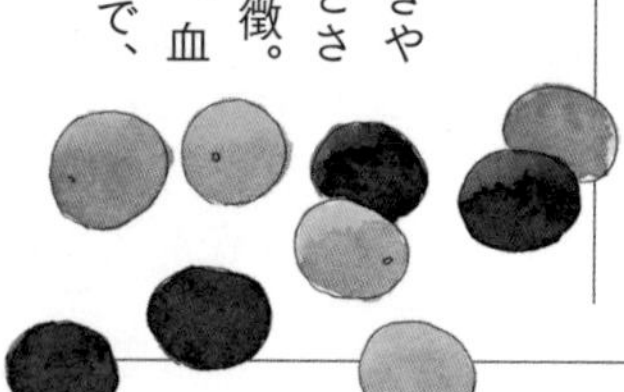

おすすめアクション

パソコンやスマホなどでいつも丸まっている手をストレッチ。指を開き、ぐっと力を入れて反るくらいに大きく伸ばしましょう。手の経絡《けいらく》が刺激されて、上半身の「気」の巡りがよくなります。また、胸が開いて呼吸が深くなります。

この時季のおすすめレシピ

梨とオリーブのモッツァレラ焼き

サクサク梨と
とろ〜りチーズの
潤すパワーのあるコンビで、
体はもちろん心も元気に

材料　2人分

梨…½個
黒オリーブ（スライス）…10g
モッツァレラチーズ…1個
塩・あらびき黒こしょう
…各少々

作り方

1 梨は薄いくし形切りにする。モッツァレラチーズはちぎる。

2 耐熱皿に梨を並べ、モッツァレラチーズ、黒オリーブをのせ、塩、こしょうをふる。オーブントースターで7分ほどこんがり焼く。

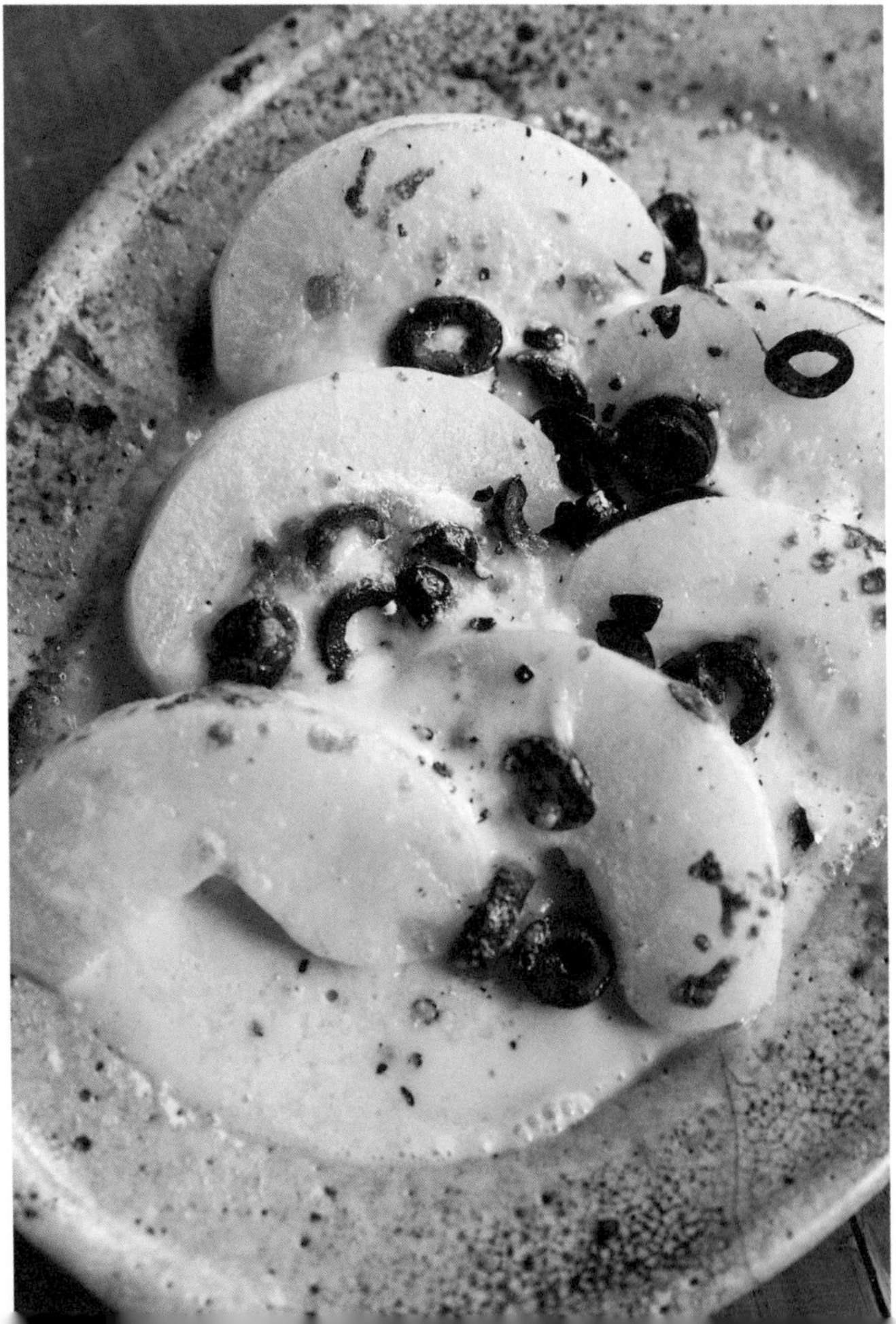

こんなレシピもおすすめ

みぞれ豚しゃぶサラダ

梨を厚手のポリ袋に入れて細かくなるまでたたき、ゆでた豚肉に和える。レタスにのせ、ポン酢しょうゆをかける。

しめさばサラダ

くし形切りにした梨、薄切りにしたしめさば、ベビーリーフに、塩、こしょう、レモン汁、オリーブ油を混ぜてかける。

コールスロー

いちょう切りにした梨、スライスしたオリーブ、せん切りにしたキャベツを、オリーブ油、酢、塩、こしょうで和える。

はちみつコンポート

くし形切りにした梨にレモン汁、はちみつをかけ、電子レンジで加熱し、冷ます。

菊花開《きくのはなひらく》

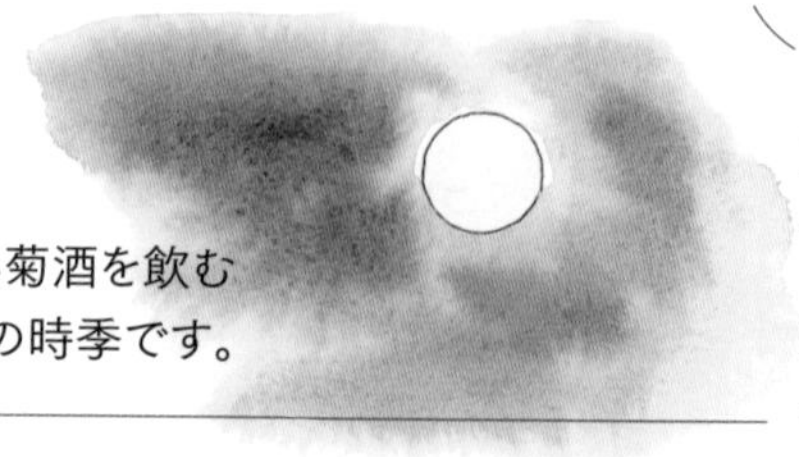

10/13
↓
10/17頃

香り高い菊の花が咲きはじめる頃。長寿を祝い菊酒を飲む重陽の節句が行われる9月9日は、旧暦ではこの時季です。

健やかな腸を保って日々元気に

華やかで凜とした雰囲気を持つ菊のように、周囲に惑わされず自分らしくいたいですね。しかし複雑な現代社会では、あれこれと迷うことも多いもの。ストレスでおなかが痛くなったり、便秘、下痢などの不調に悩まされることもあるでしょう。「肺」が影響を受けるこの時季は、ストレスによる自律神経のバランスの乱れから、腸の働きにも不調をきたします。健康は腸からつくられるともいわれていて、腸の調子が悪いとエネルギーがうまくつくられず、気力が出なくなってしまいます。食物繊維や、善玉菌を助ける成分を取り入れることで、腸内環境を良好に保ちましょう。毎朝すっきりとしたお通じを確認して、その日その日を快調に過ごしたいものです。

この時季の食薬

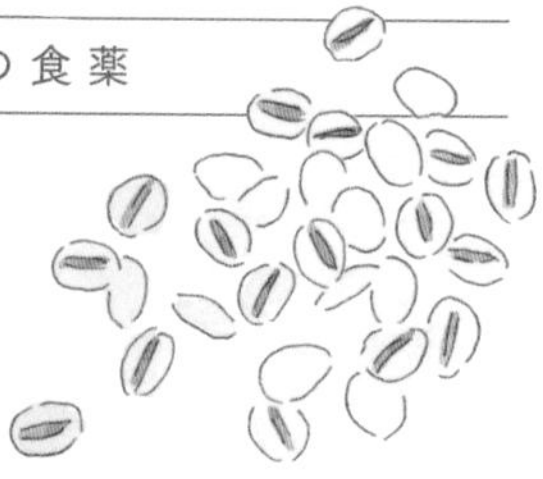

押し麦

不溶性と水溶性の食物繊維をバランスよく含み、便秘予防には最適です。また、水溶性食物繊維のβ-グルカンには、消化・吸収をおだやかにして、血糖値の急上昇を防ぐ効果も期待できます。

りんご

「肺」や「腸」を潤す作用があります。食物繊維が豊富で、腸の働きを活発にして善玉菌を増やします。クエン酸、リンゴ酸などの有機酸は、胃腸の働きをよくするほか、その殺菌作用で口の中などを清潔にする効果も。

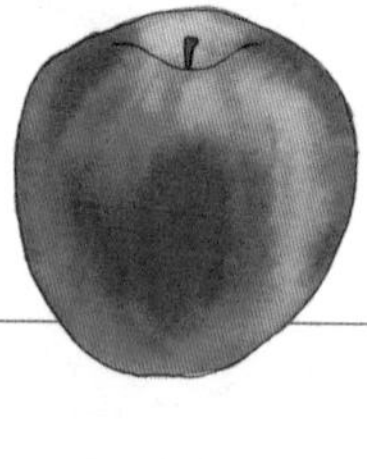

おすすめアクション

腸を刺激する動きで、腸のぜん動運動を促しましょう。エレベーターやエスカレーターではなく階段を使うのがおすすめ。その際に、太ももをおなかに近づけるよう、脚を付け根から上げると◎。ダイエットにも効果的です。

この時季のおすすめレシピ

りんごと押し麦、鶏もも肉のワイン蒸し

材料　2人分

鶏もも肉…1枚
りんご…½個
押し麦…1袋（45g）
A［白ワイン…¼カップ
　 水…½カップ
塩・こしょう…各適量
ドライパセリ…適量
サラダ油…小さじ2

作り方

1 りんごは8等分のくし形切りにする。鶏肉は塩、こしょうをふる。

2 フライパンにサラダ油を熱し、鶏肉の皮目を焼いて裏返す。Aと押し麦、りんごを加えてふたをする。火にかけて沸騰させ、弱火で10分ほど蒸し煮にする。塩、こしょうで調味し、鶏肉を4等分に切る。

3 器に盛り、ドライパセリをふる。

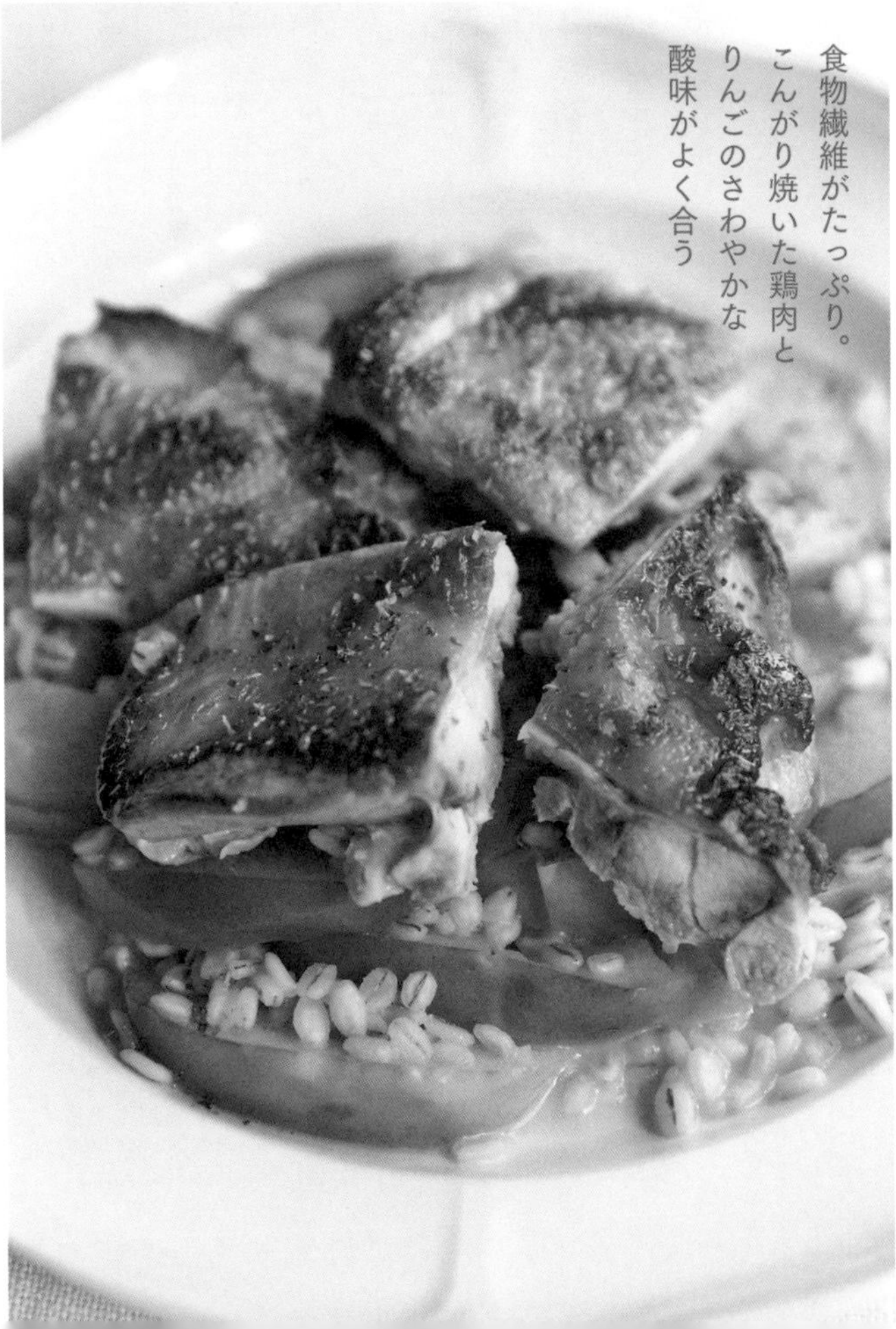

食物繊維がたっぷり。こんがり焼いた鶏肉とりんごのさわやかな酸味がよく合う

こんなレシピもおすすめ

エスニックサラダ

せん切りにしたりんご、ゆでた押し麦を、ナンプラー、レモン汁、オリーブ油、こしょうで和える。

カッテージチーズ和え

薄切りにしたりんご、ゆでた押し麦を、カッテージチーズ、マヨネーズ、塩、こしょうで和える。

カレースープ

鍋に水、押し麦、ひと口大に切ったりんご、ベーコン、カレー粉、塩、こしょうを合わせて煮る。

ミルクスープ

薄切りにしたりんごをバターで炒め、ゆでた押し麦、コンソメ、塩、こしょう、牛乳を加えて温める。

蟋蟀在戸《きりぎりすとにあり》

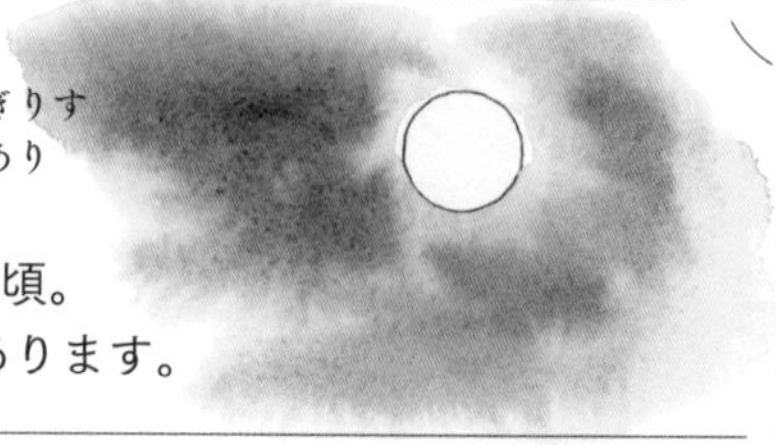

10/18 ↓ 10/22 頃

涼やかな音で耳を楽しませる、秋の虫が鳴く頃。
ふと気づくと戸口で鳴いている姿は風情があります。

「血」を補って気持ちも豊かに

夜風や虫の鳴き声、月の光など、五感で季節を楽しめる時季。この頃ならではの情景を感じながら、感性を養いたいですね。ただ、体に栄養が不足していると、心も貧しくなるので要注意。イライラして、つい周囲に当たったり、ささいなことが気になったりしていませんか？例えばおやつを食べすぎて食事を抜いたり、極端なダイエットをしたりすると、「血」が不足した状態の「血虚《けっきょ》」になります。「血」は、体の各所に栄養と潤いを届けるほか、心の栄養になるとも考えられています。睡眠の質が低下したり、ストレスへの耐性も低くなるなど、心が弱くなってしまうのです。そこで、「血」を補う食薬を取り入れましょう。

おすすめレシピ

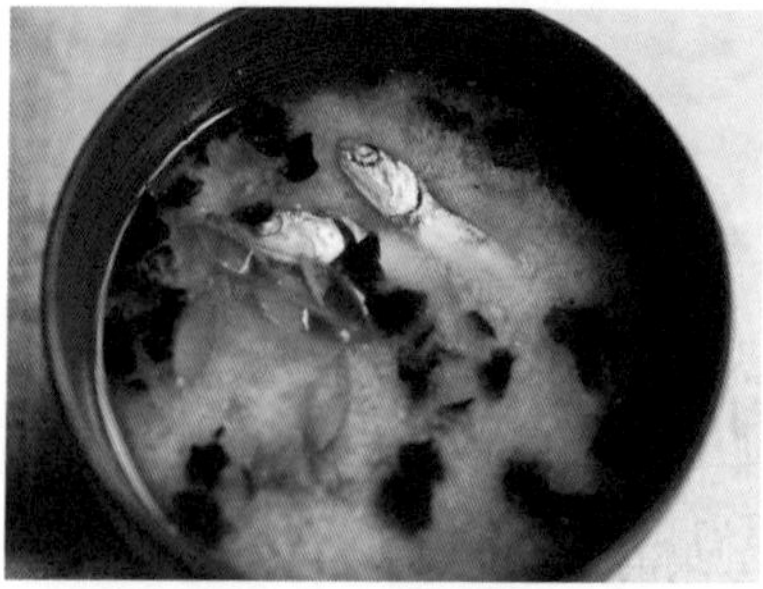

つぶし黒豆と煮干しのみそ汁

たんぱく質とカルシウムを補給!

水1 ½カップ、ざっくりつぶした**黒豆（水煮）60g**、**煮干し（小）4尾**を電子レンジで3分加熱する。**みそ小さじ4**を溶き入れ、斜め切りにした**小ねぎ少々**を加える。煮干しも具として食べて。

この時季の食薬

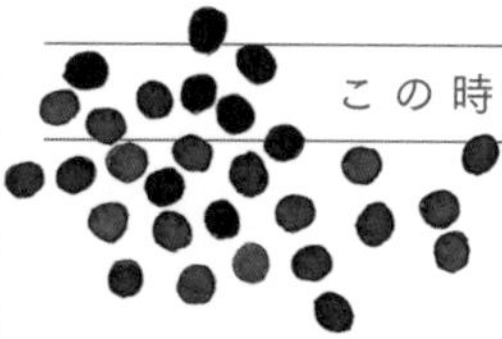

煮干し（いわし）

カルシウムが豊富で、骨や歯を強くし、神経の働きを調節して心を落ち着かせるとされます。また、ビタミンB群を多く含むことから、体力を増強して皮膚などのバリア機能を高め、心身を強くする働きも期待できます。

黒豆

「畑の肉」ともいわれる大豆の一種で、皮の色が黒いもの。血や筋肉のもととなるたんぱく質や、貧血を予防・改善する鉄分が豊富です。皮の色素は、抗酸化作用のあるポリフェノールの一種アントシアニンです。

おすすめドリンク

赤ワインに、オレンジジュース、しょうがやシナモンを加えて温めたもので、心も体もポカポカに。

10/23 ↓ 10/27 頃

霜始降 しもはじめてふる

朝、庭の草木などに真っ白く霜が降りて、幻想的に見える頃です。
秋が深まり、寒さが感じられるようになってきます。

質のよい睡眠のための食薬をとる

厳しい寒さを穴ごもりでしのぐ動物と同様に、人間も身を縮めて暖かくして過ごす時季。ここで特に大切にしたいのが、睡眠です。**心身を癒やす深い睡眠がとれていないと、日中のパフォーマンスが下がり、健康や美容にも悪影響が及び**ます。寝つきが悪い、眠りが浅いという場合、体に必要な潤いが不足していると考えられるので、食薬を取り入れ、自然に眠れる健康体を目指しましょう。また、心身をリラックスさせることも大切。アミノ酸の一種であるGABAには、脳内で緊張やストレスを和らげる働きがあります。こうしたリラックスによい成分や、GABAの合成を助けるビタミンB_6などをとって、ぐっすり眠りましょう。

おすすめレシピ

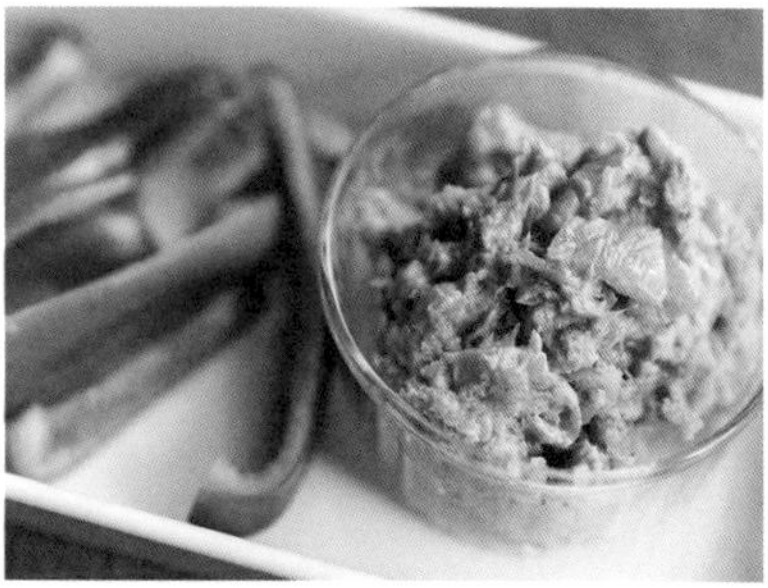

かつおキムチディップ

このコンビが安眠に導いてくれる

刻んだ**キムチ40g、ツナ油漬け缶（かつお／汁ごと）1缶、パン粉大さじ3、マヨネーズ大さじ1、こしょう少々**を和える。食べやすく切った**ピーマン２個分**を添え、たっぷりつけていただく。

この時季の食薬

キムチ

潤いをもたらす白菜と、温熱性のにんにく、しょうが、唐辛子の組み合わせは、陰陽バランスが絶妙。また、自律神経の働きを整えるGABAが豊富で、おだやかな気持ちに導き、睡眠の質を高めます。

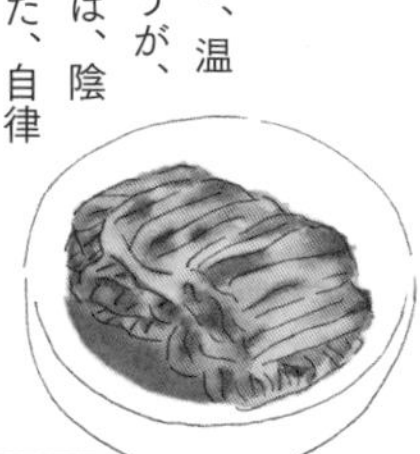

かつお

「気」を補って疲労を回復させる、「血」を補って寝つきをよくする、といった効果が期待できます。栄養素としては、ビタミンB_6や吸収率の高いヘム鉄が豊富で、DHA、EPA、タウリンなども含まれています。

おすすめアクション

軽いストレッチを就寝前の習慣に。これが入眠のスイッチとなり、眠りの質が向上します。

霎時施

こさめときどきふる

10/28
↓
11/1 頃

この時季の天気は、ぱらぱらと降ってすぐに止む通り雨が特徴。大気の状態が変化しやすいともいえるでしょう。

不足しがちな「血」を補って体調管理

日が差して暖かい日もあれば、震えるほど寒い日も。寒さに適応するには、多くのエネルギーが必要です。月経がある女性は、血液の鉄分が失われやすく、貧血気味の人が多いですが、この時季からはよりその傾向が強くなりがち。こうした体質の人は、寒さへの耐性が低いので体調を崩しやすく、倦怠感がある、爪がもろくなるなど、不調が出やすくなります。しっかり食べて、失われやすくなっているエネルギーを補い、血液をつくる鉄分も意識して摂取しましょう。鉄の吸収を助けるビタミンCをとるのもおすすめです。反対に、鉄分の吸収を妨げるタンニンを含むお茶類や、炭酸飲料などは一緒にとらないこと。気温の変化に対応しながら、冬に備えた体をつくりましょう。

この時季の食薬

コンビーフ

ほぐした牛肉を缶詰にしたコンビーフは、血や筋肉のもとになる良質なたんぱく質を含み、脂質が意外に少なく、低カロリー。細胞の再生に関わるビタミンB_2、鉄分不足による貧血を改善するヘム鉄なども含有していて、疲れにくい体をつくります。

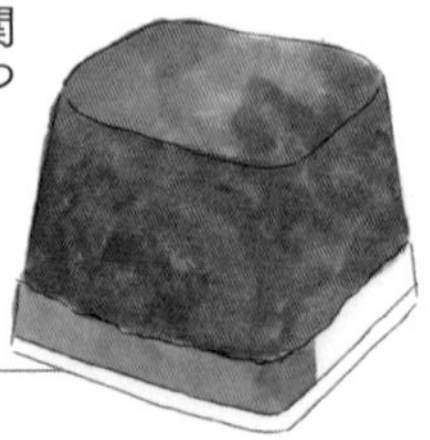

高野豆腐

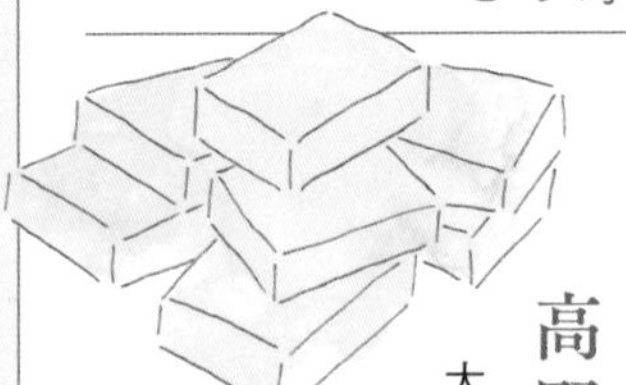

大豆の植物性たんぱくや鉄分を豊富に含むことから、体力増強におすすめです。また、大豆イソフラボンは女性ホルモンに似た働きをして、月経前症候群（PMS）や月経不順なども和らげます。

おすすめアクション

「関元《かんげん》」のツボ押しを。おへそから指4本分下のところにあるので、中指の腹を当て、ゆっくり軽く5秒ほど押してゆるめます。これを10回程度繰り返せば、体が温まって気持ちもリラックスできます。カイロで温めてもOKです。

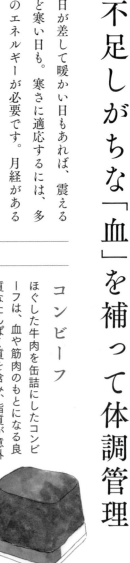

この時季のおすすめレシピ

コンビーフのマーボー高野豆腐

材料　2人分

高野豆腐…2枚
コンビーフ…100g
豆板醤…少々
A
　みそ…小さじ2
　片栗粉…小さじ2
　砂糖…小さじ1
　しょうゆ…小さじ1
　おろししょうが…小さじ1
　水…1カップ
小ねぎ(小口切り)…適量
ごま油…小さじ2

作り方

1 高野豆腐は水につけて戻し、水けを絞って8等分に切る。

2 フライパンにごま油を熱し、**1**を炒め、豆板醤、コンビーフを加え、ほぐしながら炒める。**A**を加えて混ぜながら煮立て、弱火で2分ほど煮る。

3 器に盛り、小ねぎを散らす。

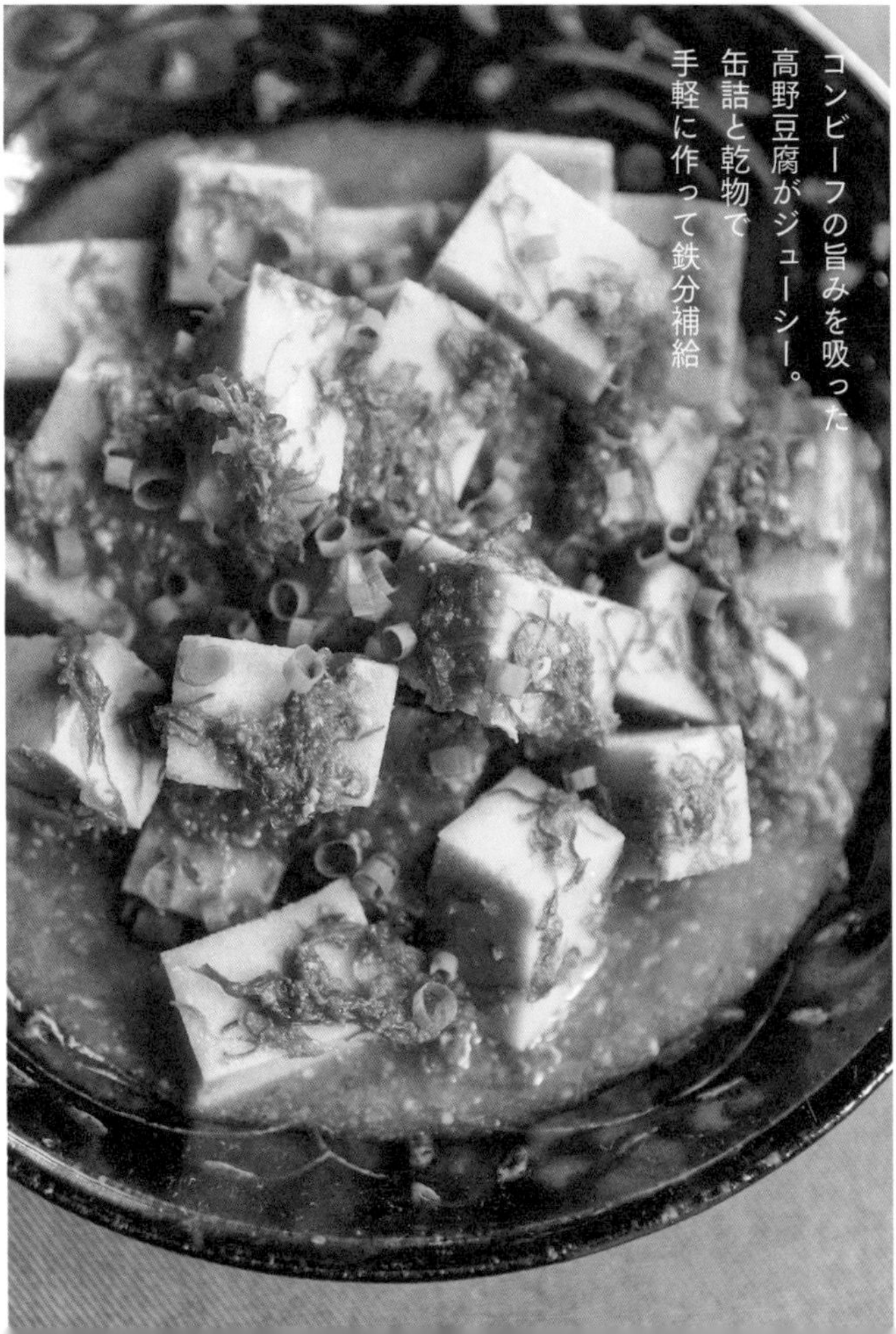

コンビーフの旨みを吸った高野豆腐がジューシー。缶詰と乾物で手軽に作って鉄分補給

こんなレシピもおすすめ

炒め物
油はひかずにコンビーフを炒め、戻して薄切りにした高野豆腐、おろしにんにく、塩、こしょうを加えて炒める。

ピザ
戻して厚みを半分に切った高野豆腐をトースターで焼き、コンビーフ、チーズ、こしょうをのせてさらに焼く。

卵とじ
戻してひと口大に切った高野豆腐、コンビーフ、水、白だしを電子レンジで加熱し、溶き卵を加えて再度加熱する。

とろみしょうが汁
戻して薄切りにした高野豆腐、コンビーフ、水、おろししょうが、塩、こしょうをさっと煮て、水溶き片栗粉を加える。

楓蔦黄 もみじつたきばむ

11/2→11/6頃

かえでやつたといった山の木々が、まさに錦繡《きんしゅう》という名の通り、赤や黄に色づいた葉によって豪華に彩られる頃です。

「陰陽」のバランスを整える

ひときわ冷える日は、暖かい室内でゆったり過ごしたいものです。ただ、朝ベッドから出たくない、疲れやすい、気力が出ない、といった気持ちになっていると、ちょっと心配。厳しい寒さがストレスとなり、自律神経が不調をきたす「冬季鬱」かもしれません。日照時間が短くなると、体内時計が不安定になり、体の巡りがスムーズにいかず、「肝」に不調が出るのです。また、この時季は「陰」が増え（体が冷え）、「陽」である「気」（温める力）が不足して、「陰陽」のバランスが崩れがちです。不要なものを排出して「気」を全身に巡らせるには、呼吸を司る「肺」の働きが重要。この時季は「肺」が乾燥しやすいので、食薬によって潤しましょう。

この時季の食薬

プロセスチーズ

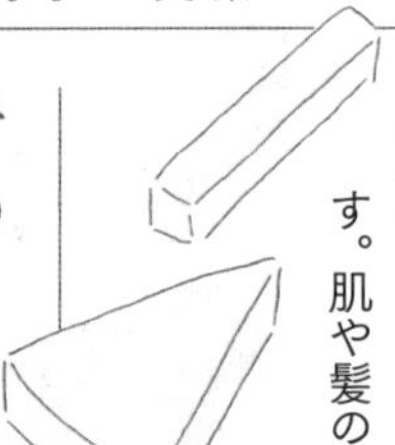

「肺」を潤すことから、免疫力アップも期待でき、かぜ予防のためにも積極的に取り入れたい食薬です。肌や髪の乾燥を改善するにもよいとされます。また、豊富に含まれる亜鉛も、免疫力や精神安定に関わっています。

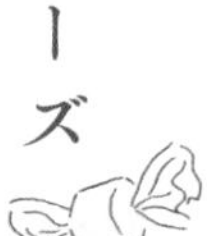

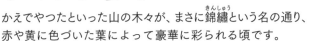

青のり

利尿作用があるとされます。また、疲労回復や体力の増強に働くビタミンB群が豊富。ビタミンC・Eは、ストレスで増える活性酸素の害から体を守り、皮膚や血管の若さを保って、免疫力もアップさせるといわれます。

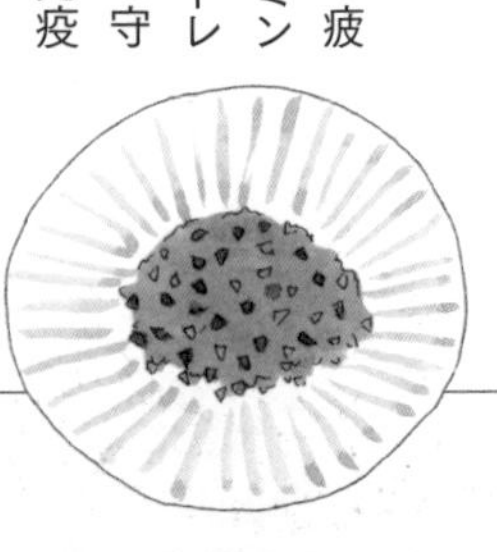

おすすめアクション

温かい麦茶を、少しずつこまめに飲みましょう。ナトリウム、カリウム、マグネシウムなどを含むので、副腎の働きを整え、ストレスから体を守ります。水分を上手に取り入れれば巡りもよくなり、老廃物を排出する効果もアップ。

この時季のおすすめレシピ

チーズミルクスープ青のり風味

体を強くする栄養がたっぷり。濃厚でマイルドな味と、やさしいとろみでぽかぽかに

材料 2人分

スライスチーズ…2枚
青のり…小さじ1
A
牛乳…¾カップ
水…¾カップ
顆粒コンソメ…小さじ½
塩…少々

作り方

1 耐熱ボウルにAを入れ、ラップをして電子レンジで2分加熱する。スライスチーズをちぎり入れる。

2 器によそって、青のりをふる。

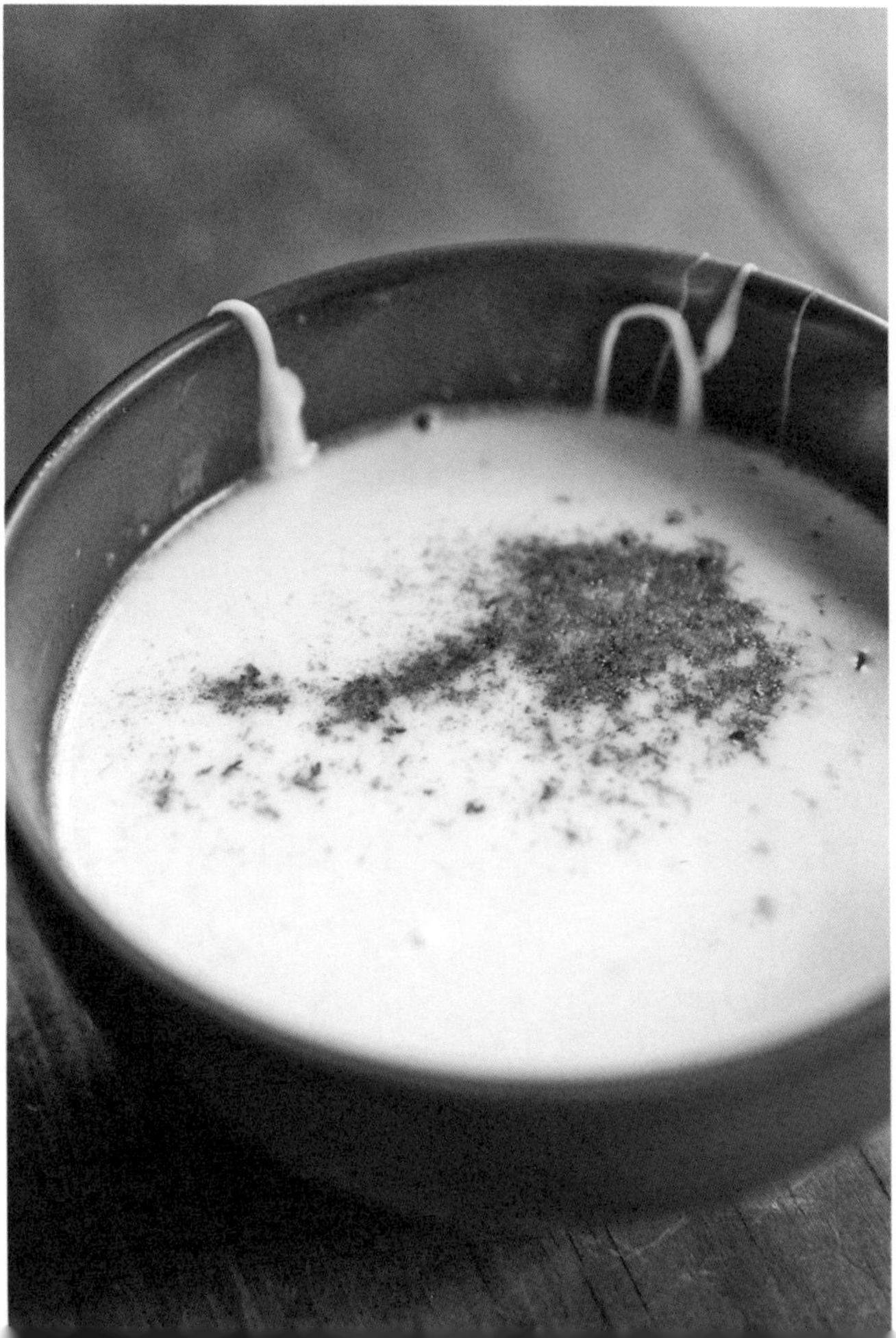

こんなレシピもおすすめ

磯辺チーズ
プロセスチーズをフライパンでこんがり焼き、しょうゆをかけ、青のりをふる。

磯辺みそマリネ
ごま油、砂糖、みそを混ぜ合わせ、さいの目切りにしたプロセスチーズに絡め、青のりをふる。

青のりまぶしチーズ
さいの目切りにしたプロセスチーズに、青のり、七味、ごま油をまぶす。

ホットサラダ
ちぎったスライスチーズ、牛乳を電子レンジで加熱して溶かし、青のり、マヨネーズを混ぜ合わせ、お好みの温野菜を和える。

コラム

薬膳の基本 3

時間と健康には、深い関係があります。それは、太陽の運行に合わせたリズムで体が動くようにつくられているため。薬膳でも「子午流注」という時間に応じた養生が取り入れられます。

・子午流注図・

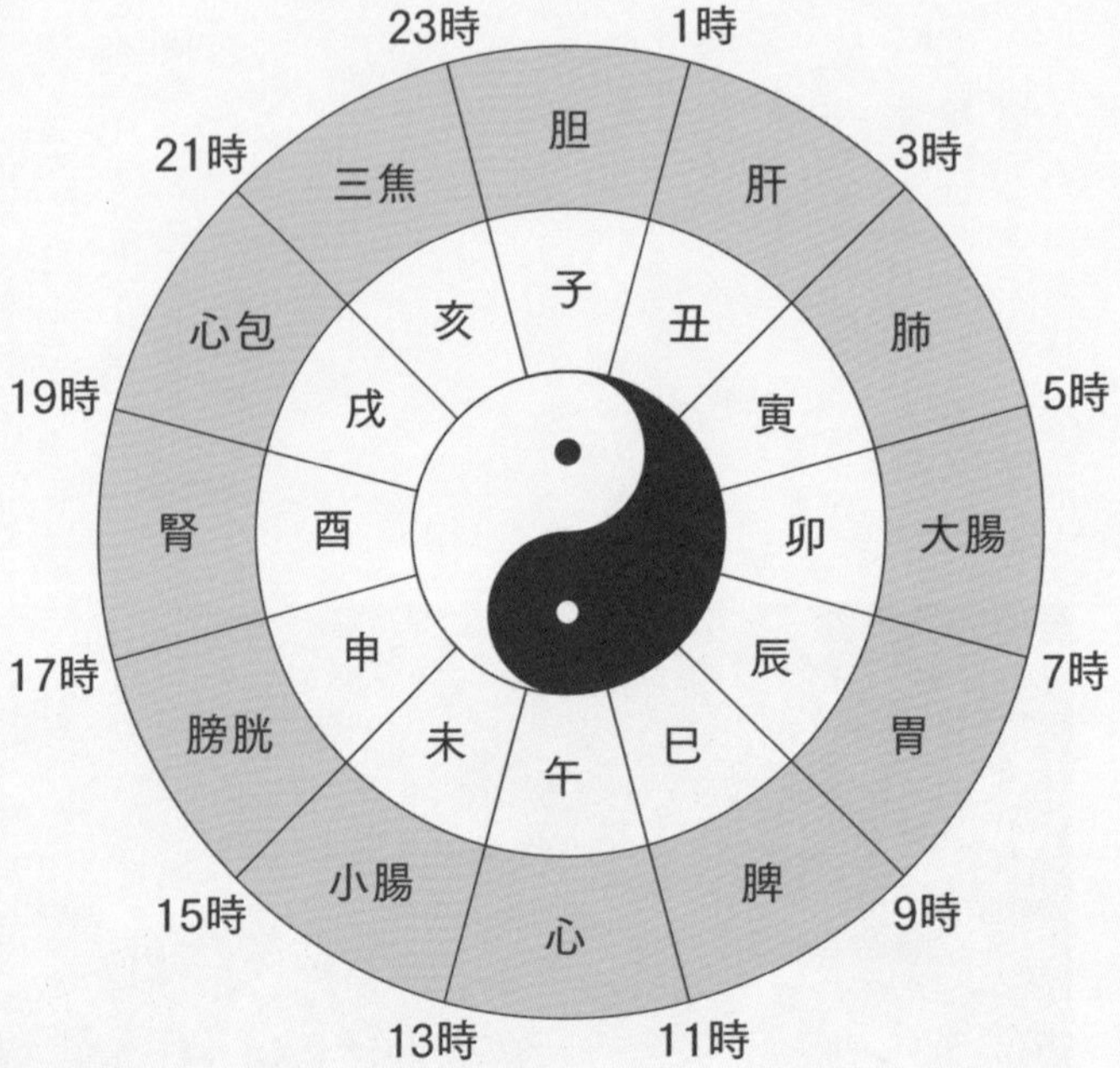

それぞれの内臓が動く時間帯を知る

体内リズムは、「子午流注」に従ってつくられていると考えられています。上の図の通り、1日を12等分した各時間帯が、五臓六腑＋心包の臓器に対応します。「気」「血」「水」は、子～亥の刻の時間帯に、対応する内臓を巡り活発に動くので、それに合わせて食事や休息、活動をすれば、すべての内臓が力を発揮できます。すると、必要な栄養が過不足なくつくられて体内のすみずみまで行き渡り、新陳代謝が活発になって老廃物も円滑に排出され、「気」「血」「水」のバランスや巡りがよくなるのです。子午流注に厳密に従う生活は難しいですが、目安として一日の時間を意識することで、より健やかな状態に近づいていきます。

子の刻　23時→1時
「胆」が旺盛な時刻

消化に必要な胆汁をつくり、貯蔵、排出の働きをする「胆」。子の刻には胆汁の生成が最も活発になるので、この時間に睡眠をとると、消化が促進される。また、「陰」の「気」が極まり、体内で陰陽のバランスが転換するので、この時間帯に体をよく休めることが大切とされる。

丑の刻　1時→3時
「肝」が旺盛な時刻

血液の貯蔵庫の「肝」に、全身の「血」が集まる時間帯。「肝」が担う老廃物排出と修復の働きが最も活発になり、古い血が新しい血へ生まれ変わる。ここで体を休めていないと、古い血が全身を巡り続けることに。これが長年積み重なると徐々に健康が損なわれ、不調が増えるとされる。

寅の刻　3時→5時
「肺」が旺盛な時刻

呼吸をコントロールするのが「肺」。「肺」に「気」や「血」が集まる時間帯である寅の刻に目が覚めやすい場合、「肺」の働きが弱くなっていると考えられる。普段から意識して深い呼吸をすることを心がけ、口の中やのどなどの粘膜が乾燥しないように気をつけること。

卯の刻　5時→7時
「大腸」が旺盛な時刻

生命エネルギーは、「肺」から「大腸」に流れ込み、消化機能を活発にさせる。このことから「肺と大腸は表裏の関係」ともいわれる。「大腸」が活発になる卯の刻にしっかり排便をすると、デトックスもスムーズに行われ、きれいな肺や皮膚を保つことができる。

辰の刻　7時→9時
「胃」が旺盛な時刻

「胃」に「気」や「血」が集中し、食物の消化が最も盛んになる時間帯。このときに食事をすることによって、栄養を最大限に吸収できる。ただし、胃の調子が悪いという人は、朝食の内容に工夫を。温かく、消化によいものをとり、胃に負担をかけないようにすること。

巳の刻　9時→11時
「脾」が旺盛な時刻

「脾」は消化・吸収・排泄を司り、エネルギーをつくる。全身に「気」や「血」を巡らせる役割もある。「脾」が活発になる巳の刻に適度な運動をすると、新陳代謝がより促進される。「脾」は湿の状態に弱い性質があるので、巳の刻には冷たい飲み物をとりすぎないよう注意を。

酉の刻　17時→19時
「腎」が旺盛な時刻

水分代謝の働きを担う「腎」が最も活発になる時間帯。そのため、これ以降はあまり水分をとりすぎないほうがよい。また「腎」には、エネルギーを貯蔵する役割もある。酉の刻に具合が悪くなりやすい場合は、エネルギー不足になっている可能性が考えられる。

戌の刻　19時→21時
「心包」が旺盛な時刻

漢方で心臓の外周にあるとされる器官、「心包」。「気」や「血」を通しながら、外部からの悪い影響を防ぎ、心臓の状態を最適にしておく役割を担う。その「心包」が最も活発になる戌の刻には、軽い運動をするのがおすすめ。心臓の機能を高めることができるとされる。

亥の刻　21時→23時
「三焦」が旺盛な時刻

五臓六腑の「六腑」のなかでも最大といわれる「気」の経路、体内の水路と捉えられる「三焦」（上焦・中焦・下焦）は、「気」や「血」を体のすみずみに運ぶ役割がある。「三焦」が活発になる亥の刻は照明を暗くし、目と頭を休めて。そうしてしっかり休むと、全身の養生につながる。

午の刻　11時→13時
「心」が旺盛な時刻

「心」には「血」を全身に送り、精神を安定させる働きがある。「心」が最も働くべき午の刻にいつも体調が悪くなる場合は、心臓をいたわって。普段から動悸や息切れなどがないか観察してみるほか、「心」を守るために15分程度の昼寝を習慣にするとよい。

未の刻　13時→15時
「小腸」が旺盛な時刻

「小腸」の働きは、「胃」から送られてきた食物をさらに消化し、水分や栄養を吸収すること。栄養素は「脾」に、余分な水分は「膀胱」に集め、残りを「大腸」へ送る。「小腸」が活発になる未の刻は、ゆったり体を休めて消化吸収に専念を。エネルギー不足の人は特に食休みが大切。

申の刻　15時→17時
「膀胱」が旺盛な時刻

「膀胱」が活発な時間帯。余分な水分や老廃物を排出し、体にこもった熱を外に出す働きがある。申の刻では特に、排尿を我慢しないこと。また、「膀胱」の「気」は体を縦方向に流れる経脈に沿って大脳に到達するため、この時間帯に勉強や読書をすると効率よく進むといわれる。

Part 4

冬

WINTER

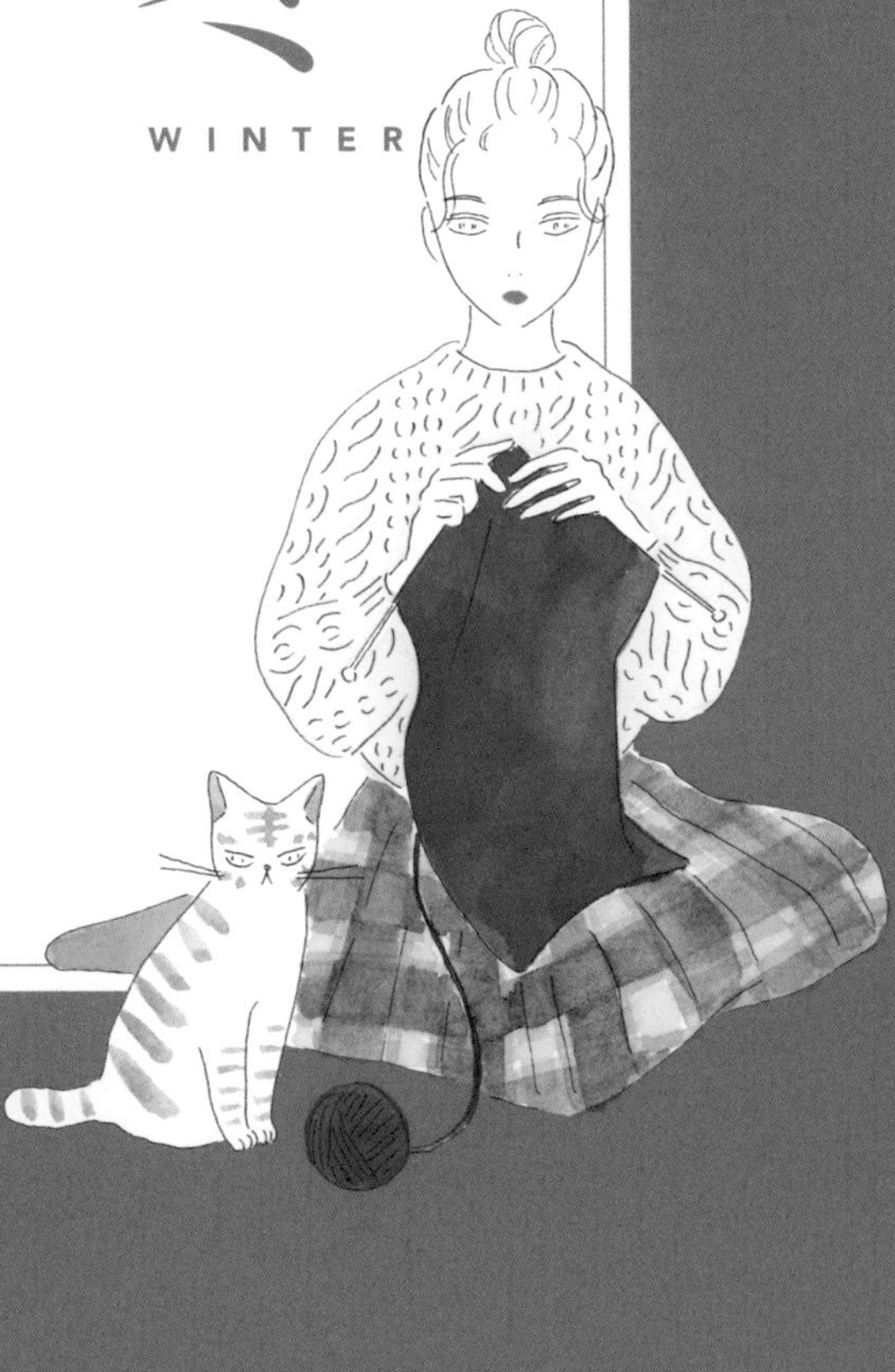

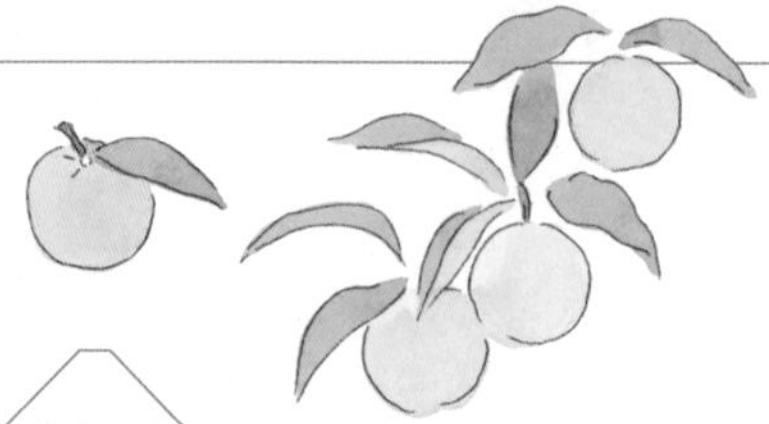

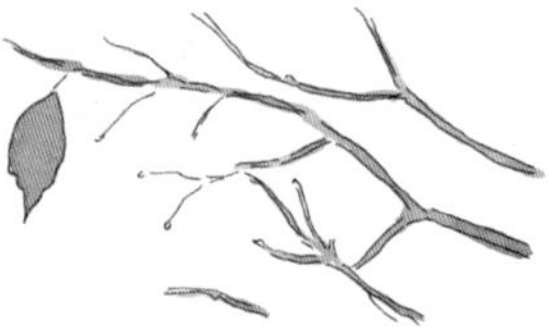

11/7頃

立冬《りっとう》

エネルギーを節約する

11/7→11/11頃
山茶始開
P.126-127

11/12→11/16頃
地始凍
P.128

11/17→11/21頃
金盞香
P.129

暦の上では、この日が冬の始まり。日暮れがますます早まり、気温も下がります。家にこもりたくなり、気持ちも内向きになっていきますが、これは自然なこと。寒さで「気」が消耗するため、なるべくセーブしようとするのです。ただ内向的になりすぎると、マイナスな感情をため込みがちに。夜は早く寝て、朝はゆっくり起き、できるだけ穏やかに過ごすのが◎。体を温めてエネルギーを補い、心の栄養にもなる食薬を取り入れましょう。

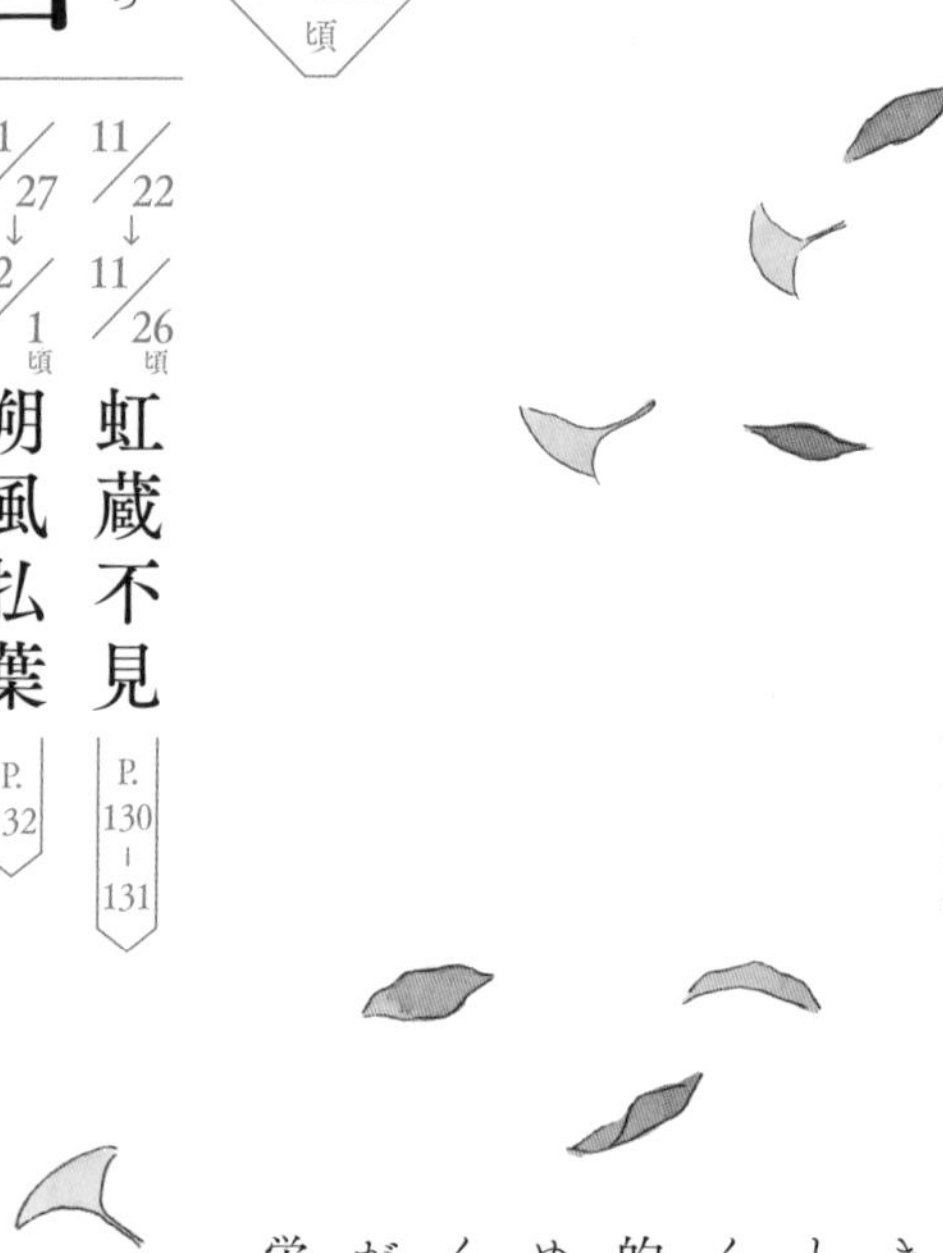

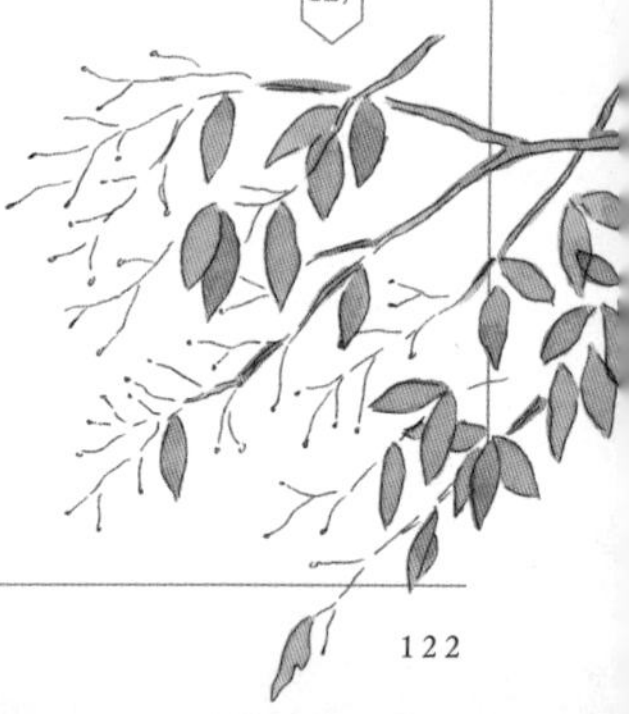

11/22頃

小雪《しょうせつ》

11/22→11/26頃
虹蔵不見
P.130-131

11/27→12/1頃
朔風払葉
P.132

12/2→12/6頃
橘始黄
P.133

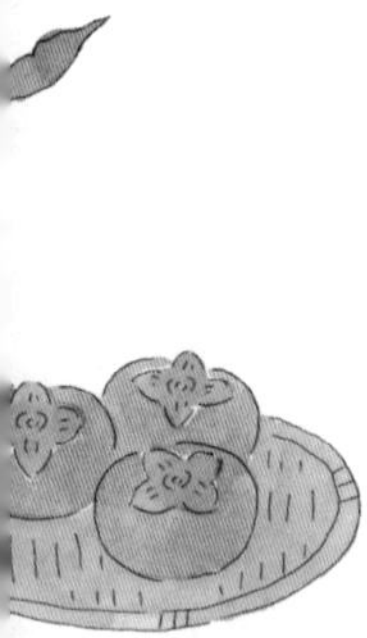

心と体をいたわり強くする

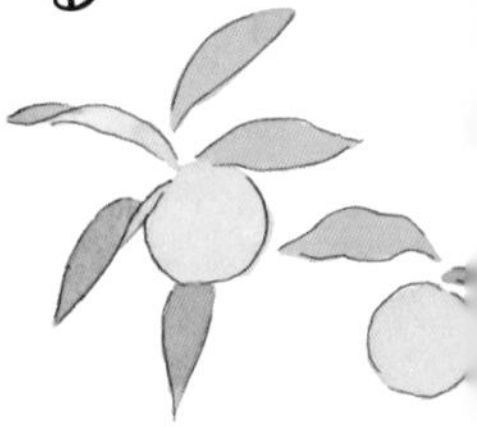

地域によっては小雪が降りはじめる頃。暖かい日と、寒さの厳しい日を繰り返しながら、本格的な冬へと向かいます。気候の変化や寒さに対抗して体温を調節するために、体はエネルギーを大きく消耗するので、体調の変化にはいつも気を配る必要があります。自律神経のバランスが乱れやすくなる点にも要注意。休みたいときには休んで、体力を温存するように。心も影響を受けやすいので、心がバテない食薬を意識してとりましょう。

心身の冷えに備える

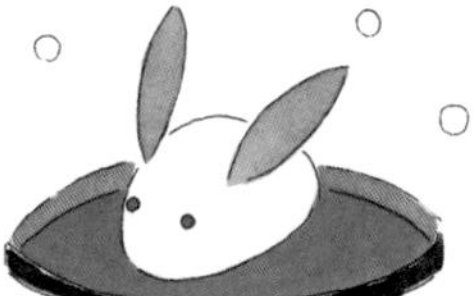

しんしんと冷え、野山を雪が白く変える頃。弱まる「腎」を守ろうと、心はかたくなになりがちです。また、脳のエネルギー源が不足すると、疲れやすく、不安感が高まって、幸福感を感じることが少なくなります。するとますます心に余裕がなくなり、周囲の人を遠ざけてしまうことにも。この時季は体をしっかり温め、巡りをよくし、毎日コツコツ脳にエネルギーを届けて。また、物事を柔軟に受け止めるようにしていきましょう。

12/7頃

大《たい》雪《せつ》

12/7 ↓ 12/11頃 閉塞成冬 P.134-135

12/12 ↓ 12/16頃 熊蟄穴 P.136

12/17 ↓ 12/21頃 鱖魚群 P.137

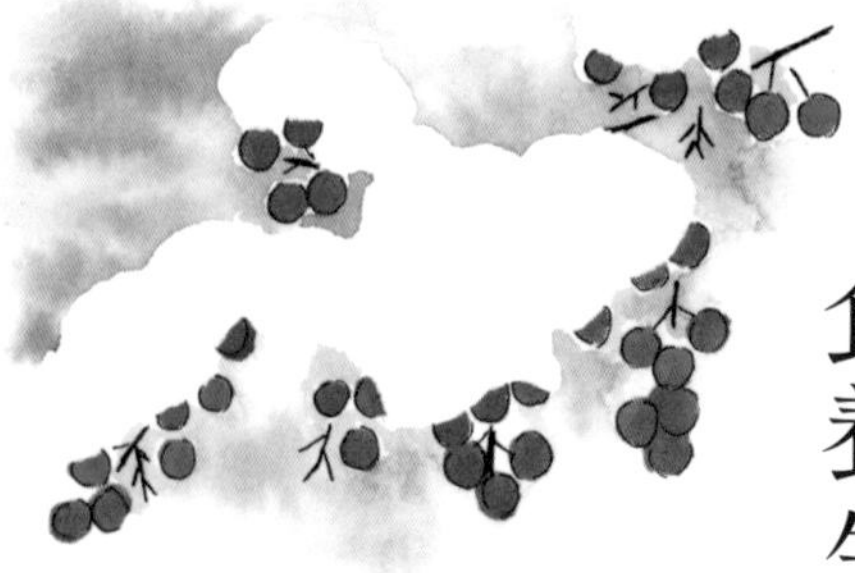

12/22頃

冬《とう》至《じ》

年末年始もしっかり食養生

一年で最も昼が短く、夜が長くなります。陰陽の考え方「陰極まれば陽に転ず」からすれば、「陰」が極まった状態。そして翌日から再び昼が伸びていくため、「陽」に還ると考えられ、冬至は運気が上昇する「一陽来復《いちようらいふく》」の日ともいわれます。養生においても大切な時季とされ、本格的な寒さに備えてしっかり体をつくる必要があります。「気」を補い、「血」を巡らせる食薬でエネルギーと潤いを届け、同時に、冷えに負けないために体を温める食薬をとりましょう。

12/22→12/26頃
乃東生
P.138-139

12/27→12/31頃
麋角解
P.140-141

1/1→1/5頃
雪下出麦
P.142-143

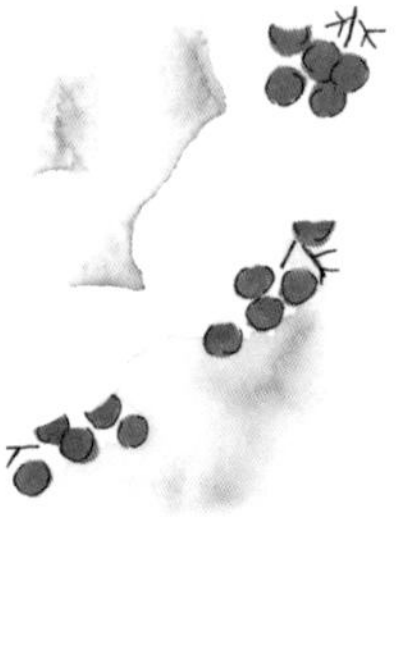

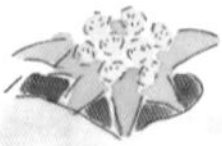

1/6頃

小《しょう》寒《かん》

1/6→1/10頃
芹乃栄
P.144-145

1/11→1/15頃
水泉動
P.146-147

1/16→1/20頃
雉始雊
P.148-149

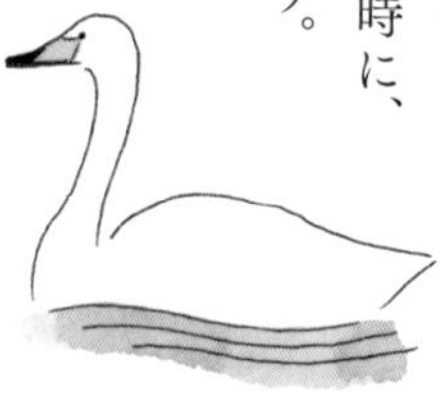

1/21頃

大寒《だいかん》

1/21→1/24頃
款冬華
P.150-151

1/25→1/29頃
水沢腹堅
P.152-153

1/30→2/3頃
鶏始乳
P.154-155

「陽」のエネルギーをためる

その名の通り、一年で最も寒くなる時季です。生命エネルギーである「精」を貯蔵し、ホルモンバランスや成長を司る「腎」の働きが弱くなりやすいので要注意。「腎」をいたわり、体を温め、臓器に「陽」のエネルギーを蓄えていくことがポイントです。寒さから身を守ることに加え、栄養のあるものを食べて、生命力を体の内側に集めます。冷えて弱った胃腸の機能を高め、エネルギーを蓄えやすい体をつくっていきましょう。

「陽」のエネルギーを取り入れる

「寒の入り」ともいわれる、新年が明けて最初の節気。この日から節分までが「寒」で、寒さが本格的になります。昼が短く、太陽の光から与えられる心の栄養が不足し、気持ちが暗くなりがち。そこで、心を元気にする食薬を取り入れましょう。また、この時季を明るい気持ちで過ごすには、乱れた体内時計をリセットする生活を心がけたいものです。夜はしっかり寝て、朝は早めに起きて朝日を浴びる、という習慣をつけましょう。

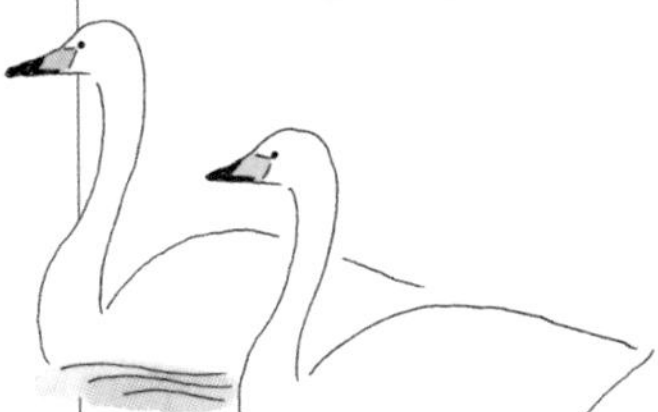

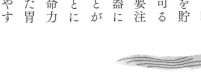

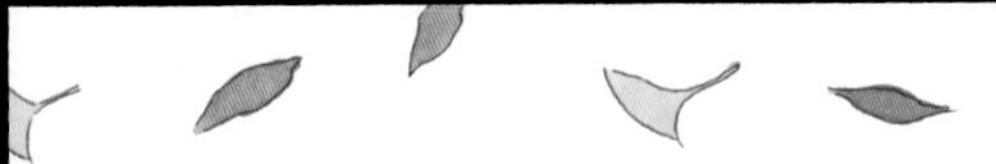

山茶始開《つばきはじめてひらく》

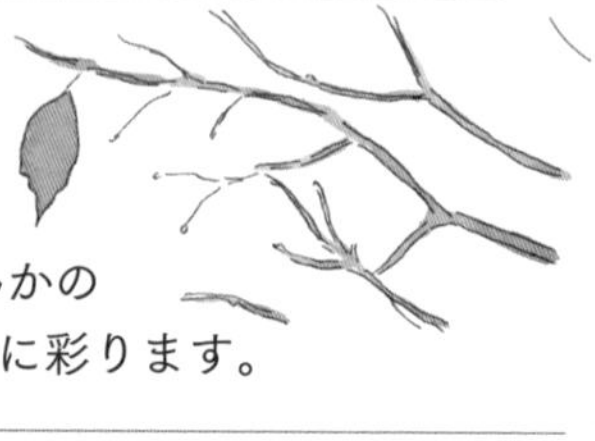

11/7→11/11頃

「山茶」は、読みは「つばき」ですが、ツバキ科のさざんかのこと。草木が枯れた冬の景色を、大輪の花があでやかに彩ります。

「腎」をいたわる生活を心がける

寒さに負けず花を開かせるさざんかのように、逆境でも輝いていたいですね。でも、ささいな失敗をいつまでも思い出しては悔やんだり、自分を責めたりしがちではありませんか？　マイナスの感情を克服するためのエネルギーは、「腎」が司っています。

「腎」はエネルギーを蓄えて成長や発育を促し、水分代謝やホルモンバランスを整えます。骨や歯が弱るのを防ぎ、アンチエイジングにも関係。ただし寒さで弱りやすいため、冬は「腎」の働きが低下します。すると、月経リズムが乱れることがあるほか、驚きや恐れの感情が強くなり、ささいなことでビクビクしがちになります。体を温めて「腎」の働きを補う食薬をとるのが、この時季のポイントです。

この時季の食薬

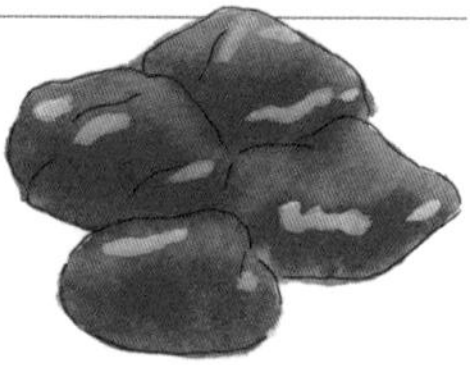

鶏レバー

鉄分が豊富で、「血」を増やして体のすみずみにまで栄養を届けます。心を安定させる作用も。「肝」と「腎」の双方に働きかけて、心を鎮め、思ったことを臆せず口に出せる自尊心を養います。

栗

体を温め、「腎」と「胃」の働きを高めます。疲労感や足腰のだるさ、耳鳴りなどの軽減が期待できます。栗に含まれるビタミンCは加熱しても壊れにくいので、ストレスにより失われるビタミンCをたっぷり補えます。食物繊維も豊富。

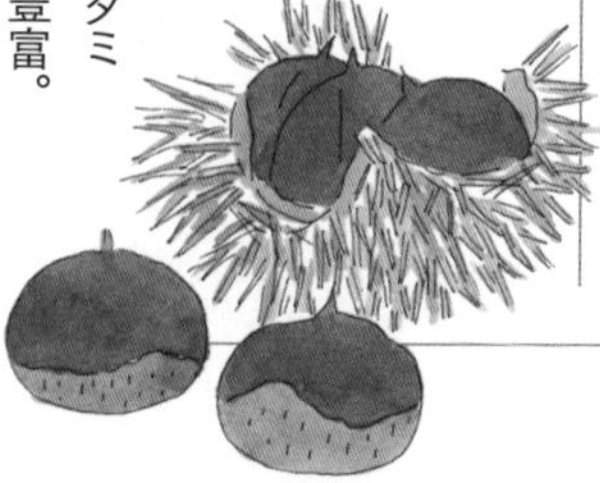

おすすめドリンク

中国料理によく使われるスパイスの八角は、「腎」に働きかけて体を温め、心身の不調を軽減します。紅茶やワインなどに入れて、香りを楽しみましょう。1つを8等分に割ったくらいの少量から試すのがおすすめです。

この時季のおすすめレシピ

鶏レバーと栗のしょうがウスター煮

鉄分とビタミンCがたっぷり。スパイシーで臭みがなく、おかずにもおつまみにも◎

材料 2人分

鶏レバー、ハツ…合わせて150g
甘栗…10個
A
ウスターソース…大さじ2
水…大さじ2
はちみつ…小さじ1
しょうが（薄切り）…4枚

作り方

1 レバーは切り離し、ハツは開いて水洗いする。

2 フライパンに1、甘栗、Aを入れ、火にかけて沸騰させ、弱火で8分ほど煮る。

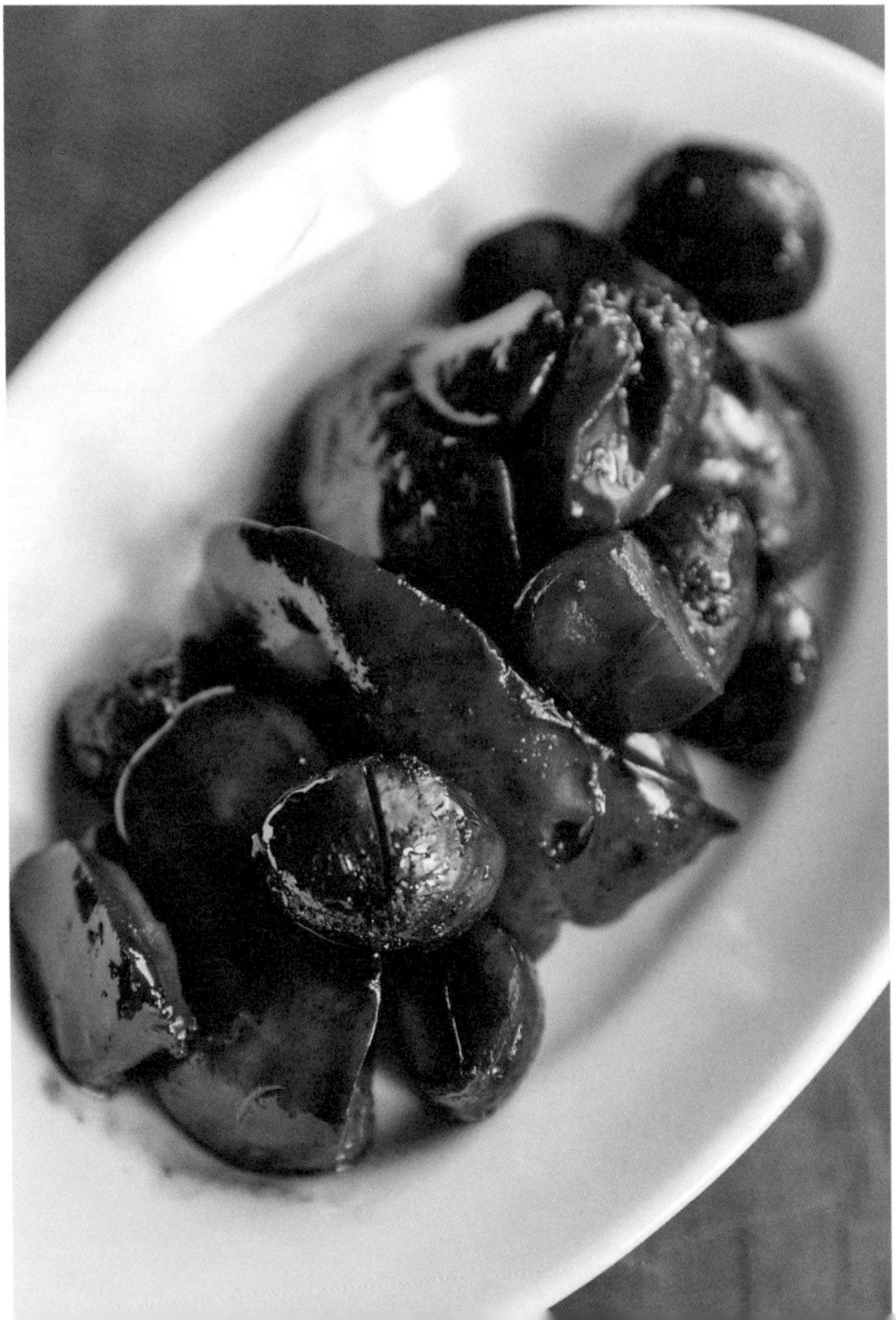

こんなレシピもおすすめ

ガーリックみそ炒め

下処理をして水けを拭いたレバーをサラダ油で炒め、甘栗、おろしにんにく、みりん、みそと炒め合わせる。

甘辛煮

鍋にしょうゆ、酒、砂糖を合わせ、下処理をして水けを拭いたレバー、甘栗、せん切りにしたしょうがを加えて煮絡める。

はちみつワイン煮

鍋に赤ワイン、はちみつ、しょうゆ、こしょうを合わせ、下処理をして水けを拭いたレバー、甘栗を加えて煮る。

スープ

下処理をして水けを拭いたレバーに塩、こしょうをしてサラダ油で炒め、水、甘栗、鶏がらスープの素、しょうがで煮る。

地始凍《ちはじめてこおる》

11/12 → 11/16頃

気温がさらに低くなっていくことで地中の水分が凍り、
大地が白く凍てつく頃。寒いからこその、神秘的な風景が見られます。

「肺」と「腎」を守る食薬を取り入れる

キリッとした空気は身が引き締まるようで気持ちがいいもの。寒い日も、そんなポジティブな気分でいたいものですが、実際には、**気分がふさぎこんで部屋の中にこもりがちなのでは？** この時季、空気の乾燥と気温の低下が、ダブルで体にダメージを与えます。乾燥に弱い「肺」の機能が低下して悲しみを感じやすくなり、また、寒さから「腎」が弱って元気が出なくなります。部屋の加湿やマスクなどで、のどや肺を乾燥から守りましょう。また、体を温めて「肺」と「腎」を守る食薬を取り入れていくのがおすすめです。年末に向け、身辺が慌ただしくなる頃。疲れをため込む前に休めるように、体調に気を配っていきましょう。

おすすめレシピ

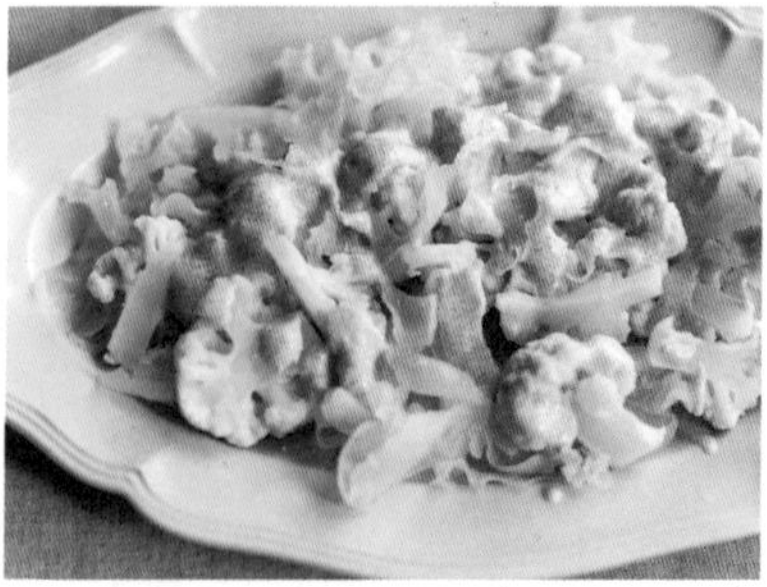

白いサラダ たらこマヨソース

かぜ予防の強い味方になってくれる

水½カップと**乾燥白きくらげ2個（10g）**、小房に分けた**カリフラワー½個分**を、それぞれ電子レンジで2分加熱する。きくらげはちぎってから、器に盛り合わせる。ほぐした**たらこ½腹分**、**マヨネーズ大さじ2**、**レモン汁小さじ1**を混ぜてかける。

この時季の食薬

カリフラワー

「腎」の働きを高め、どっしりと落ち着いた心を養います。ビタミンCのほか、抗酸化物質のグルコシノレートを含み、疲労回復、かぜ予防におすすめ。老廃物を排出する効果も期待できます。

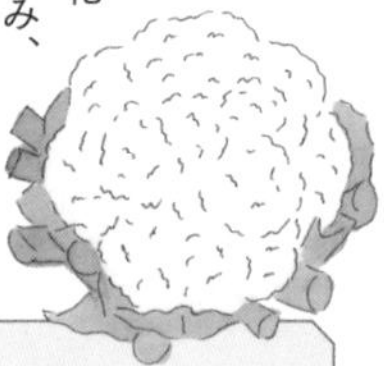

白きくらげ

「肺」を潤して働きを高め、かぜを予防。からせきを和らげます。また、「腎」への作用もあり、肌を潤して若々しさを保つためにもよいとされます。体力を取り戻し、疲れに強い心身をつくるのにも◎。

おすすめアクション

声を出して笑う、会話をする、などの行動で気分が上がります。声は「肺」と「腎」に関連しているのです。

金盞香《きんせんかさく》

11/17
↓
11/21頃

読みは「きんせんか」ですが、凛々しくも美しい水仙が、群を成して白い花を咲かせはじめる頃です。

保存食作りなどで心身を健やかに

目標に向けて、勉強や仕事を頑張るのは素晴らしいこと。とはいえ、内向的になりやすいこの時季は、ストイックになりすぎると心も体も疲れてしまいます。やがてエネルギー不足になって、頑張りが空回りする結果にもなりかねません。努力してもできない場合はあるもの。自分を追い詰めてネガティブになってしまう前に、気持ちを別の方面に向けて。家事でも手仕事でもなんでもいいので、熱中できて、手間をかけずに成果が上がるものを見つけて、取り組んでみましょう。おすすめは、保存食を作ること。達成感が得られるうえに、食べるたびに心と体を健やかにしていくことができます。

おすすめレシピ

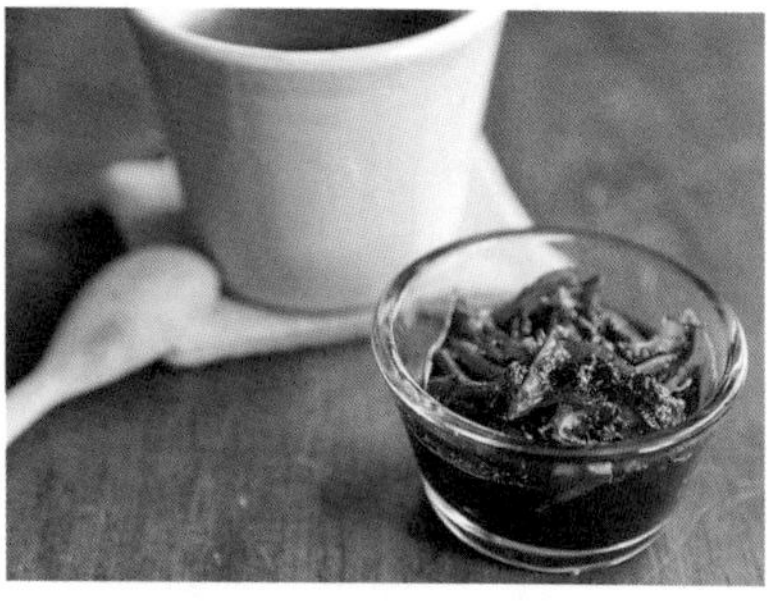

黒砂糖入り柚子茶

よい香りと独特の甘みでリラックス

柚子1個の果汁、細切りにした表皮、刻んだ薄皮に、**黒砂糖(粉末)80g**を加え、電子レンジで2分加熱して混ぜ合わせる。飲むときは大さじ1杯をカップに入れ、お好みの量の熱湯を注いで溶かす。

この時季の食薬

黒砂糖

「腎」に働きかける作用があるのが、黒色の食薬の特徴です。「血」を補って貧血や月経のトラブルを緩和するとされており、おなかを温めて生理痛を和らげるほか、鬱々した気分を晴らす作用も期待できます。

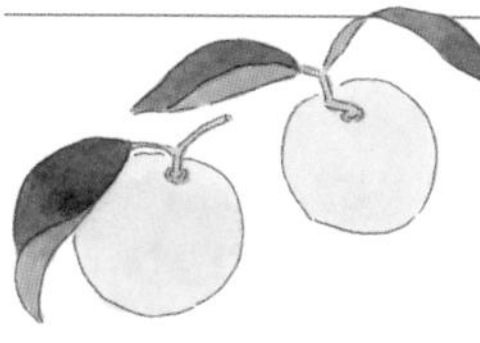

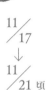

柚子

香りが「気」の巡りをよくして、緊張やストレスを緩和し、気持ちを鎮静。胃の不快感を和らげ、食欲不振や消化不良の改善も期待できます。のどにもよく、乾燥の季節におすすめ。

おすすめ体調チェック

舌がぽってりして歯の形がついていると、お疲れ気味。舌の裏の血管が黒いのは、血流悪化の可能性。

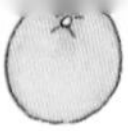
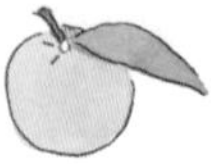

虹蔵不見

にじかくれてみえず

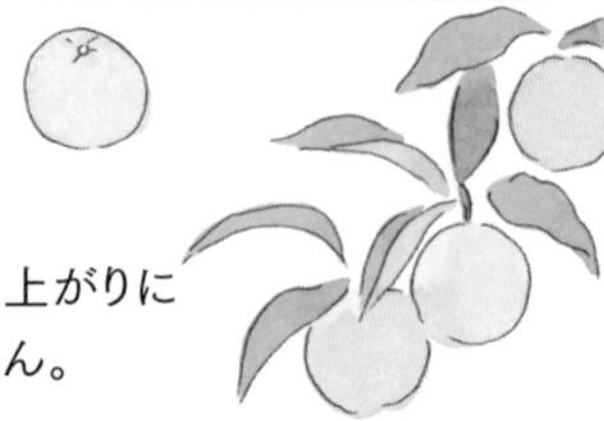

11/22→11/26頃

太陽の輝く日が少なくなり、くもり空が多くなります。雨上がりに見える虹は、この頃からはほとんど見ることがありません。

ストレスとうまくつきあう

目標や希望があれば、困難な問題にぶつかっても辛抱できるものです。でも、知らず知らずストレスをため込んでいる可能性があります。**朝に元気が出ない、食欲が湧かない、などの症状はありませんか？**　これは、「気」が不足した「気《き》虚《きょ》」の状態です。また、つらいことがあると、体はストレスホルモンのコルチゾールを分泌しますが、過剰に分泌され続けると、ホルモンを分泌する副腎が疲労します。これでは、ストレスと闘えなくなってしまうことに。ホルモンの材料となるたんぱく質や、良質な脂質を積極的に取り入れましょう。また、食事を規則正しくとることで「気」を補えます。一方で、欠食やおやつのダラダラ食いが続くと「気」が不足するので要注意です。

この時季の食薬

ブロッコリー

レモンよりもビタミンCが豊富で、抗酸化力により、ストレス耐性、免疫力をアップ。寝る前にビタミンCをとると、緊張を促すホルモンの分泌が抑制されて安眠につながるともいわれるので、夕食に使うのがおすすめです。

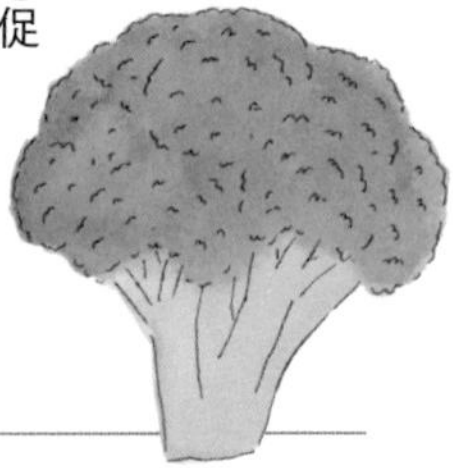

鶏むね肉

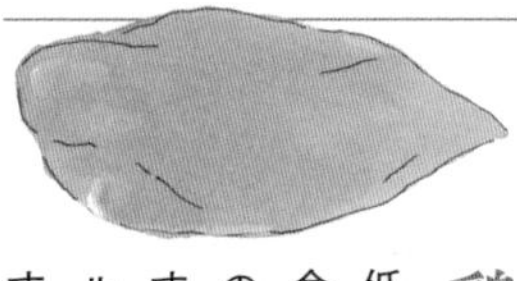

低脂質で、必須アミノ酸がバランスよく含まれる良質なたんぱく源。消化にいいので、疲れているときの体力回復におすすめです。また、抗酸化物質のイミダゾールジペプチドが脳の疲労ストレスを軽減するとして注目されています。

おすすめアクション

周りの人をさりげなくほめたり、感謝の言葉をかけたりしてみましょう。相手が喜ぶことで自分の「気」も巡り、心が明るく、軽くなります。また、朝、白湯をゆっくり飲みながら、心の中で感謝の気持ちを思い浮かべると、リラックスできます。

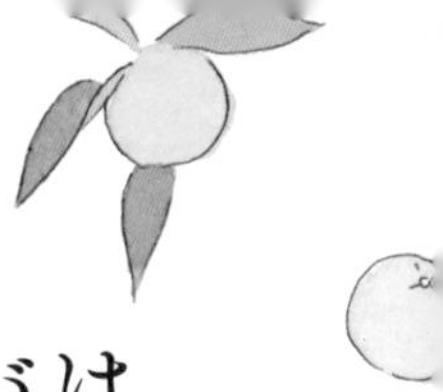

この時季のおすすめレシピ

鶏むね肉とブロッコリーの梅ダレがけ

材料 2人分

- 鶏むね肉…1枚（300g）
- ブロッコリー…½個
- 塩…2つまみ
- 水…大さじ1
- **A**
  - 梅肉…小さじ2
  - ポン酢しょうゆ…大さじ2
  - サラダ油…大さじ1

作り方

1 鶏肉は皮目を下にして耐熱皿に入れ、塩をまぶし、水を加えて、ラップをして電子レンジで3分加熱する。裏返してさらに3分加熱し、粗熱が取れるまでそのままおく。

2 ブロッコリーは小房に分けてラップで包み、電子レンジで1～2分加熱する。

3 **1**をさいて**2**と盛り合わせる。**A**を混ぜ合わせ、かける。

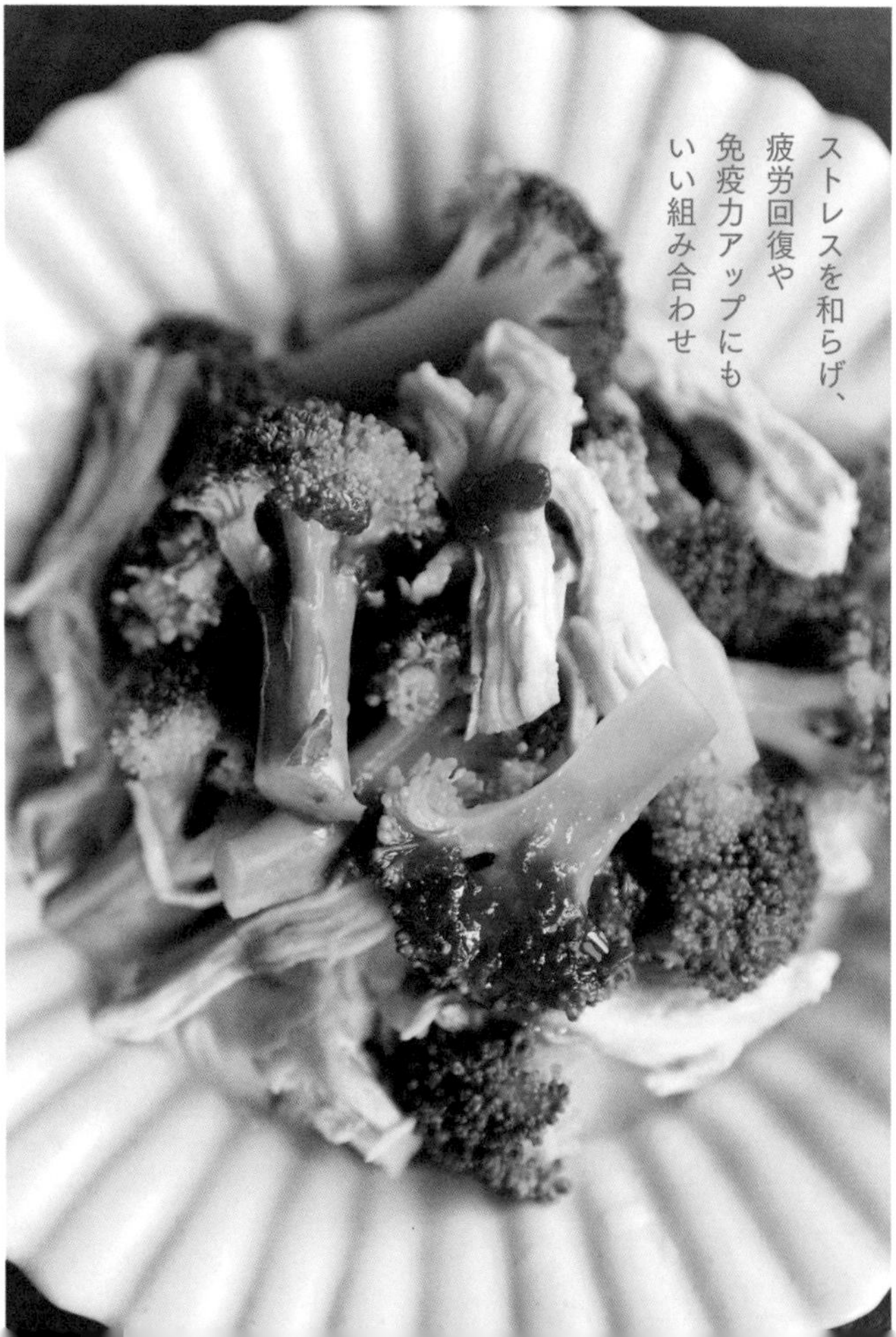
ストレスを和らげ、
疲労回復や
免疫力アップにも
いい組み合わせ

こんなレシピもおすすめ

バンバンジー風

電子レンジで加熱した鶏肉とブロッコリーに、すりごま、しょうゆ、マヨネーズ、砂糖を混ぜたタレ、ラー油をかける。

ねぎソースがけ

鶏肉とブロッコリーを蒸し焼きにする。みじん切りにした長ねぎ、おろししょうが、塩、サラダ油を混ぜてかける。

シンガポールチキンライス

塩、こしょう、おろしにんにくをまぶした鶏肉をのせ、米を普通に炊く。ゆでブロッコリーを添え、オイスターソースとしょうゆを混ぜてかける。

スープ

鍋に水、鶏肉、塩を入れて煮る。鶏肉を食べやすく切って戻し入れ、ブロッコリーを加えて煮て、しょうゆで調味する。

朔風払葉

きたかぜ このはをはらう

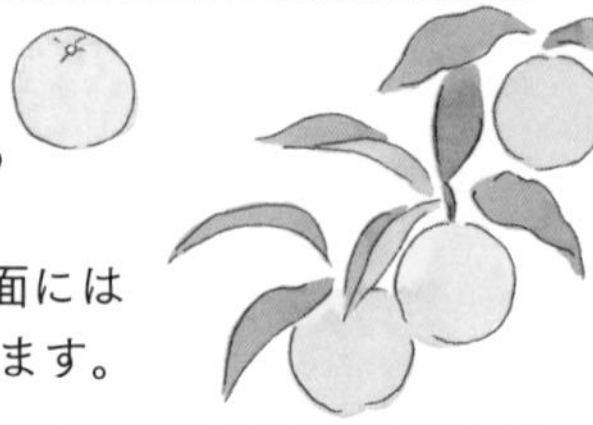

11/27
↓
12/1 頃

冷たい北風が、木々の葉を吹き払っていきます。地面には乾いた葉が散り積もっていき、冬の風情を感じさせます。

胃腸の調子を高め冬を乗り切る

向かい風にもめげずに進んでいく、たくましさを心に持っていたいですね。この時季はただでさえ、**寒さや乾燥から気が弱くなりがちです。**腹が減っては軍《いくさ》はできぬといいますが、しっかり食べて栄養を蓄えなければ、体はもちろん心も弱々しくなってしまいます。食べ物の力で体を養って、心がバテるのを防ぎましょう。ただし、胃腸の機能が弱まっていると、食べ物がきちんと消化・吸収されず、栄養が体に回りません。食欲不振や胸のつかえ、すぐにおなかを壊してしまう、といった不調がある人は、まず、胃腸の働きを高める食薬で養生を。ストレスによる害を抑える抗酸化物質も、多めにとっておきたいものです。

この時季の食薬

かぶ

胃腸を温め、胃が重い感じや、おなかの張り、冷えからくる腹痛などを和らげるといわれます。消化を促すとされるジアスターゼが豊富。また、ビタミンCの抗酸化作用が免疫力を高め、肌の調子も整えることが期待できます。

柿

胃腸の働きを活性化し、消化不良を抑える効果が期待できます。余分な熱を取り、体内に潤いをもたらす作用は、のどのイガイガ、せき、口の渇き、口内炎、水分不足による便秘などを緩和するとされます。二日酔いの朝にもおすすめ。

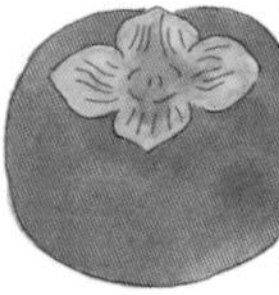

おすすめアクション

肩甲骨の間にある「風門《ふうもん》」のツボにカイロを貼ると、かぜを予防できます。かぜを早く治すのにも◎。

おすすめレシピ

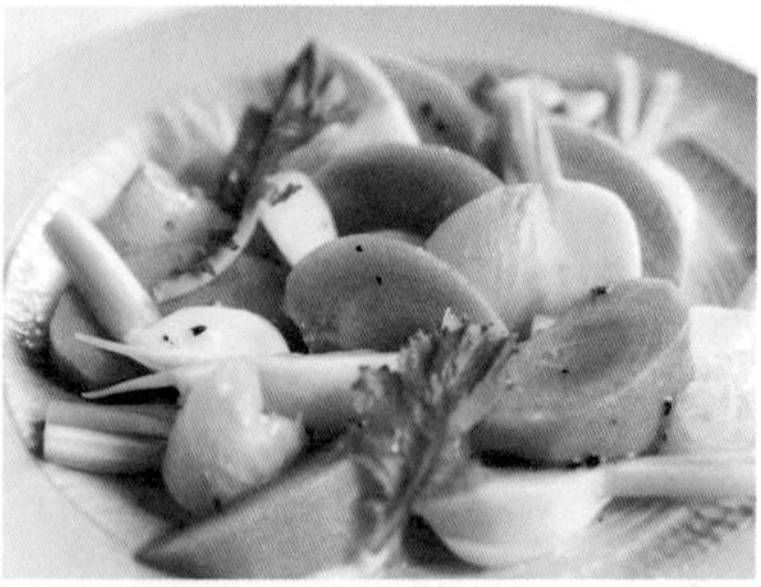

かぶと柿と刺身のサラダ

胃腸が元気になるフルーティーな一品

かぶ1個は根を薄いくし形切りに、葉を食べやすい長さに切り、**塩少々**をふる。薄いくし形切りにした**柿½個分**、**白身魚の刺身80g**と一緒に器に盛り、**オリーブ油大さじ2**、**酢小さじ2**、**塩2つまみ**、**あらびき黒こしょう少々**を混ぜてかける。

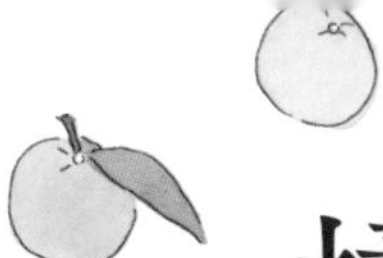

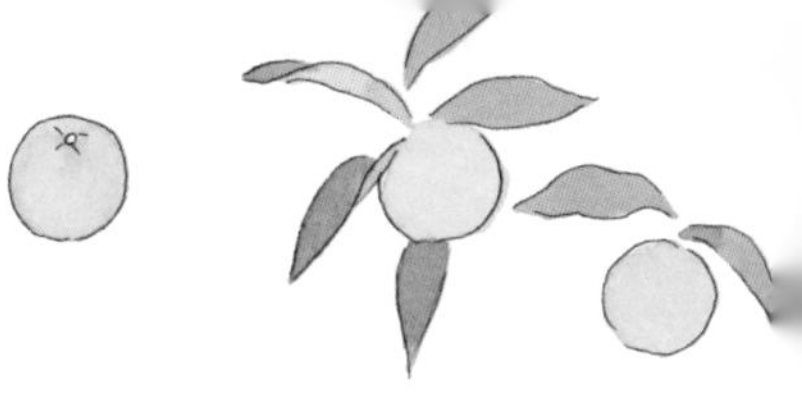

12/2
↓
12/6頃

橘始黄《たちばなはじめてきばむ》

橘の実が金色に色づく頃。常緑樹である橘は、冬も青々とした葉をつけていることから、不老不死の力をもたらすと考えられていました。

「血」を養って心を強くする

家での時間を豊かに過ごせるので、**心と体の健康によい習慣を取り入れたい時季。**アロマバスにゆったり浸かって、自分磨きはいかがでしょうか。リラックスできる時間を持つと、心の不調から身を守ることができます。また、「血」の巡りをよくすることも大切。「血」は全身に酸素や栄養を届けるだけでなく、脳やホルモンの働きを通じて、心の健康も支えているからです。「血」を元気にするための基本は、胃腸の働きを活性化すること。そのための食薬を取り入れ、質のいい「血」をつくりましょう。また、「血」は午前1～3時頃につくられるといわれているので、午前0時までには眠りに就くのがおすすめです。

この時季の食薬

チンゲン菜

体の余分な熱を取り、「血」の巡りをよくするとされます。心に落ち着きをもたらし、月経中のおなかの重だるさや、経血にかたまりが混じるなどの症状を整える効果が期待できます。免疫力を高めるβ-カロテンも豊富。

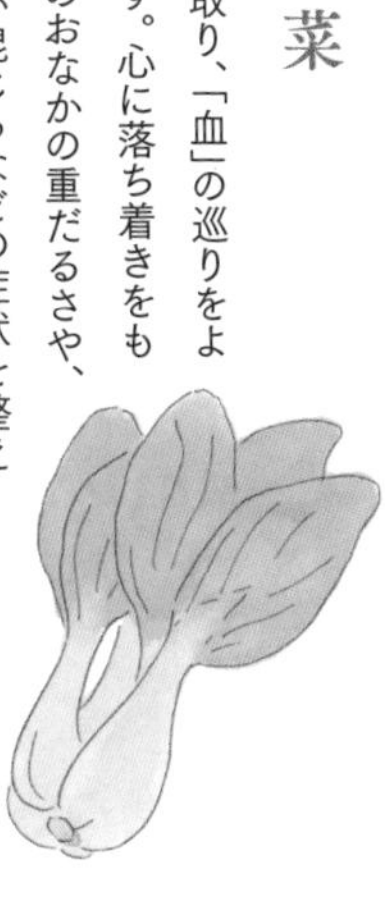

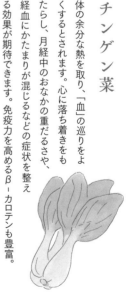

くるみ

睡眠に導くホルモンのメラトニンを増やすほか、「幸せホルモン」と呼ばれるセロトニンの生成に関わるトリプトファンを多く含んでいます。また、食物繊維やオメガ3脂肪酸の働きで、腸内環境を整え、血をサラサラに。

おすすめレシピ

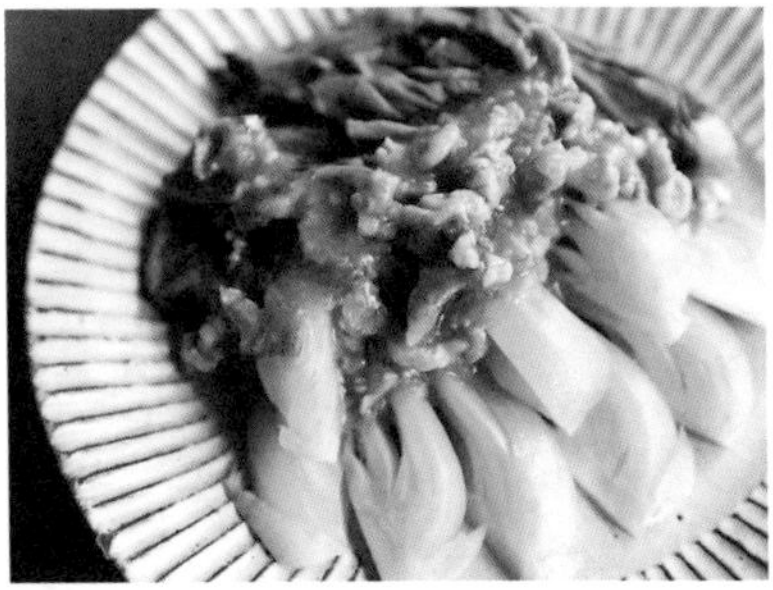

蒸しチンゲン菜のくるみみそ

コクがあり食感のよいタレが◎

食べやすく切った**チンゲン菜2株分**を電子レンジで2分加熱し、器に盛る。ざく切りにした**くるみ30g**、電子レンジで1分加熱した**みりん大さじ3**、**みそ大さじ2**、**ごま油小さじ2**を混ぜたタレをかける。

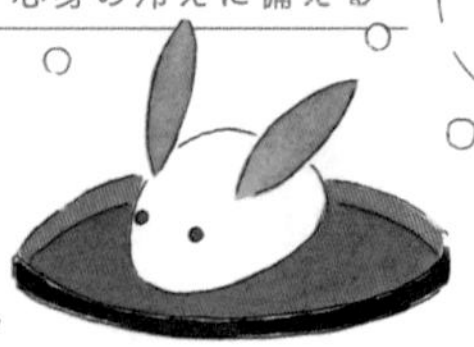

閉塞成冬《そらさむくふゆとなる》

12/7→12/11頃

厚い雲に覆われて閉ざされたような空の下、山間部はもちろん平野部にも雪が舞うように。生き物はじっと寒さから身を守ります。

体が冷えないように注意する

楽しいイベントが多くなるシーズン。寒くてもおしゃれには手を抜けないと、薄着でいたり、素肌を出した格好をしたりしていませんか？　そんな人は最近、体型がゆるんできた、むくみがひどい、クマやくすみがあるなど、美容の悩みを抱えているのではないでしょうか？　この時季は、何といっても冷えが大敵。暖房がきいた室内ではさほど寒さを感じないとしても、体は内側から冷えている可能性があります。そうして体を冷やす生活を続けていると、代謝が落ちて胃腸の機能も低下。これでは「血」の巡りが悪くなって、美容の悩みのほか、月経トラブル、肩こり、腰痛なども起こってきます。熱を生み出すエネルギーを蓄えて、冷えから体を守りましょう。

この時季の食薬

玄米

ビタミンB_1・B_2・B_6が豊富で、神経の働きを維持したり、「血」やホルモンの合成を促したりする作用があります。ビタミンEは血流を促し、冷えを予防。鉄分やマグネシウム、リンなどの必須ミネラルや、食物繊維も多く含みます。

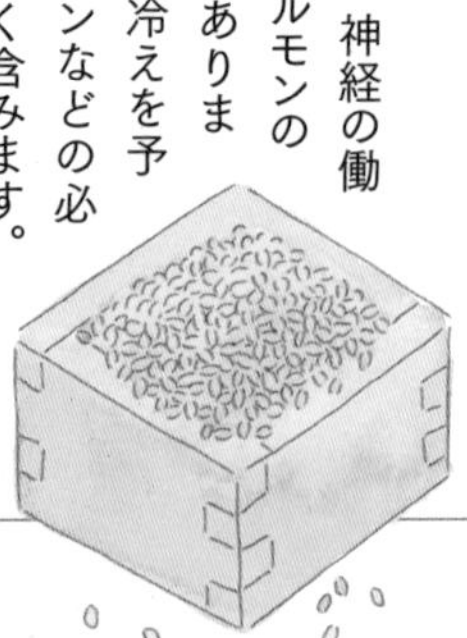

小豆

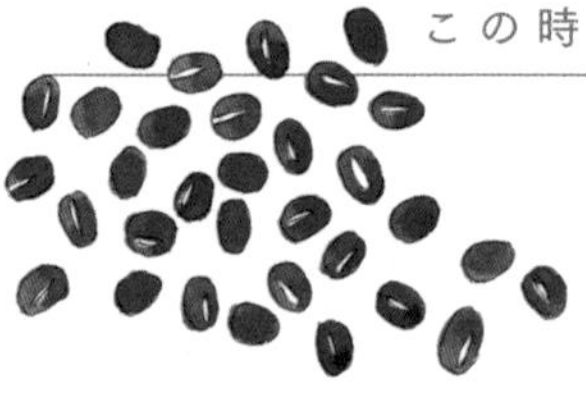

さまざまな種類のポリフェノールから生じる、強力な抗酸化作用が特徴。あんこになると、メラノイジンが生成されて、その活性酸素除去作用から、アンチエイジングや生活習慣病予防に役立つと期待されています。

おすすめドリンク

しょうがは、体を温めて代謝をよくする作用があり、気になってきた体型のたるみやむくみにも働きかけます。1片をすりおろし、180㎖の紅茶に入れて飲みましょう。黒砂糖やはちみつを入れると、味がマイルドに。

この時季のおすすめレシピ

玄米フレークと小豆、豆腐のグラタン

血流を促してくれる玄米は、フレークで手軽に取り入れて。サクサクの食感がアクセント

材料　2人分

玄米フレーク…½カップ
ゆで小豆(無糖)…½カップ
木綿豆腐…½丁
ツナ缶…1缶
ピザ用チーズ…大さじ4
A「マヨネーズ…大さじ2
　しょうゆ…小さじ½
　塩・こしょう…各少々

作り方

1 ツナ缶は汁けをきり、小豆、Aと混ぜ合わせる。

2 豆腐は厚みを半分に切って耐熱皿に入れる。1、玄米フレーク、チーズをのせ、オーブントースターで7分ほどこんがり焼く。

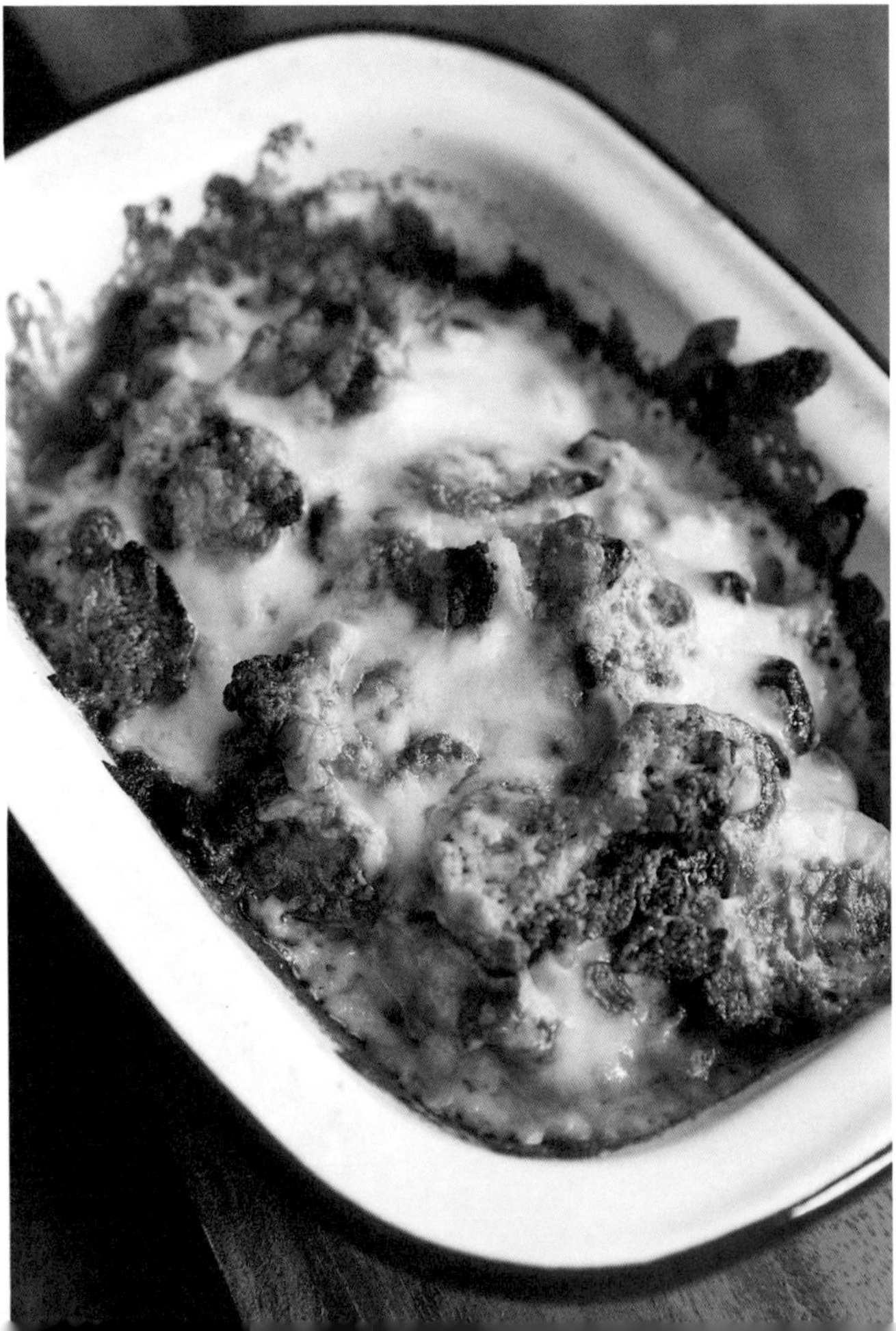

こんなレシピもおすすめ

玄米ごはんピザ

つぶした玄米ごはんを薄く広げてサラダ油で焼く。裏返し、しょうゆをかけ、ピザ用チーズ、焼きのりをのせ、ふたをして蒸し焼きにする。

玄米フレークサンド

クリームチーズまたはピーナッツバターと、ゆで小豆(加糖)、玄米フレークを混ぜ合わせ、パンで挟む。

玄米フレークサラダ

お好みのサラダに、玄米フレーク、ゆで小豆(無糖)をふりかける。

玄米フレークヨーグルト

玄米フレーク、ゆで小豆(加糖)、ヨーグルトを混ぜ合わせる。

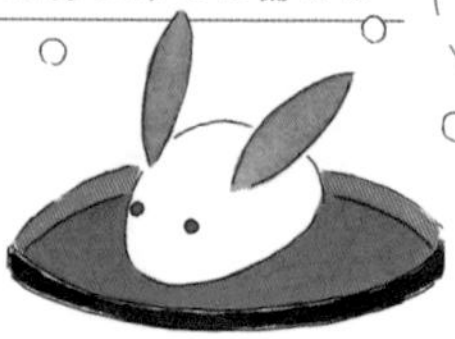

12/12 → 12/16頃

熊蟄穴《くまあなにこもる》

熊が、冬を越えるために穴にこもる頃。これから
しばらくの間は、生き物が冬ごもりを始め、野山が寂しくなります。

老廃物をためない食事を意識する

そろそろ大掃除を意識して、不要なものはすっきりさせたいですね。では体の中はどうでしょう。**手足や顔がむくんだり、余計なところにお肉がついたりしていませんか？**　この時季は、寒さから身を守るエネルギーを蓄えるついでに、余分なものをため込んでしまいがち。気温が下がると、体温を維持するために、体はカロリーを欲するようになります。さらに、乾燥した空気によって唾液の分泌が少なくなり、普段の味つけが物足りなく感じられるようになることから、こってりしたものや濃い味つけのものが無性に食べたくなるのです。こうしたものを意識的に避けるようにするのが、心や体をすっきりさせておくためのコツです。

この時季の食薬

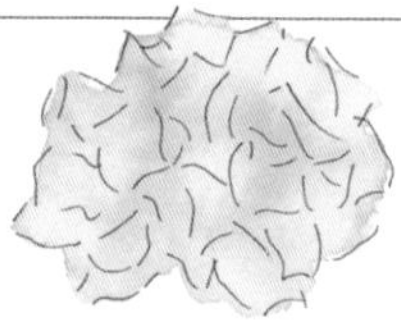

かつお節

旨み成分によって、減塩しながらおいしく調理することができます。ヒスチジンやアンセリンに血流を促す作用があり、疲労の回復を助けるとされています。

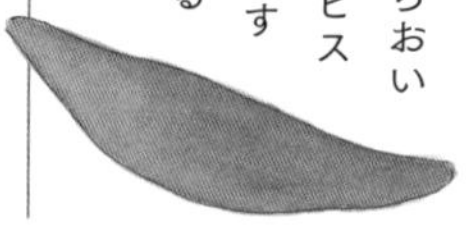

だし昆布

ネバネバは、水溶性食物繊維のアルギン酸。腸内での脂肪や糖質の吸収を抑え、血糖値の急上昇や脂肪のとりすぎを防ぎます。昆布のだしは内臓脂肪の蓄積を抑えるという研究もあり、注目されています。

おすすめレシピ

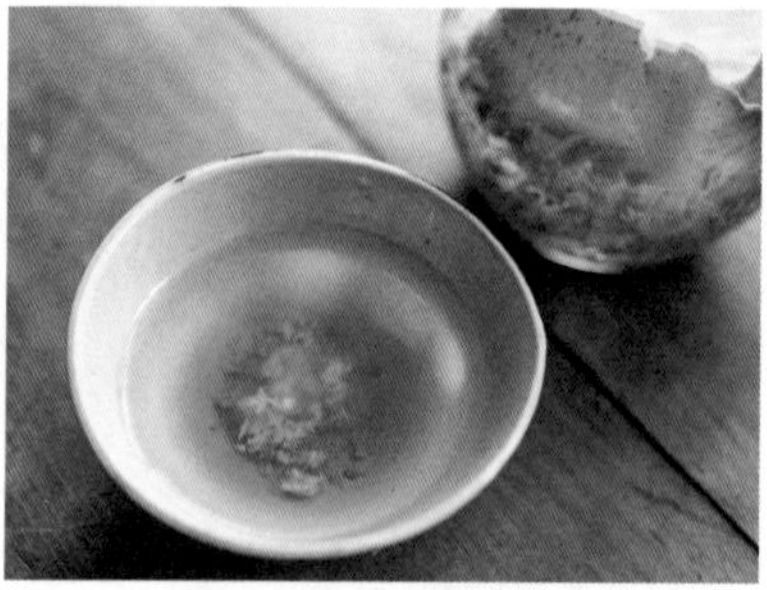

かつお節と昆布のだしスープ

旨み成分たっぷりで体にやさしい

水2カップ、5㎝角のだし昆布、かつお節1パック（2～3g）を合わせて電子レンジで3分加熱し、5分おく。飲むときは、お好みで梅干し、またはしょうがとしょうゆを加えてもよい。

12/17
↓
12/21頃

鱖魚群《さけのうおむらがる》

鮭が産卵をするために、海から故郷の川へと向かう頃。
川を遡る鮭の姿はダイナミックで、命のエネルギーを感じさせます。

自家製のタレで心おだやかに

イライラしたりネガティブな気持ちになったりせずに、おだやかな心で過ごしたい時季。けれど「腎」の働きが弱まることによって、**冬はどうしても内向的になってしまいがちです。**何事も深く思い詰めず、やわらかく受け止めるようにしましょう。そのためには、体を健やかに整え、リラックスさせておくことが重要です。食薬を使って、体によく、簡単にできるタレを手作りして蓄えておき、普段の食事に用いましょう。添加物などを気にする必要がなく安心で、調理の過程が自分自身の気分転換に。手を動かしているうちに、心にわだかまっていた悩み事はどこかに消えていることでしょう。

おすすめレシピ

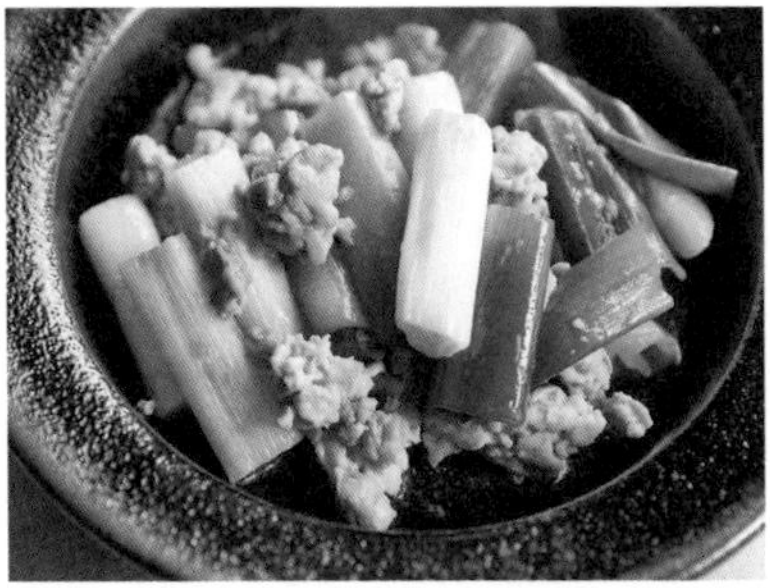

長ねぎのしょうゆ甘酒そぼろ煮

冷えた体を温めてくれる食薬コンビ

鶏ひき肉150gを**ごま油小さじ2**で炒める。4㎝長さに切った**長ねぎ1 ½本分**を加えて炒め合わせ、**水大さじ3**を加えてふたをし、3分ほど煮る。**米麹甘酒大さじ2**、**しょうゆ大さじ1**を加え、混ぜる。

この時季の食薬

長ねぎ

体を温めて発汗を促し、体の「冷え」を追い出します。かぜのひきはじめに取り入れると効果的です。温める作用は白い部分のほうが強く、青い部分には汗や熱を発散させる働きもあるとされています。

米麹甘酒

脳の活性化作用や抗酸化作用があるとして、最近注目されています。自然な甘味は、スピーディーにエネルギーとなり、脳のエネルギー源として使われます。疲労を回復させ、冷えた体を温めるにもよいといわれます。

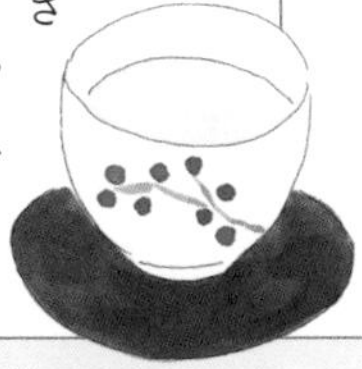

おすすめ自家製ダレ

米麹甘酒大さじ3、おろししょうが小さじ1、みそ・ごま油各大さじ1を混ぜて。サラダや炒め物に。

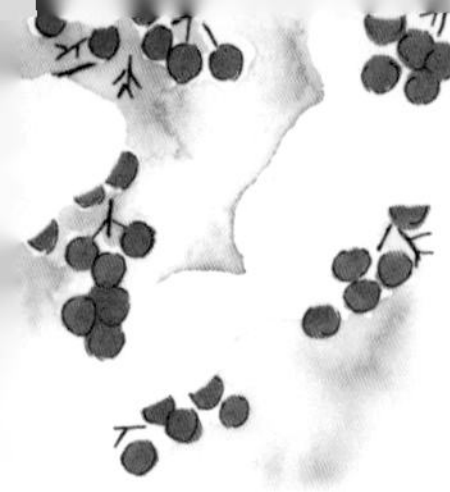

乃東生《なつかれくさしょうず》

12/22 ↓ 12/26頃

「乃東」とは、うつぼ草のこと。乃東枯の頃、枯れるように花が黒くなるこの植物は、寒さ極まるこの時季に芽を出します。

食生活にメリハリをつける

仕事もプライベートも、予定がぎっしり埋まりがちな時季。体調を管理して、二日酔いや胃もたれなどの不調を翌日に持ち越さないよう気をつけたいものですね。飲酒する機会が増えると、食生活が乱れがちです。つい食べすぎた翌日は、朝食を抜いたり、昼食をあっさりと済ませたり……。または、食べすぎた自分を戒めようと断食をしたりしていませんか？　お酒を飲むと、大量のビタミンやミネラルが失われます。それなのに、翌日も栄養バランスが偏っていては、体や心をしっかり保つためのエネルギーがつくられなくなってしまいます。ストレスをためないためにも外食では好きに食べ、自宅では胃腸をいたわる食薬をとって「気」を補い、年の瀬を乗り切りましょう。

この時季の食薬

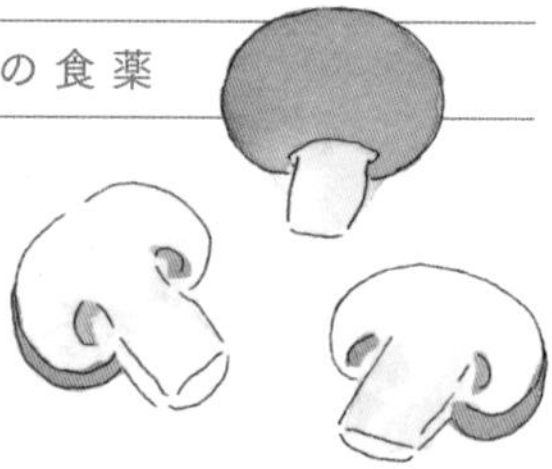

マッシュルーム

体を温め、胃腸の働きを高めます。胸焼けや膨満感を和らげ、便秘の解消にもよいとされます。また、むくみや体の重だるさ、下痢といった、水分代謝の滞りからくる不調の改善にもおすすめです。

豚肉

糖質を代謝するビタミンB1を含み、疲労回復にはもってこいです。ビタミンB1はお酒を飲むと消費されるので、豚肉を用いた料理をおつまみとして取り入れるとよいでしょう。

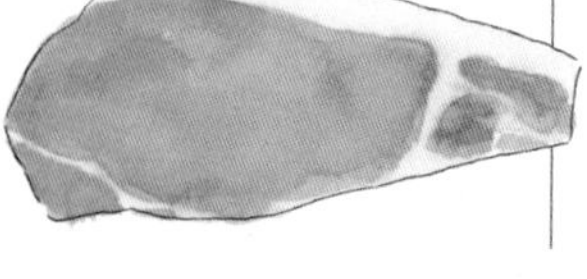

おすすめスイーツ

柚子はちみつで、二日酔いやイライラに対処しましょう。保存容器に柚子1個の果汁を搾り入れ、残った皮も薄切りにして加えます。そこに、はちみつ100gを注ぎ、一晩おいたら完成。食べるときは、ヨーグルトやパンに添えて。

この時季のおすすめレシピ

豚肉とマッシュルームのフライパンポットロースト

材料　2人分

豚肩ロース肉(ステーキ用)
…300g
マッシュルーム…1パック
塩…小さじ1
白ワイン・水…各¼カップ
サラダ油…小さじ2
A
レモン汁…小さじ2
バター…10g
あらびき黒こしょう
…少々

作り方

1 豚肉は塩をまぶし、室温に30分おく。マッシュルームは4等分に切る。

2 フライパンにサラダ油を熱し、豚肉の全面をしっかり焼く。マッシュルーム、白ワイン、水を加え、ふたをして中火で10分ほど蒸し焼きにする。Aを加えて、煮絡める。

3 肉を盛りつけ、マッシュルームのソースをかける。

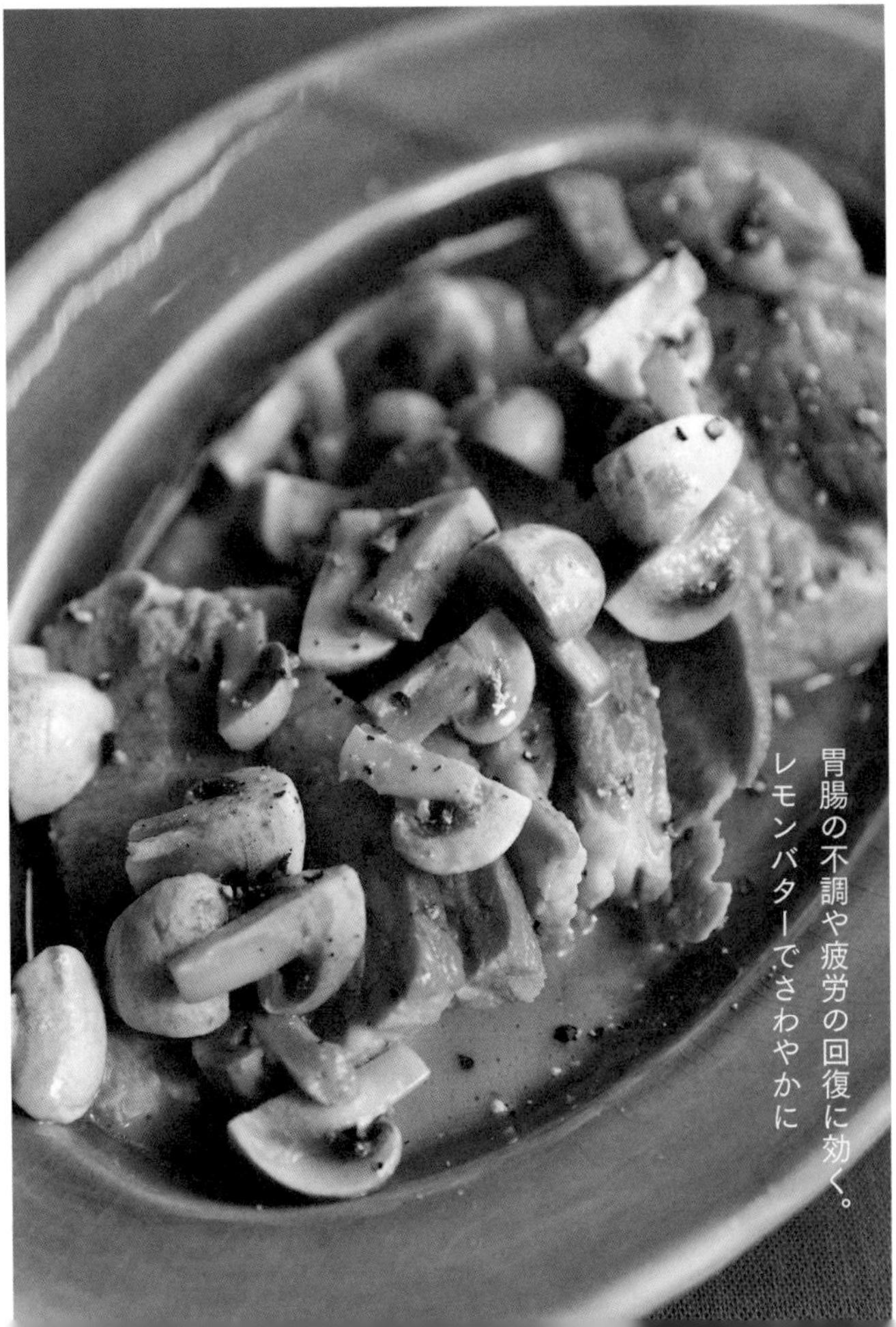

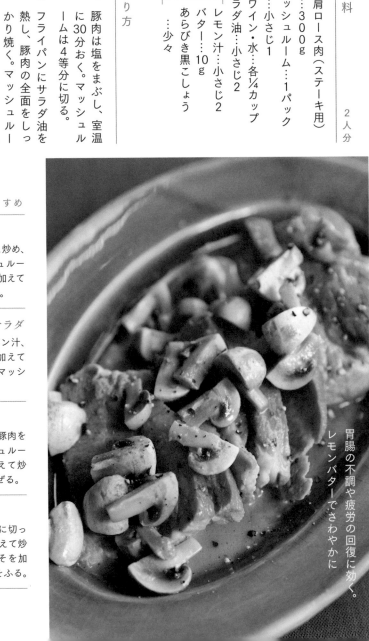

胃腸の不調や疲労の回復に効く。
レモンバターでさわやかに

こんなレシピもおすすめ

きんぴら
サラダ油で豚肉をさっと炒め、4等分に切ったマッシュルーム、しょうゆ、みりんを加えて炒め、七味唐辛子をふる。

生マッシュルームサラダ
豚ひき肉を炒め、レモン汁、しょうゆ、こしょうを加えて混ぜる。薄切りにしたマッシュルームにかける。

ガーリックごはん
サラダ油でにんにく、豚肉をさっと炒める。マッシュルーム、塩、こしょうを加えて炒め合わせ、ごはんと混ぜる。

みそミルクスープ
豚ひき肉を炒め、半分に切ったマッシュルームを加えて炒め合わせる。牛乳、みそを加えて煮立て、こしょうをふる。

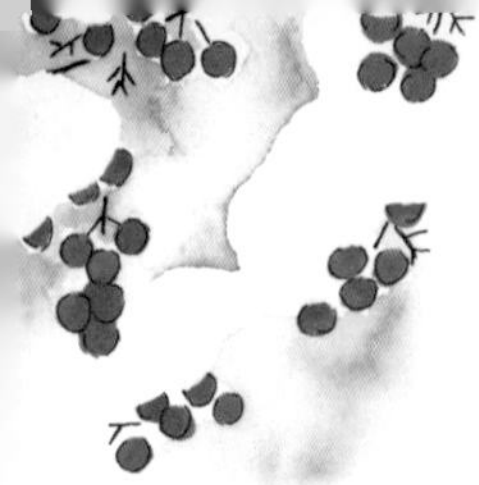

麋角解《さわしかのつのおつる》

12/27 → 12/31頃

大きな枝のように立派に育った雄鹿の角が落ちるという意味。
そして春になると、また新しい角が生えはじめるのです。

新年にモヤモヤを持ち越さない

何かとせわしない年の瀬。気が焦って、テキパキとものごとを片づけたくなります。それなのに、**体も気分も重だるくて、やる気が起きないという人もいるのではないでしょうか？**

気分がすっきりしないときには、まず部屋の掃除をしてみるのもおすすめ。部屋が散らかっていると、心や体がリラックスできず、ストレスがたまってしまうのです。テーブルの上など、目につきやすくて成果が表れやすい場所を片づけると、やる気がアップするはず。新年にモヤモヤを持ち越さないための、心のケアとしても役立ちます。また、掃除を頑張るためには、体を内側から温めて、エネルギーをチャージできる食薬を取り入れましょう。

この時季の食薬

にら

体を温める効果が強く、「腎」に働きかけ、足腰の冷えや腰痛を改善します。「血」の巡りをよくする作用も。殺菌と抗酸化作用に優れるアリシンが、免疫力を高めてかぜを予防するうえ、疲労回復や体力増強にも役立ちます。

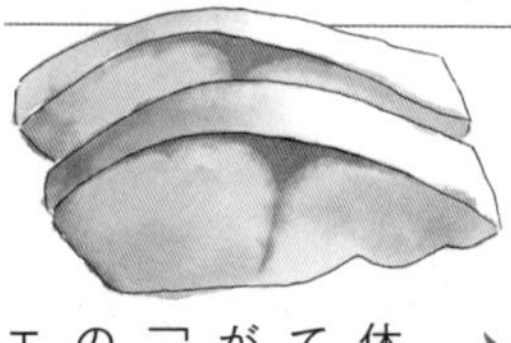

ぶり

体を温めるとともに胃腸の働きを助けて、疲れやすい、血行が悪い、寝つきが悪いといった不調に働きかけます。「血」の巡りをよくして「気」を補い、肌のハリを高めるなど、見た目のアンチエイジングも期待できます。

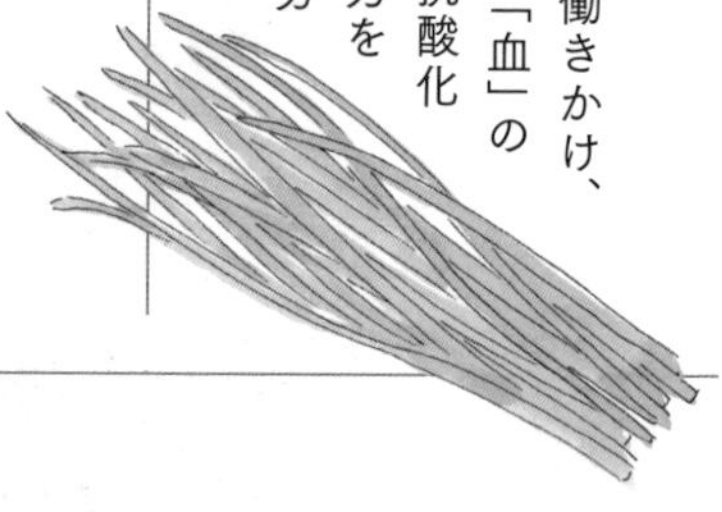

おすすめデザート

のどがイガイガしてせきが止まらないというときには、はちみつきんかんを摂取。きんかん10個を半分に切って種を取り除き、はちみつ大さじ3をかけ、ラップをして電子レンジで3分加熱すればでき上がり。これを食べると、のどと「肺」が潤います。

この時季のおすすめレシピ

ぶりしゃぶ鍋 にらダレ添え

血流を促すことで、不調を改善へ導いてくれる。にらダレをたっぷりつけて

材料 2人分

ぶり刺身…80g
にら…⅓束
A ポン酢しょうゆ…大さじ3
　ごま油…小さじ1
春菊…適量
昆布…10cm

作り方

1 にらは3㎜幅に切り、Aと混ぜ合わせる。

2 小鍋に水3カップ、昆布を入れて火にかけ、沸騰したら春菊を加える。ぶりをくぐらせ、1を絡めて食べる。

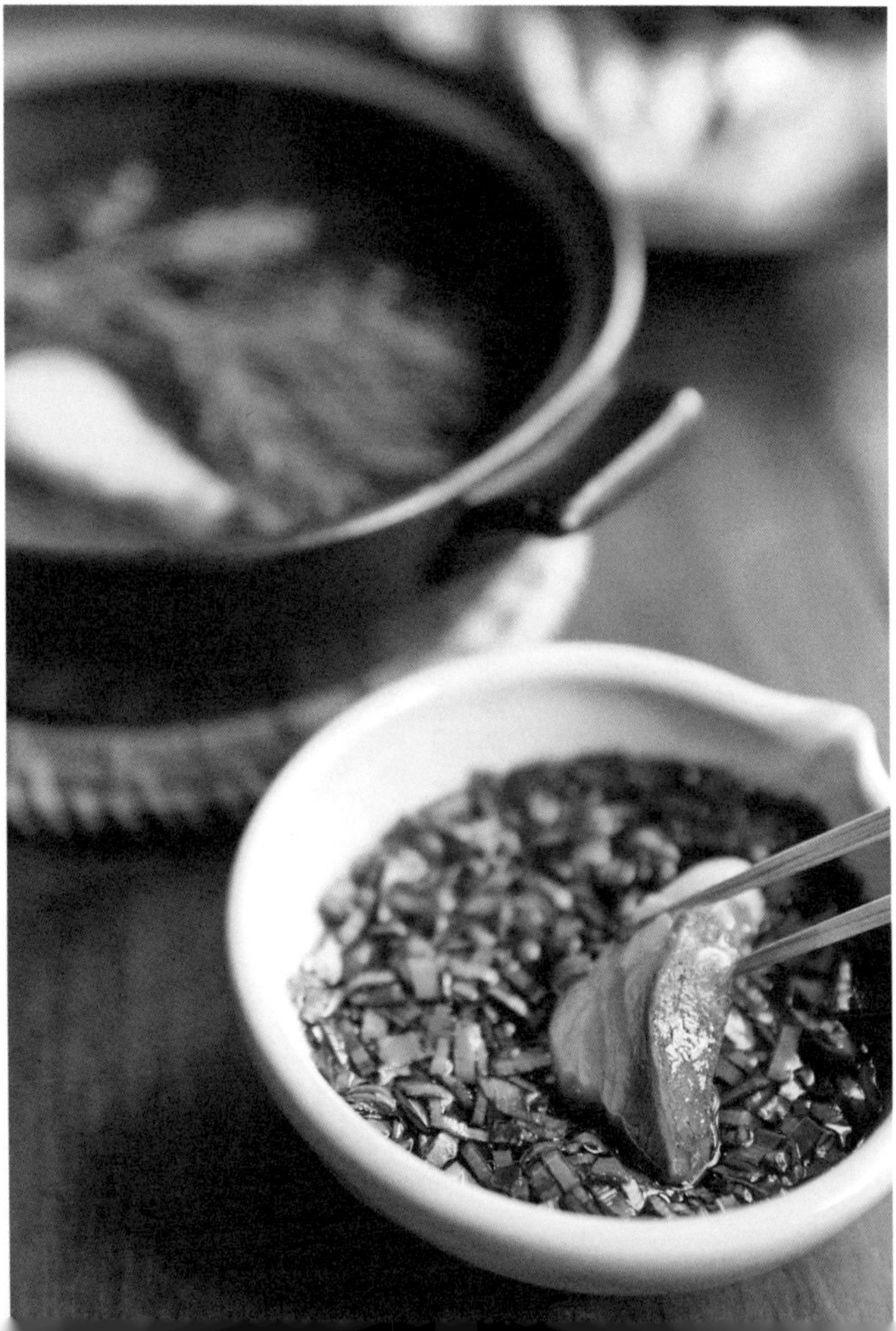

こんなレシピもおすすめ

ピリ辛ごま小鍋

小鍋に和風だし、すりごま、しょうゆを合わせて沸騰させ、ぶりを加えて煮る。さらにざく切りにしたにら、具入りラー油を加えてさっと煮る。

めんつゆびたし

小口切りにしたにら、めんつゆを混ぜ合わせる。ソテーしたぶりを入れ、ひたす。

しょうがナムルのせ

塩をふったぶりを焼く。ざく切りにして電子レンジで加熱したにら、おろししょうが、塩、ごま油を混ぜてのせる。

具だくさんみそ汁

鍋にサラダ油を熱してぶりを焼き、出てきた油を拭き取る。水、にらを加えて沸騰させ、火を止めてみそを溶く。

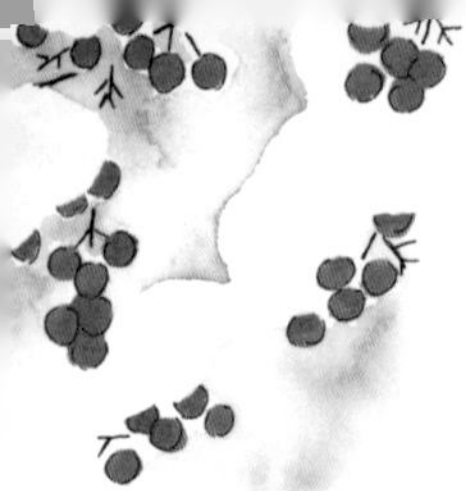

雪下出麦

ゆきわたりてむぎのびる

1/1↓1/5頃

雪の下で、麦が芽を出す頃のこと。厳しい寒さのなかでも、たくましい生命が萌え出ようとしているのです。

伝統的なお正月料理で疲れを癒やす

新鮮な気持ちで、新しい一年を始めたいものです。ただ、慌ただしい年末から、気疲れの多いお正月にかけては、心身ともにストレスがたまりがち。自分の心と体に向き合い、いたわってあげる時間をつくることが大切です。体の冷えから体調を崩しやすい時期でもあるので、胃腸を整え、血流を促し、「気」を巡らせる食薬を利用しながら、疲れを癒やしましょう。山椒やシナモンなどのスパイスは、「気」を巡らせる作用が強いことで知られており、元日に飲むお屠蘇にも入っています。好きな料理や飲み物にもスパイスを加え、その効用を手軽に得てみましょう。また、みかんの皮を干した陳皮《ちんぴ》もおすすめ。よく洗ってむいた皮を、天日に干してからっとさせたらでき上がりです。

この時季の食薬

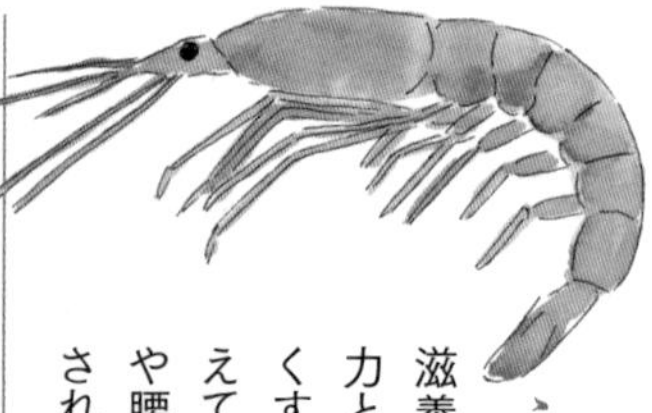

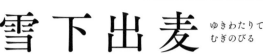

えび

滋養強壮効果に富み、体力と気力をアップさせます。血流をよくする働きがあり、体のバランスを整えて、むくみやめまい、ふらつき、ひざや腰のだるさを改善するにもよいとされます。足腰の冷えにもおすすめ。

もち

炭水化物が主成分の、優れたエネルギー源。体を温めるおだやかな作用があり、「気」を充実させることによって疲労感を和らげ、新陳代謝を促すとされます。

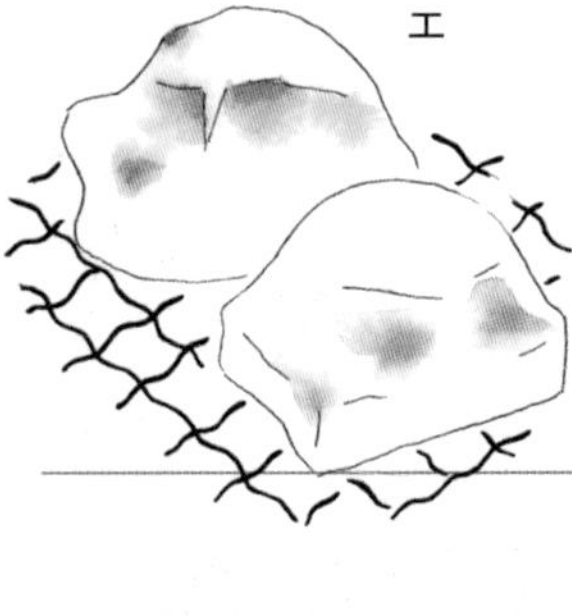

おすすめアクション

おなかを意識した呼吸で、気持ちをリセット。両手をおなかにあてて、5秒数えながらゆっくりと息を吸い、10秒でゆっくりと息を吐いてみましょう。心がモヤモヤするときにこの呼吸を試せば、ストレスが軽くなっていくはずです。

この時季のおすすめレシピ

えびと焼きもちの雑煮

疲労回復に役立つ食薬を、
お正月ならではの一品に

材料　2人分

有頭えび…2尾
もち…2個
だし…2カップ
A［みりん…小さじ2
しょうゆ…小さじ½
塩…小さじ½］
三つ葉…適量

作り方

1　もちはトースターで焼く。えびは背わたを取る。

2　鍋にだし、えび、Aを入れて煮立て、弱火で3分ほど煮る。

3　器に2を盛り、もちを入れ、三つ葉をのせる。

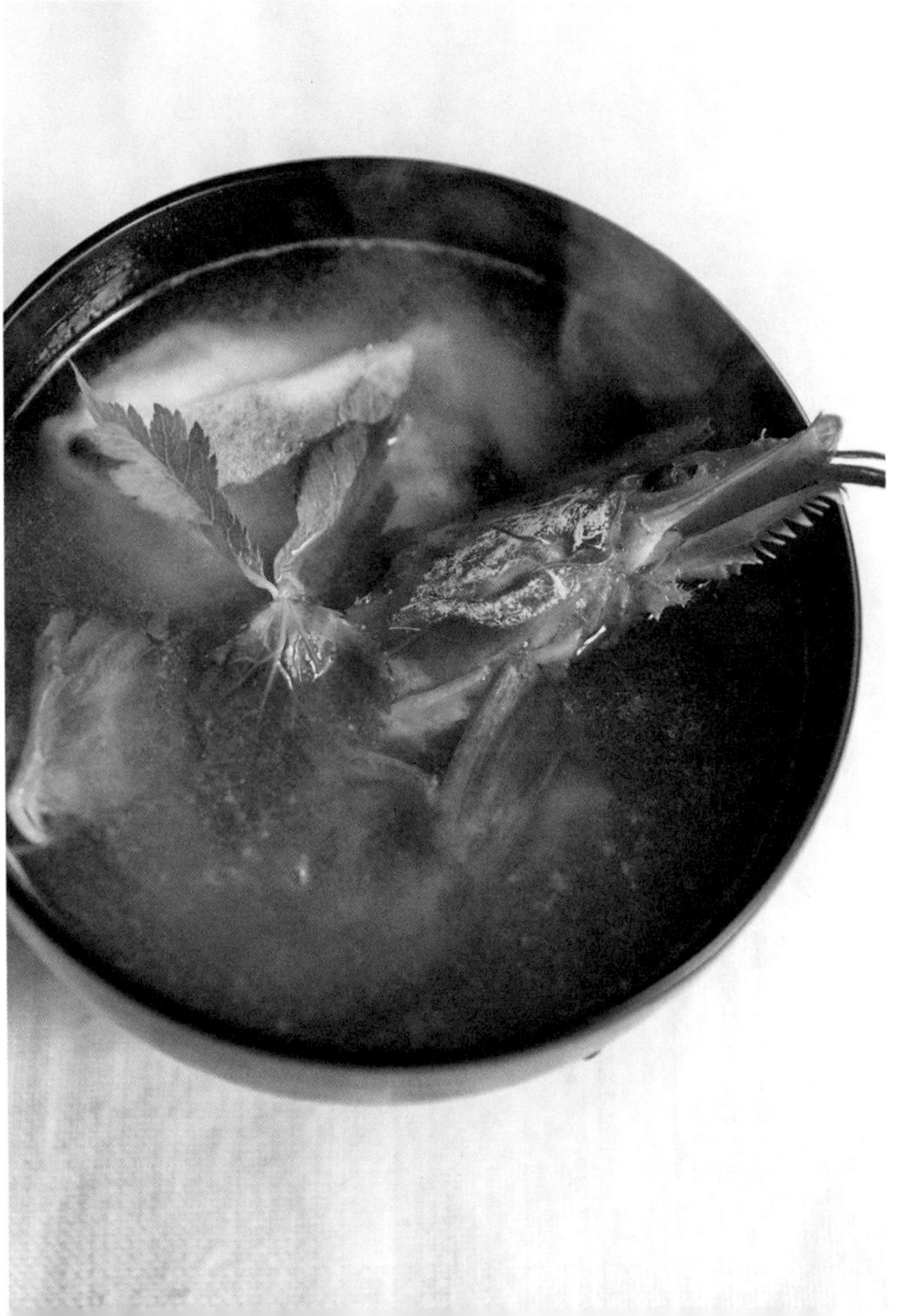

こんなレシピもおすすめ

オーロラ炒め

片栗粉をまぶしたえびと、4等分に切ったもちをサラダ油で焼く。トマトケチャップ、マヨネーズ、塩、こしょうを絡める。

グラタン

耐熱皿にもちを並べ、桜えび、ホワイトソース、ピザ用チーズをのせ、トースターで焼く。

納豆もち

卵と納豆を混ぜてふわふわにする。電子レンジで加熱したもちにかけ、桜えびをのせる。

香味炒め

むきえび、4等分に切ったもちをごま油で炒める。おろししょうが、塩、こしょうを加え、炒め合わせる。

芹乃栄 せりすなわちさかう

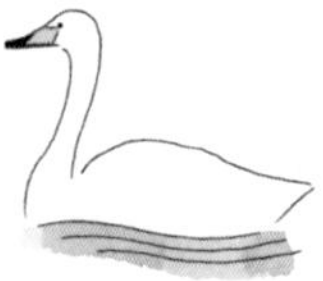

1/6→1/10頃

春の七草にも数えられている、せりが生えはじめる頃のこと。
水辺では、すでに春の兆しを感じることができるのです。

疲れた胃腸にやさしい食薬を

お正月気分を楽しみつつも、少しずつ普段の生活に向けて、気持ちも体調も整えていきたい頃ですね。**お酒やごちそうによって、胃腸が疲れている人も多いことでしょう。**1月7日に食べる七草粥には、邪気を払って一年の無病息災と五穀豊穣を祈るという意味があります。また、疲れた胃腸にやさしく、この期間に乱れた体内時計をリセットする働きもあるとされています。

この時季、夕食は軽めにして早く就寝することで、眠っている間に新陳代謝が促され、体にたまった老廃物の排出が進みます。フレッシュな心と体で、日常に戻っていきましょう。

この時季の食薬

せり

活性酸素の働きを抑え、老化防止、免疫力アップなどの作用をもたらすビタミンCが豊富。また、茎や葉を乾燥させたものは、食欲増進や解熱、神経痛などに効用のある、生薬の「水芹《すいきん》」として用いられます。

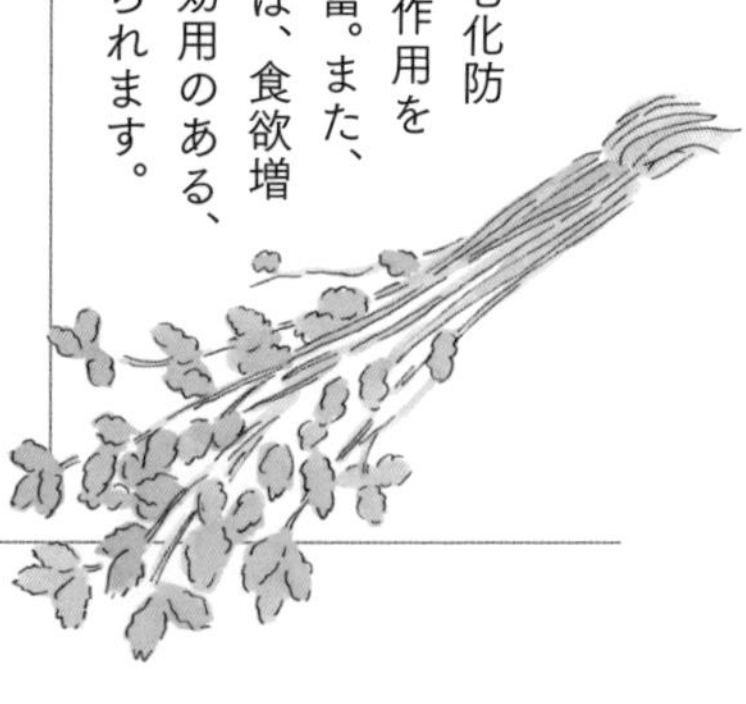

たらこ

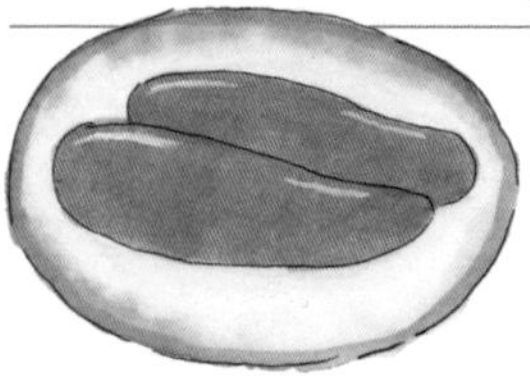

たんぱく質、ビタミンB_1・B_2・Eのほか、さまざまなミネラルをバランスよく含みます。また、抗ストレスビタミンとも呼ばれるパントテン酸が、ストレスに対抗するホルモンの分泌を促します。

おすすめアクション

少し早起きをして窓を開け、朝日を浴びましょう。夜更かしと朝寝坊が続いて乱れた体内時計は、太陽の光に当たることによってリセットすることができます。心が晴れ晴れとして、明るい気持ちで新しい生活を始められます。

この時季のおすすめレシピ

せりのひと草粥 たらこのせ

疲れた胃腸にやさしいお粥。さらさら食べられるうえに、体を強くしてくれる

材料 2人分

せり…⅓束
たらこ…½腹
ごはん…2膳分
水…2カップ
塩…小さじ½

作り方

1 せりはざく切りにする。たらこはほぐす。

2 鍋に水、塩を入れて火にかけ、煮立てる。ごはんを加え、弱火で1～2分煮る。せりを加え、ひと混ぜする。

3 器に**2**を盛り、たらこをのせる。

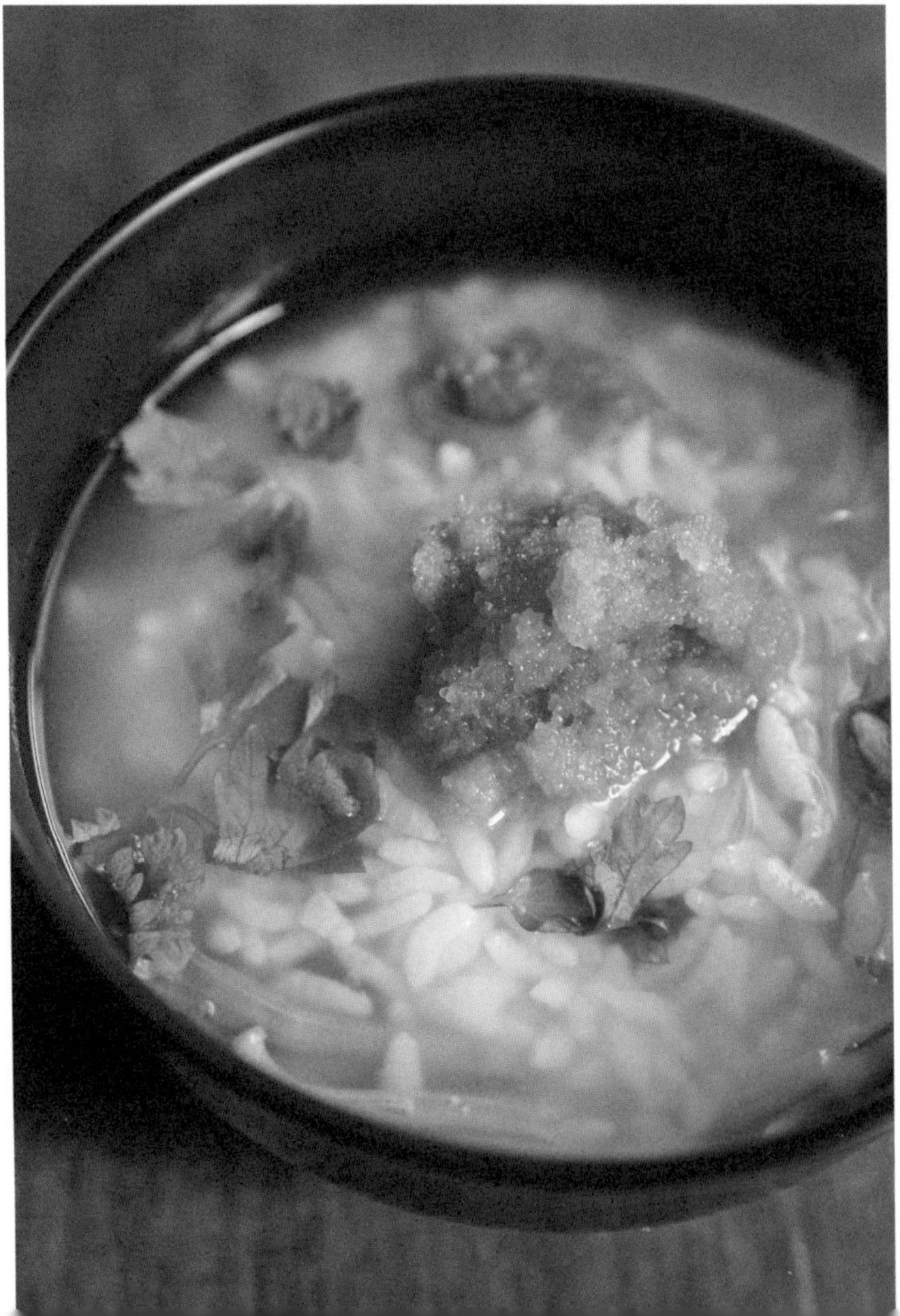

こんなレシピもおすすめ

ナムル

ほぐしたたらこ、ごま油、おろしにんにくを混ぜ合わせる。せりを電子レンジで加熱し、水けを絞って和える。

湯豆腐鍋

小鍋にだしを煮立て、3㎝長さに切ったたらこ、豆腐を入れて煮る。ざく切りにしたせりを加えてさっと煮て、ポン酢しょうゆを添える。

パスタ

ゆでたパスタ、電子レンジで加熱したせり、ほぐしたたらこ、バター、こしょうを混ぜ合わせる。

スープ

鍋に水と鶏がらスープの素を入れて沸騰させ、たらこを加えてほぐす。しょうゆ、ざく切りにしたせりを加える。

水泉動

しみずあたたかをふくむ

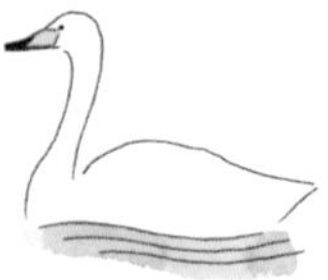

1/11 → 1/15頃

土の中から湧き出る泉を「水泉」といいます。凍っていた泉が溶け出して、ゆるやかに動きはじめる頃です。

一歩一歩、着実に老廃物を排出

新しい年のスタートとともに、何か新しいことを始めたくなってきますよね。特に、年末年始に太ってしまった……と、ダイエットを決意する人も多いのでは。冬特有の、寒さに備えてエネルギーを節約してため込む「閉蔵《へいぞう》」がまだまだ続いている時季なので、体にも脂肪や水分がたまりやすいのです。春に向けて、食薬の力を借りながら少しずつケアしていきましょう。

といっても、ため込まれた老廃物をいっぺんに排出することはできません。辛抱強く、一段一段階段を上がっていくように、毎日コツコツと積み重ねていきましょう。ダイエットは、日々の習慣として無理なく取り入れられるものを選ぶのがおすすめです。

この時季の食薬

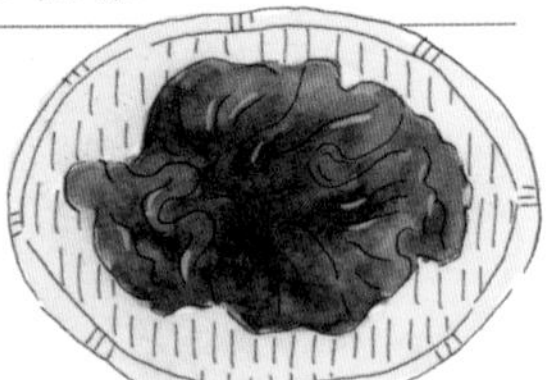

黒きくらげ

ビタミンDが豊富で、「幸せホルモン」といわれるセロトニンの分泌を助けます。水溶性と不溶性、両方の食物繊維を含み、血糖値の上昇を抑えるほか、腸内環境を整えて、老廃物の排出を促します。

卵

ビタミンCと食物繊維以外の栄養素をバランスよく含んでいます。完全栄養食といわれ、手軽にさまざまな栄養をとれるのが特徴。アミノ酸バランスに優れた良質なたんぱく源でもあり、体力の増強や疲労回復にもおすすめです。

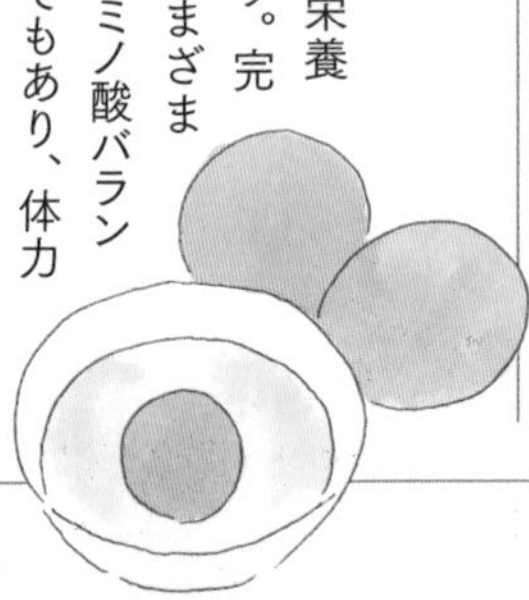

タイプ別おすすめダイエット食薬

ストレスでイライラや落ち込みを感じやすい人は、香りのよいしそ、柚子、パクチーを摂取。肩こりや便秘になりやすい人は、体を冷やさない工夫と、きのこ、オクラ、黒ごまを摂取。食欲が止まらない人は、白菜や大根、きゅうりで胃の熱を鎮静。

この時季のおすすめレシピ

黒きくらげと卵のチリソースがけ

材料　2人分

黒きくらげ（乾燥）…10g
溶き卵…2個分
A
- トマトケチャップ…大さじ2
- 豆板醤…小さじ½
- おろししょうが…小さじ½
- しょうゆ…小さじ1
- 水…大さじ1

ごま油…小さじ2

作り方

1 きくらげはぬるま湯に10分ほどつけて戻し、大きければちぎり、水けを絞る。
2 耐熱ボウルにAを入れて混ぜ合わせ、電子レンジで1分温める。
3 フライパンにごま油を熱し、1を炒める。卵を加えて、半熟状に炒める。
4 器に3を盛り、2をかける。

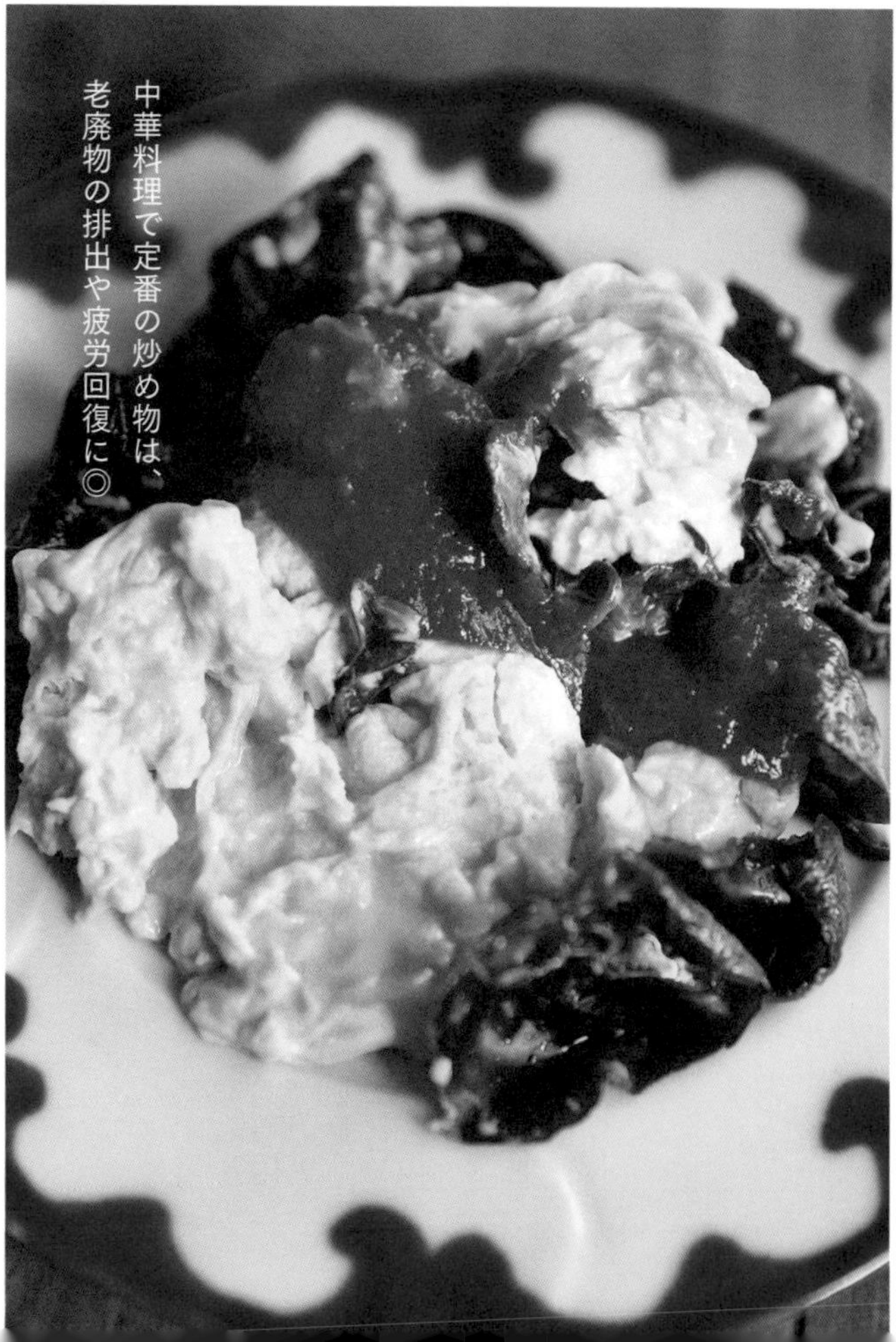

中華料理で定番の炒め物は、老廃物の排出や疲労回復に◎

こんなレシピもおすすめ

卵炒め
きくらげをサラダ油で炒め、しょうゆ、こしょうをふる。溶き卵を回し入れ、半熟状になるまで炒める。

焼きそば
きくらげ、蒸し中華麺をサラダ油で炒め、ウスターソースを加えて混ぜ、端に寄せる。卵を加えて炒め、混ぜ合わせる。

あんかけ丼
きくらげをサラダ油で炒める。水、めんつゆ、片栗粉をよく混ぜて加え、溶き卵も加えて混ぜ合わせ、ごはんにかける。

サンラータン
鍋に水、鶏がらスープの素、しょうゆ、きくらげを入れて沸騰させる。溶き卵を回し入れ、酢を加える。

雉始雊《きじはじめてなく》

1/16 ↓ 1/20 頃

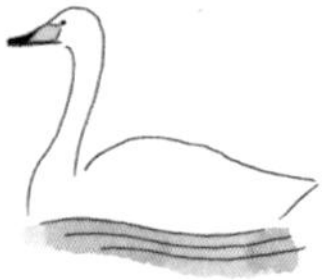

春に向けて、雉が求愛を始める頃です。「ケーン」という特徴的な鳴き声を上げ、雄が雌にラブコールを送ります。

食薬の力で睡眠の質を向上

まだまだ日照時間の少ないこの頃。**寝つきが悪い、眠りが浅いといった悩みを抱えてはいませんか？** この時季は、質のいい眠りに必要なホルモンであるメラトニンがつくられにくくなっているため、こうした不調が顕著になります。

これからの季節に起こる新しい出来事や出会いに備えて、心身を整えておくためにも、良質な眠りをとることは基本。日の出とともに起き、暗くなったら就寝する生活を送ると、体は本来の働きを取り戻し、健やかさと若々しさを維持することができるといわれています。それに加えて、必要なホルモンを補うための食薬を取り入れていきましょう。

この時季の食薬

たら

豊富なビタミンB12が葉酸とともに神経に働き、メラトニンの分泌を整えていく作用があります。高たんぱく、低脂質で、淡白な味わいなのでさまざまな料理に向き、夕食の主菜としてもぴったりです。

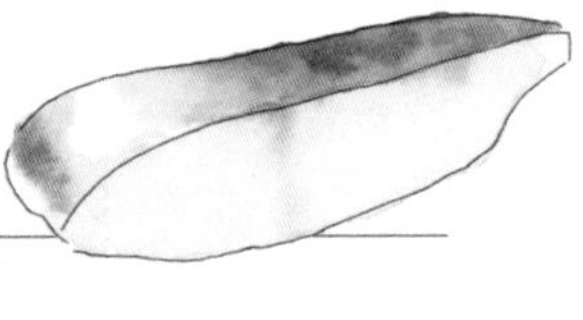

白菜

注目の栄養素は、カリウム、ビタミンC、食物繊維など。余分なナトリウムや水分を排出して血圧を調節し、むくみを解消させるといわれます。ストレスで発生する活性酸素を除去し、便通を促して老廃物を排出する効果も期待できます。

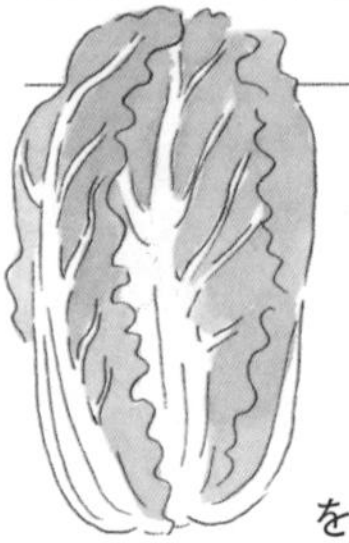

おすすめインテリア

夜は、間接照明をつけるようにしてみて。良質な睡眠のためには寝室だけでなく、寝る前に過ごすリビングなども、まぶしさを感じさせない明るさにしましょう。トイレや廊下の照明も、照度の低いものに替えると、なおよいでしょう。

この時季のおすすめレシピ

たらと白菜のカレースープ

体の中をすっきりさせるほか、深く眠る手助けもしてくれる。満足感のあるカレー風味

材料　2人分

甘塩たら…2切れ
白菜…3枚
おろしにんにく…少々
A
カレー粉…小さじ2
しょうゆ…小さじ2
顆粒コンソメ…小さじ1
水…2カップ
サラダ油…小さじ2

作り方

1 白菜はざく切りにし、たらは半分に切る。
2 フライパンにサラダ油を熱し、白菜、にんにくを炒める。A、たらを加えて沸騰させ、弱火で10分ほど煮る。

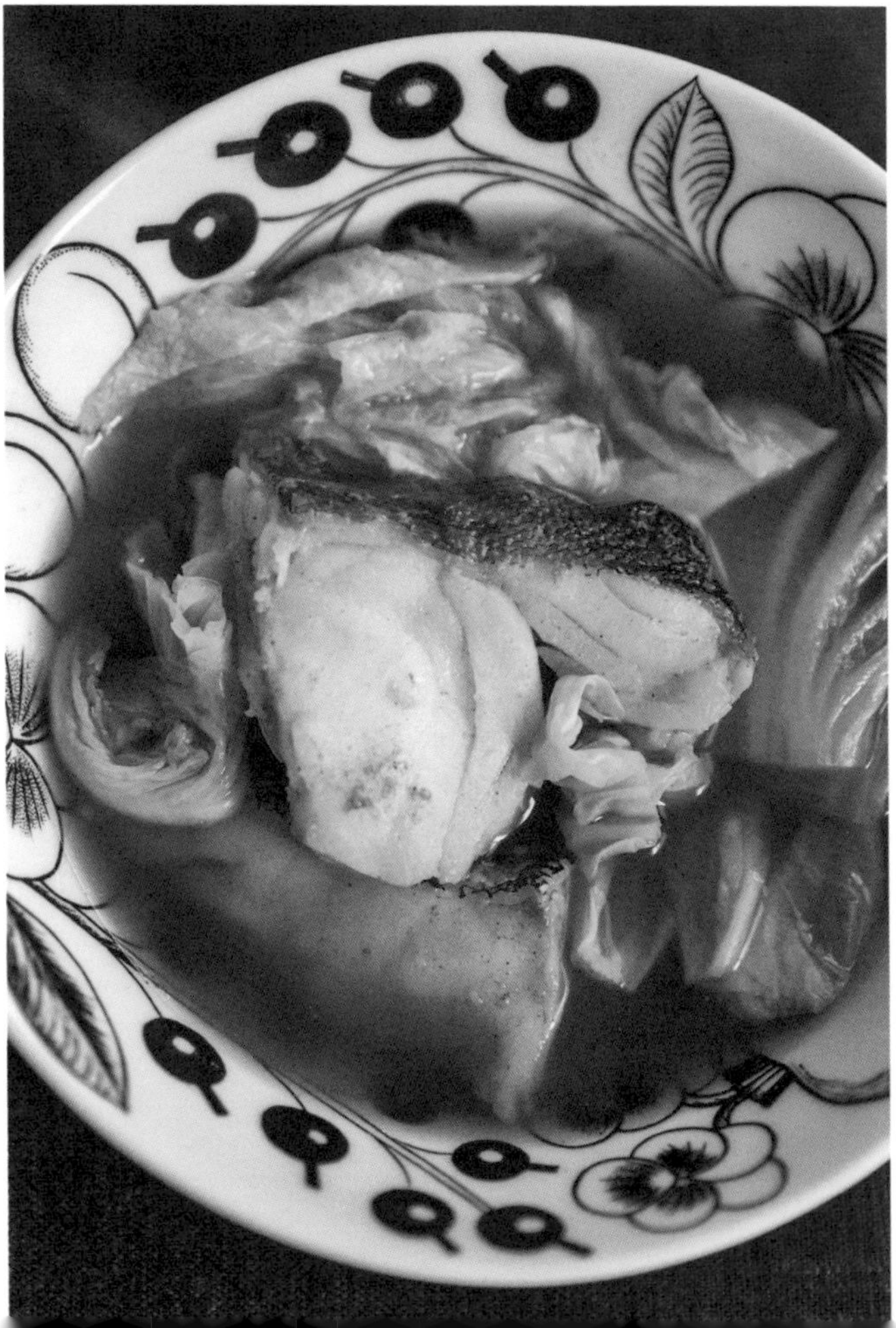

こんなレシピもおすすめ

しょうが鍋
鍋にだし、ざく切りにした白菜、おろししょうがを入れて煮立て、たらを加えて煮る。ポン酢しょうゆを添える。

キムチチゲ
白菜キムチをごま油で炒める。水、鶏がらスープの素、すりごま、みそを加えて煮立て、たらを煮る。

香り煮込み
しょうが、にんにくをごま油で炒め、白菜、しょうゆ、酒、鶏がらスープの素を加えて煮立て、たらを煮る。

たらと白菜のワイン蒸し
細切りにした白菜をフライパンに敷き、たら、ベーコン、塩、こしょう、白ワインを加え、ふたをして蒸し煮にする。

款冬華《ふきのはなさく》

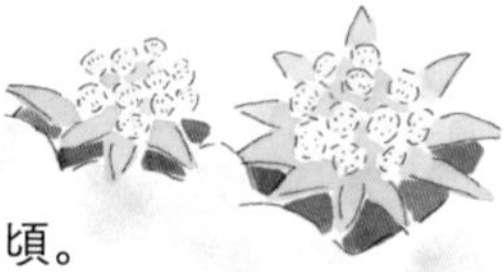

1/21 ↓ 1/24 頃

雪の間から、ふきの花、つまりふきのとうが咲きはじめる頃。やさしい若草色に、春の訪れを感じとることができます。

体を温めて「血」を巡らせる

仕事などに集中したい一方で、肩こりや頭痛に悩まされる人も多いのではないでしょうか？　また、手足の冷えでなかなか眠れず、睡眠不足や疲れを引きずる不調も増える時季です。これらの不調は、寒さによって身も心も縮こまり、血行が悪くなっていることが原因。「血」の巡りが悪いと「気」も巡らず、不安を感じる、寝つきが悪くなるといった不調が現れます。

また、「肝」の働きが低下し、耳鳴りや頭痛がするほか、ちょっとしたことでイラッとするなど、心も不安定に。食薬の力も借りながら、体を温めて血流をアップさせることから始めて、全身を整えていきましょう。

この時季の食薬

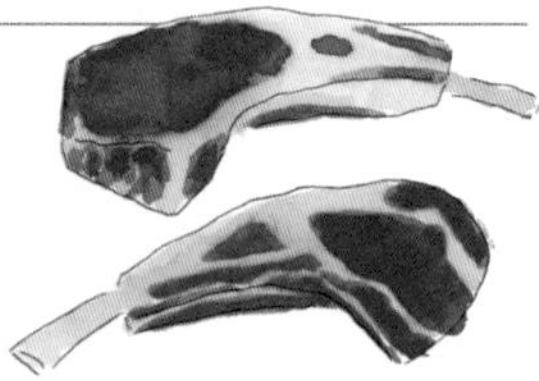

ラム肉

糖質の代謝を助けてエネルギーの生成を促すビタミンB_1が豊富。また鉄分を多く含み、貧血を予防・改善します。脂肪燃焼を促進するL-カルニチンが含まれていることでも注目されています。

玉ねぎ

「血」の巡りをよくして体を温める作用があり、この時季に弱りやすい胃の調子を整えるとされます。また、水分代謝をよくするので、体内に湿気がたまることで起こる、集中できない、やる気が起きないといった不調の改善も期待できます。

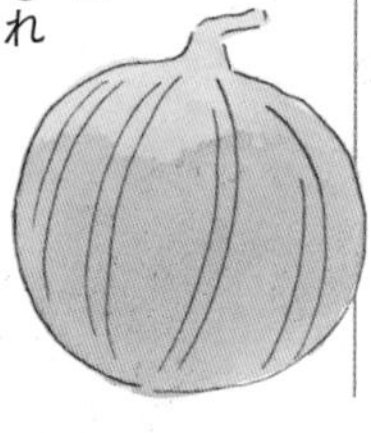

おすすめドリンク

ルイボスティーをホットで飲みましょう。神経の興奮を穏やかにするマグネシウムや、毛細血管の働きを強化するルチンを摂取できます。水1ℓを沸騰させ、5g程度の茶葉を投入してから、弱火で10分煮出してください。

この時季のおすすめレシピ

ラム肉と玉ねぎのジンギスカン風炒め

体をしっかり温める食薬が、冷えや疲労に働きかける。ピリ辛の味つけもポイント

材料 2人分

ラム薄切り肉…150g
玉ねぎ…1個
おろしにんにく…小さじ½
ごま油…小さじ2

A
みそ…大さじ1
しょうゆ…大さじ1
砂糖…小さじ2
七味唐辛子…少々

作り方

1 玉ねぎはくし形切りにする。

2 フライパンにごま油を熱し、1をさっと炒める。ラム肉、にんにくを加えて炒め、Aを加えて炒め合わせる。

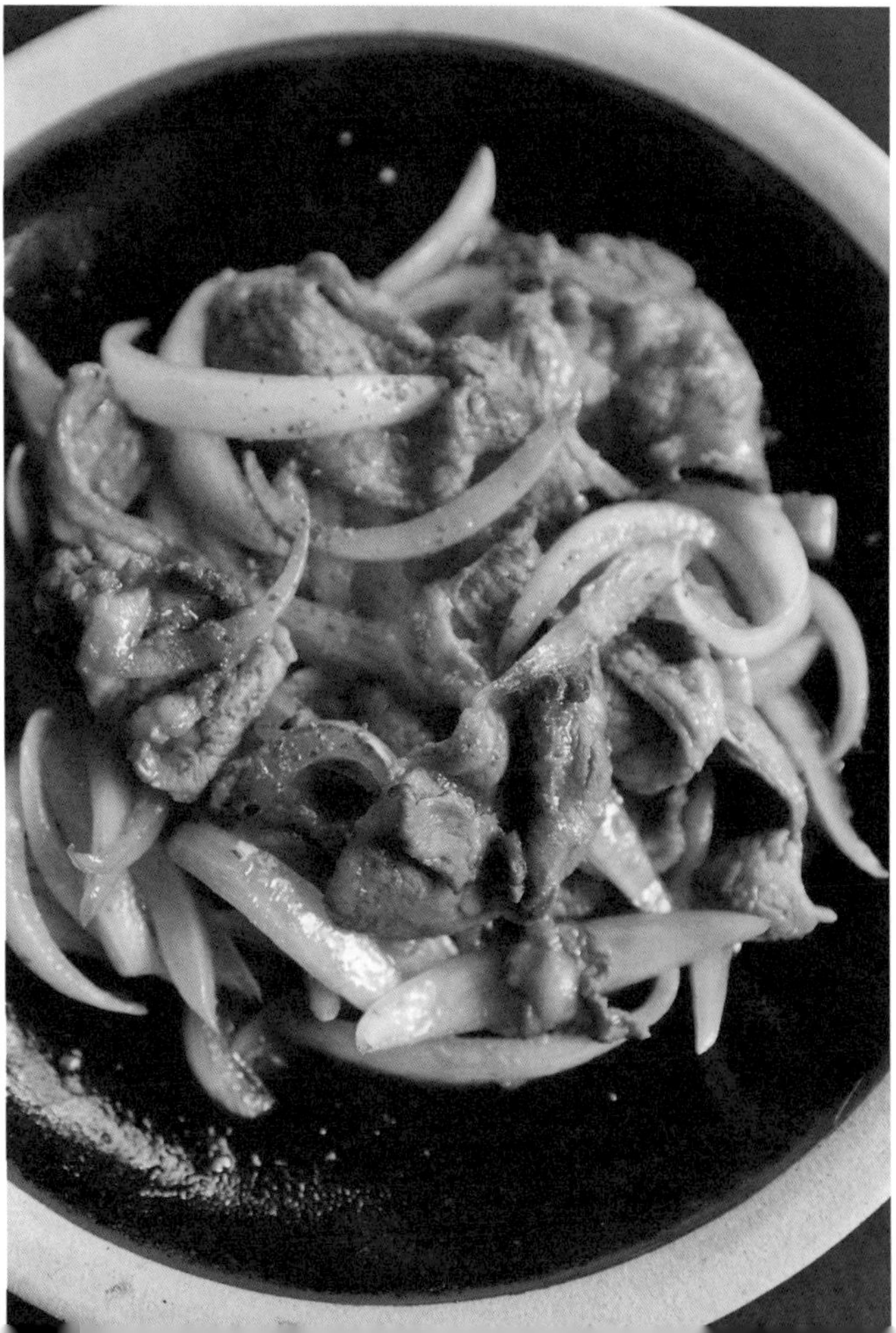

こんなレシピもおすすめ

トマトスープ

ラム肉、玉ねぎをオリーブ油で炒める。水、トマト水煮缶、おろしにんにく、塩、こしょうを加え、煮る。

焼きうどん

ラム肉、玉ねぎをごま油で炒める。しょうゆ、オイスターソース、こしょう、うどんを加え、炒め合わせる。

ピリ辛ごはん

ラム肉、玉ねぎ、おろしにんにくをごま油で炒める。豆板醤、しょうゆを加えて炒め合わせ、ごはんにかける。

塩レモン炒め

玉ねぎ、ラム肉をサラダ油で炒める。塩、こしょう、レモン汁、しょうゆを加え、薄切りにしたレモンを加える。

水沢腹堅《さわみずこおりつめる》

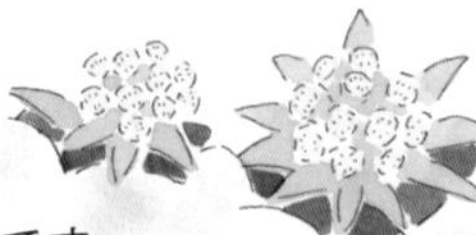

1/25 ↓ 1/29頃

気温が一年で最も低くなることが多いのが、この時季です。
普段は流れる沢の水さえも、みっしりとした厚い氷を形成します。

疲れのたまった「腎」を癒やす

この時季は寒さが極まるので、体調を崩すことが多くなります。精神的にも、ささいなことがふと怖くなったり、ビクビクと神経質になったりしてしまいます。気温の低さに加えて、室外と室内の激しい温度差が、自律神経に負担をかけるのです。

また、長く続く冬によって「腎」の疲労がたまることも不調の原因。ストレスに対抗したり生命を維持したりするために、さまざまなホルモンを分泌している副腎が弱まってしまうからです。この時季は特に「腎」の疲れを癒やす食薬を取り入れて、おだやかに過ごせるように心がけましょう。

この時季の食薬

サラダ菜

ビタミンB群であるナイアシンを含み、イライラや不安を和らげます。β-カロテン、ビタミンK・C、カルシウム、鉄分、マグネシウム、リン、ナトリウムなど、ビタミンやミネラルが豊富なのも特徴です。

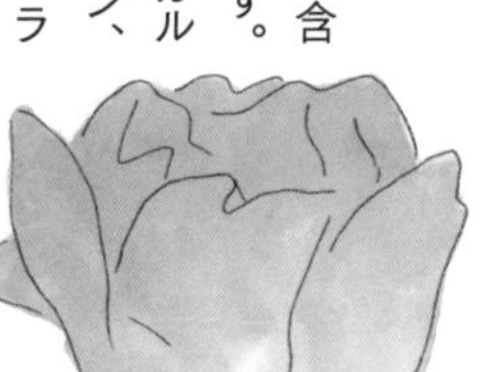

牡蠣

「腎」の働きを高め、「血」を補います。気持ちを安定させ、寝つきの悪さや忘れっぽさなどを改善に導きます。ホルモンの調節作用から、月経不順や更年期障害ののぼせ、冷えのぼせを抑える作用も期待できます。

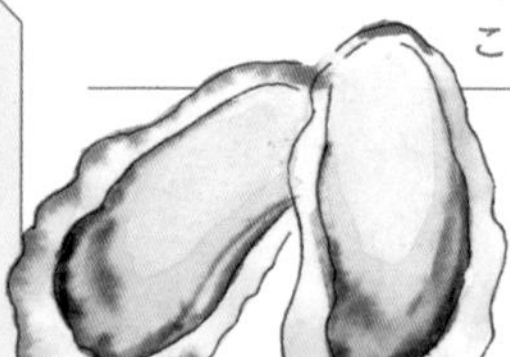

おすすめアクション

足の裏にある「湧泉《ゆうせん》」のツボを刺激しましょう。位置は、5本の指を曲げたときに最もへこむ、中指の下あたり。気持ちがいい程度の力で押し、次にかかととアキレス腱をつまんでもみほぐし、最後に足首をぐるぐる回して。

この時季のおすすめレシピ

牡蠣とサラダ菜のオイルパスタ

材料　2人分

牡蠣（むき身）…10個
サラダ菜…1個
オイスターソース…大さじ1
A
オリーブ油…大さじ2
にんにく（みじん切り）…小さじ1
塩・こしょう…各少々
パスタ…180g

作り方

1 牡蠣は塩水で振り洗いし、水けをふく。サラダ菜は4等分に切る。

2 フライパンに牡蠣を並べ、強火で3分ほど両面を焼く。Aを順に加え、にんにくが薄く色づくまで炒める。オイスターソースを絡め、火を止める。

3 パスタを表示より30秒短くゆで、ゆで上がる直前にサラダ菜を加える。湯をきって**2**に加え、さっと炒め合わせる。

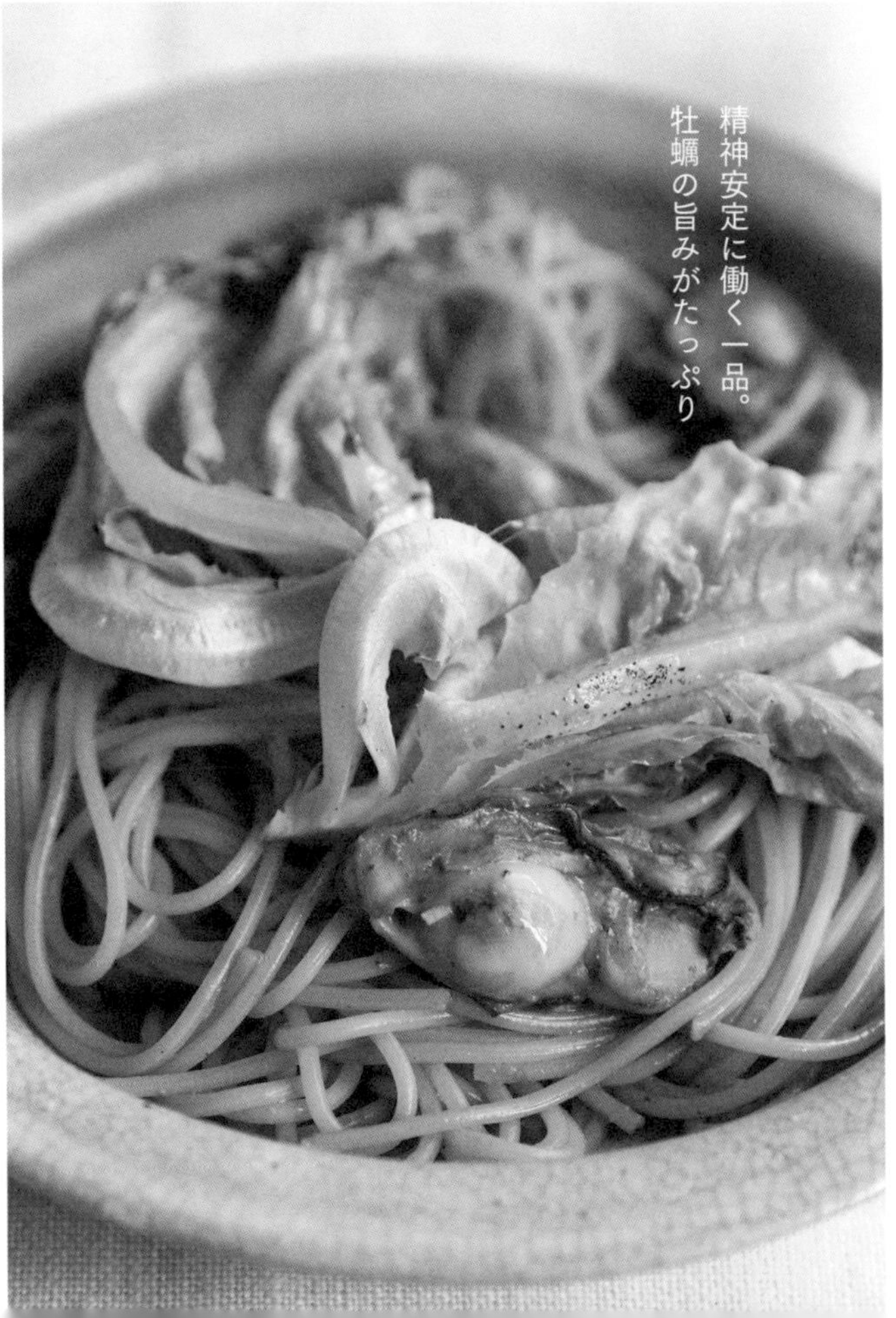
精神安定に働く一品。
牡蠣の旨みがたっぷり

こんなレシピもおすすめ

ジョン
小麦粉をまぶした牡蠣を6等分に切ったサラダ菜で包み、粉チーズを混ぜた溶き卵にくぐらせ、サラダ油で焼く。

炊き込みごはん
しょうゆ、みりんで牡蠣を煮る。米、煮汁、水を炊飯釜に入れ、普通に炊く。牡蠣、刻んだサラダ菜を加え、混ぜる。

サラダ
片栗粉をまぶした牡蠣をゆで、冷水にとってすぐ水けをきる。刻んだサラダ菜にのせ、お好みのドレッシングをかける。

レモンクリーム煮
片栗粉をまぶした牡蠣をサラダ油で焼き、サラダ菜も焼く。牛乳、レモン汁、塩、こしょうを加え、さっと煮る。

鶏始乳

にわとりはじめてとやにつく

1/30 → 2/3 頃

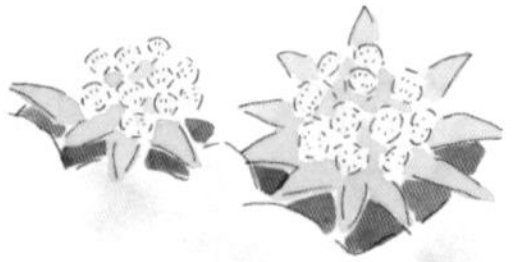

本来にわとりは、春に産卵期を迎えるものですが、
この時季になると、日の温みを感じて卵を産みはじめます。

改めて寒さへの守りを固める

この候が過ぎれば立春ですが、まだまだ寒いので油断は禁物。気持ちがゆるむと、かぜなどの感染症にかかりやすくなります。また、精神的な不調も引き起こし、悪いことはしていないのに周囲の視線が気になったり、つい人の顔色をうかがってしまうということがあるかもしれません。

この頃、体は漢方でいう「腎陽虚《じんようきょ》」の状態になります。「腎」に「陽」のエネルギーが不足し、生きるうえでのパワーが弱くなってしまうのです。心にも悪影響があるので、気を引き締め直す気持ちで、体をしっかり温め、食薬で「腎」の働きを高めていきましょう。

この時季の食薬

にんにく

強力な殺菌作用があるアリシンを含み、感染症から体を守ります。また、ビタミンB_1と合わせて高い疲労回復効果が期待できます。体を温め、血流をアップする作用もあり、この時季は特に活用していきたい食薬です。

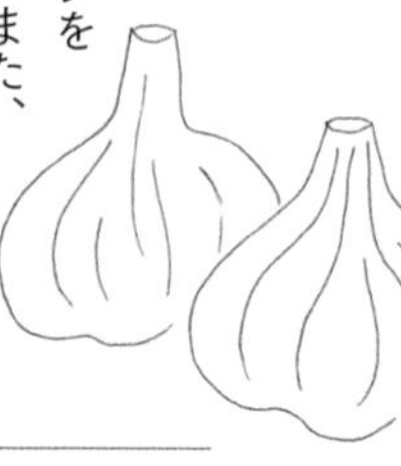

花椒《ホワジャオ》

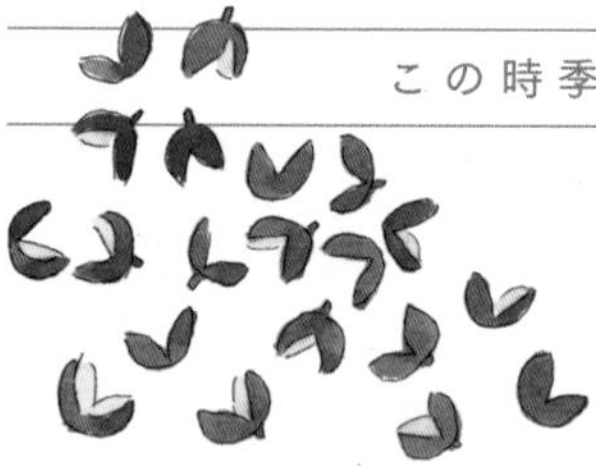

中国料理ではよく使われるスパイスで、しびれるような辛味があります。「腎」の働きを高める作用があり、体を温めて冷えによる影響を遠ざけます。胃腸を健やかに整え、胃痛、消化不良を和らげるほか、むくみも解消していきます。

おすすめアクション

ひじを曲げたときにできる内側のシワの、先端あたりにある「少海《しょうかい》」のツボを刺激してみて。気持ちのいい痛みを感じる力で5秒圧迫し、3秒かけて離す。これを左右10回ずつ、1日3セット続けると、自律神経が整って不安感などが緩和されます。

この時季のおすすめレシピ

にんにく花椒みそつくね

存在感のあるにんにく入り！温める力で体を外敵から守る

材料 2人分

鶏ひき肉…200g
にんにく…1片
A
- 花椒（粉末）…小さじ¼
- みそ…大さじ1
- パン粉…大さじ3

卵黄…1個分
サラダ油…小さじ2

作り方

1 にんにくは薄切りにする。

2 ひき肉、Aをポリ袋に入れて混ぜ合わせる。4等分して丸め、表面に1を押しつける。

3 フライパンにサラダ油を熱して2を並べ、ふたをして中火で2分ほど焼く。裏返し、弱火で3～4分焼く。

4 器に盛り、卵黄を添える。

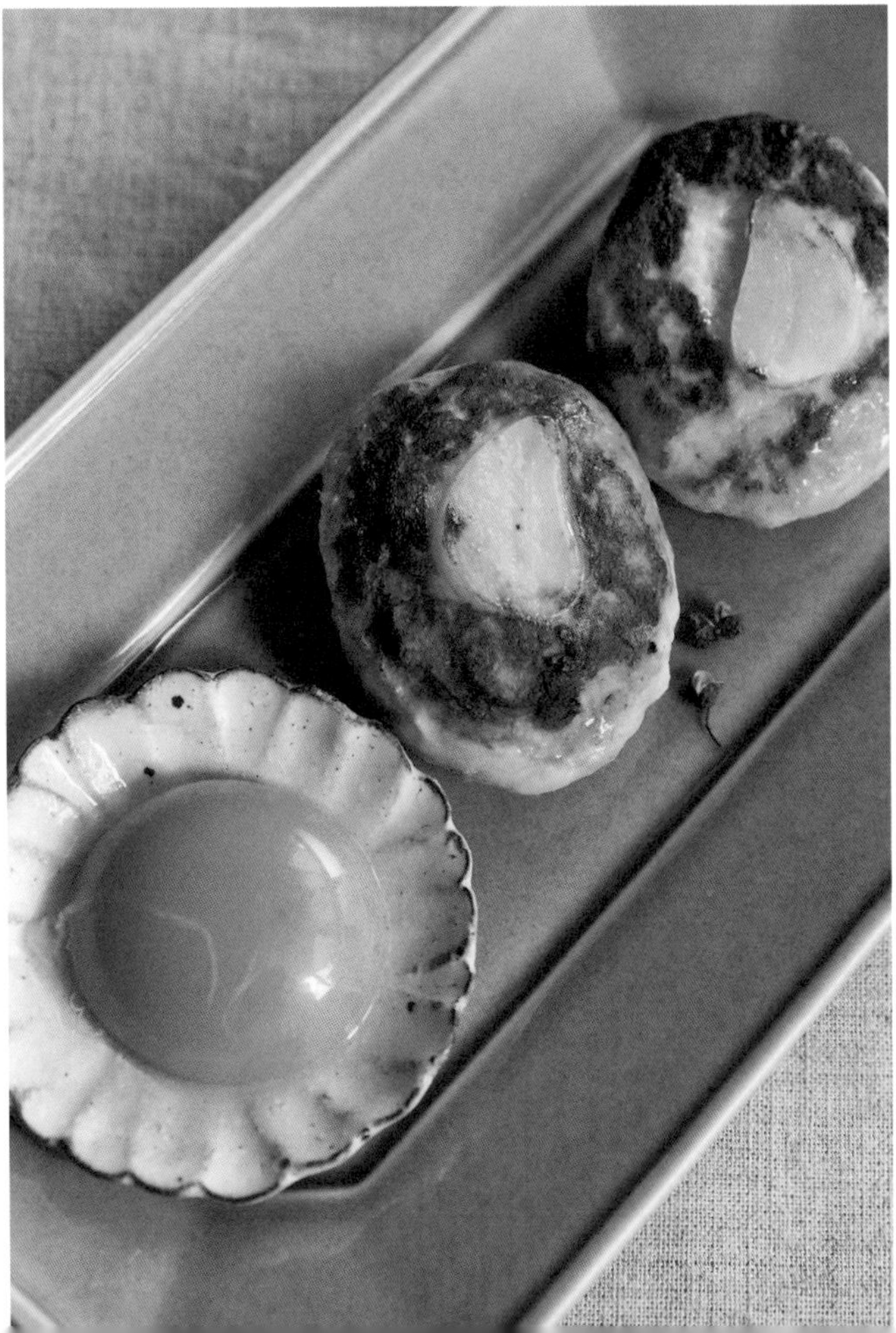

こんなレシピもおすすめ

ミニトマトのマリネ

半分に切ったにんにくをオリーブ油で炒めて香りを立て、花椒、しょうゆを加えて冷ます。ミニトマトを漬ける。

みそ焼きうどん

薄切りにしたにんにくをオリーブ油で炒める。みりん、みそを加え、うどん、小口切りにした小ねぎと炒め合わせる。

オイルやっこ

みじん切りにしたにんにく、サラダ油小さじ2を電子レンジで50秒加熱する。花椒、塩を加えて混ぜ、豆腐にかける。

まぐろの漬け

おろしにんにく、花椒、ごま油、しょうゆを混ぜ合わせる。まぐろの刺身を漬ける。

症状別インデックス

不調に関する代表的な悩みをリストアップし、その対策に効果的なレシピがすぐ探せるようにしました。時季にかかわらず、活用してみてください。

体調不良の悩み

かぜの悩み

おなかの悩み

女性の悩み

心の悩み

大友育美　おおともいくみ

国際中医薬膳師、フードコーディネーター。自然食レストランでの調理担当を経て、現在はフードコーディネーターとして、NHKをはじめとするテレビ、書籍、雑誌、ウェブ、広告など幅広い分野で活躍中。家にある食材で簡単に作れる、体にやさしい料理が好評。著書に『やみつき小鍋』(学研プラス)、『おくすり晩酌』『無限レシピ』『おくすり飯114』(すべてワニブックス)などがある。

撮影◆安彦幸恵
デザイン◆アルビレオ
調理アシスタント◆天野由美子、金城陽子
イラスト◆牛久保雅美
編集・構成◆丸山みき(SORA企画)
編集協力◆圓岡志麻
編集アシスタント◆柿本ちひろ(SORA企画)

七十二候の食薬レシピ

二〇二〇年一〇月二〇日 第一刷発行

著者　大友育美
発行人　中村公則
編集人　滝口勝弘
企画編集　田村貴子
発行所　株式会社 学研プラス
〒一四一-八四一五 東京都品川区西五反田二-一一-八
印刷所　大日本印刷株式会社
DTP 制作　株式会社グレン

●この本に関する各種お問い合わせ先
本の内容については、左記サイトのお問い合わせフォームよりお願いします。
https://gakken-plus.co.jp/contact/
在庫については 電話:〇三-六四三一-一二五〇(販売部)
不良品(落丁、乱丁)については電話:〇五七〇-〇〇〇五七七
学研業務センター　〒三五四-〇〇四五 埼玉県入間郡三芳町上富二七九-一
右記以外のお問い合わせは 電話:〇五七〇-〇五六-七一〇(学研グループ総合案内)